BIBLIOTHÈQUE SCIENTIFIQUE INTERNATIONALE

PUBLIÉE SOUS LA DIRECTION

DE M. ÉM. ALGLAVE

L

BIBLIOTHÈQUE

SCIENTIFIQUE INTERNATIONALE

PUBLIÉE SOUS LA DIRECTION

DE M. ÉM. ALGLAVE

Volumes in-8°, reliés en toile anglaise. — **Prix : 6 fr.**

Avec reliure d'amateur, tranche sup. dorée, dos et coins en veau. 10 fr.

La *Bibliothèque scientifique internationale* n'est pas une entreprise de librairie ordinaire. C'est une œuvre dirigée par les auteurs mêmes, en vue des intérêts de la science, pour la populariser sous toutes ses formes, et faire connaître immédiatement dans le monde entier les idées originales, les directions nouvelles, les découvertes importantes qui se font chaque jour dans tous les pays. Chaque savant expose les idées qu'il a introduites dans la science et condense pour ainsi dire ses doctrines les plus originales.

On peut ainsi, sans quitter la France, assister et participer au mouvement des esprits en Angleterre, en Allemagne, en Amérique, en Italie, tout aussi bien que les savants mêmes de chacun de ces pays.

La *Bibliothèque scientifique internationale* ne comprend pas seulement des ouvrages consacrés aux sciences physiques et naturelles, elle aborde aussi les sciences morales, comme la philosophie, l'histoire, la politique et l'économie sociale, la haute législation, etc.; mais les livres traitant des sujets de ce genre se rattacheront encore aux sciences naturelles, en leur empruntant les méthodes d'observation et d'expérience qui les ont rendues si fécondes depuis deux siècles.

VOLUMES PARUS

J. Tyndall. LES GLACIERS ET LES TRANSFORMATIONS DE L'EAU, suivis d'une étude de M. *Helmholtz* sur le même sujet, avec 8 planches tirées à part et nombreuses figures dans le texte. 4e édition. . . 6 fr.

W. Bagehot. LOIS SCIENTIFIQUES DU DÉVELOPPEMENT DES NATIONS. 4e édition . . . . 6 fr.

J. Marey. LA MACHINE ANIMALE, locomotion terrestre et aérienne, avec 117 figures dans le texte. 3e édition. . . . . 6 fr.

A. Bain. L'ESPRIT ET LE CORPS considérés au point de vue de leurs relations, avec figures. 4e édition . . . . 6 fr.

Pettigrew. LA LOCOMOTION CHEZ LES ANIMAUX, avec 130 figures. . 6 fr.

Herbert Spencer. INTRODUCTION A LA SCIENCE SOCIALE. 6e édition. 6 fr.

Oscar Schmidt. DESCENDANCE ET DARWINISME, avec figures. 5e édition. . . . . 6 fr.

H. Maudsley. LE CRIME ET LA FOLIE. 5e édition. . . . . 6 fr.

P.-J. Van Beneden. LES COMMENSAUX ET LES PARASITES dans le règne animal, avec 83 figures dans le texte. 3e édition. . . . . . . 6 fr.

Balfour Stewart. LA CONSERVATION DE L'ÉNERGIE, suivie d'une étude sur LA NATURE DE LA FORCE, par *P. de Saint-Robert.* 4e édition. 6 fr.

Draper. LES CONFLITS DE LA SCIENCE ET DE LA RELIGION. 7e édition. 6 fr.

Léon Dumont. THÉORIE SCIENTIFIQUE DE LA SENSIBILITÉ. 3e édit. 6 fr.

Schutzenberger. LES FERMENTATIONS, avec 28 figures. 3e édition. 6 fr.

Whitney. LA VIE DU LANGAGE. 3e édition. . . . . 6 fr.

Cooke et Berkeley. LES CHAMPIGNONS, avec 110 figures. 3e édit. 6 fr.

Bernstein. LES SENS, avec 91 figures dans le texte. 4e édition. . 6 fr.

Berthelot. LA SYNTHÈSE CHIMIQUE. 5e édition . . . . 6 fr.

Vogel. LA PHOTOGRAPHIE ET LA CHIMIE DE LA LUMIÈRE, avec 95 figures dans le texte et un frontispice tiré en photoglyptie. 3e édition. 6 fr.

Luys. LE CERVEAU ET SES FONCTIONS, avec figures. 5e édition. . . 6 fr.

W. Stanley Jevons. LA MONNAIE ET LE MÉCANISME DE L'ÉCHANGE. 5e édition. . . . . 6 fr.

Fuchs. LES VOLCANS ET LES TREMBLEMENTS DE TERRE, avec 36 figures dans le texte et une carte en couleurs. 3e édition. . . . . 6 fr.

Général Brialmont. LA DÉFENSE DES ÉTATS ET LES CAMPS RETRANCHÉS, avec nombreuses figures et deux planches hors texte. 3e édit. 6 fr.

A. de Quatrefages. L'ESPÈCE HUMAINE. 7e édition. . . . . . . 6 fr.

Blaserna et Helmholtz. LE SON ET LA MUSIQUE, avec 50 figures dans le texte. 3e édition . . . . 6 fr.

Rosenthal. LES MUSCLES ET LES NERFS. 1 vol. in-8, avec 75 figures dans le texte. 3e édition. . . . . 6 fr.

Brucke et Helmholtz. PRINCIPES SCIENTIFIQUES DES BEAUX-ARTS, suivis de L'OPTIQUE ET LA PEINTURE. 1 vol., avec 39 figures. 3e édition. 6 fr.

Wurtz. LA THÉORIE ATOMIQUE. 1 vol. in-8, avec une planche hors texte. 4e édition. . . . . 6 fr.

Secchi. LES ÉTOILES. 2 vol. in-8, avec 60 figures dans le texte et 17 planches en noir et en couleurs, tirées hors texte. 2e édition. . . 12 fr.

N. Joly. L'HOMME AVANT LES MÉTAUX. Avec 150 figures. 3e édition. 6 fr.

A. Bain. LA SCIENCE DE L'ÉDUCATION. 1 vol. in-8. 4e édition. . . 6 fr.

Thurston. HISTOIRE DE LA MACHINE A VAPEUR, revue, annotée et augmentée d'une Introduction par *J. Hirsch.* 2 vol., avec 140 figures dans le texte, 16 planches tirées à part et nombreux culs-de-lampe. 12 fr.

R. Hartmann. LES PEUPLES DE L'AFRIQUE. 1 vol. in-8, avec 91 figures et une carte des races africaines. 2e édition . . . . 6 fr.

Herbert Spencer. LES BASES DE LA MORALE ÉVOLUTIONNISTE. 1 volume in-8. 2e édition . . . . 6 fr.

Th.-H. Huxley. L'ÉCREVISSE, introduction à l'étude de la zoologie, avec 82 figures. 1 vol. in-8. . . . . 6 fr.

De Roberty. LA SOCIOLOGIE. 1 vol. in-8 . . . . 6 fr.

O.-N. Rood. THÉORIE SCIENTIFIQUE DES COULEURS et leurs applications à l'art et à l'industrie. 1 vol. in-8, avec 130 figures dans le texte et une planche en couleurs . . . . 6 fr.

G. de Saporta et Marion. L'ÉVOLUTION DU RÈGNE VÉGÉTAL. *Les cryptogames.* 1 vol., avec 85 figures dans le texte . . . . 6 fr.

Charlton Bastian. LE SYSTÈME NERVEUX ET LA PENSÉE, 2 vol., avec 184 fig. dans le texte. . . . . 12 fr.

James Sully. LES ILLUSIONS DES SENS ET DE L'ESPRIT. 1 vol. . . 6 fr.

Alph. de Candolle. L'ORIGINE DES PLANTES CULTIVÉES. 1 vol. 2e éd. 6 fr.

Young. LE SOLEIL, avec 86 figures. 1 vol. . . . . 6 fr.

Sir John Lubbock. LES FOURMIS, LES ABEILLES ET LES GUÊPES. 2 vol. in-8, avec 65 figures dans le texte et 13 planches hors texte dont 5 en couleurs. . . . . 12 fr.

Ed. Perrier. LA PHILOSOPHIE ZOOLOGIQUE AVANT DARWIN. 1 vol. 2e éd. 6 fr.

Stallo. LA MATIÈRE ET LA PHYSIQUE MODERNE. . . . . 6 fr.

Mantegazza. LA PHYSIONOMIE ET L'EXPRESSION DES SENTIMENTS . 1 vol., avec 8 planches hors texte. 1 vol. . . . . 6 fr.

De Meyer. LES ORGANES DE LA PAROLE, avec 51 figures . . . . 6 fr.

VOLUMES SUR LE POINT DE PARAITRE

De Lanessan. INTRODUCTION A LA BOTANIQUE. LE SAPIN. 1 vol. avec figures.

G. de Saporta et Marion. L'ÉVOLUTION DU RÈGNE VÉGÉTAL. Tomes II et III, *Les phanérogames.*

Berthelot. LA PHILOSOPHIE CHIMIQUE.

Mortillet. L'ORIGINE DE L'HOMME, avec fig.

Semper. LES CONDITIONS D'EXISTENCE DES ANIMAUX. 2 vol., avec 106 fig. et 2 cartes.

Romanes. L'INTELLIGENCE DES ANIMAUX. 2 vol.

E. Oustalet. L'ORIGINE DES ANIMAUX DOMESTIQUES. 1 vol., avec fig.

G. Pouchet. LA VIE DU SANG. 1 vol., avec figures.

Coulommiers. — Typ. PAUL BRODARD et Cie.

LES ORGANES
DE LA PAROLE

ET LEUR EMPLOI

POUR LA FORMATION DES SONS DU LANGAGE

PAR

G.-H. DE MEYER

Professeur d'anatomie à l'Université de Zurich

TRADUIT DE L'ALLEMAND ET PRÉCÉDÉ D'UNE INTRODUCTION SUR

L'ENSEIGNEMENT DE LA PAROLE AUX SOURDS-MUETS

PAR

O. CLAVEAU

Inspecteur général des établissements de bienfaisance.

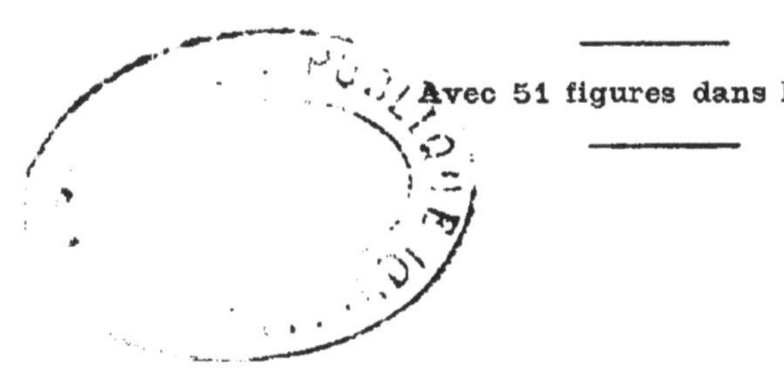

Avec 51 figures dans le texte.

PARIS

ANCIENNE LIBRAIRIE GERMER BAILLIÈRE ET Cie

FÉLIX ALCAN, ÉDITEUR

108, BOULEVARD SAINT-GERMAIN, 108

1885

PRÉFACE DU TRADUCTEUR

L'ENSEIGNEMENT DE LA PAROLE AUX SOURDS-MUETS

Le savant auteur de l'ouvrage dont nous offrons la traduction au public français s'était proposé comme but principal, en écrivant ce livre, l'avancement des études philologiques. Mais l'exposé à la fois étendu et précis que nous y trouvons de la structure et du jeu des organes de la parole se prête encore à d'autres applications importantes. On doit le recommander notamment à l'attention de tous ceux qui s'occupent d'instruire les sourds-muets par la parole.

Peut-être quelques-uns de nos lecteurs s'étonneront-ils de voir employer une pareille expression dont les éléments semblent contradictoires entre eux. Peut-être aussi attacheront-ils un certain intérêt à rencontrer ici quelques éclaircissements sur ce sujet avec quelques détails historiques généralement peu connus.

L'aptitude des sourds-muets à recevoir l'instruction, non point aussi facilement, mais dans les mêmes conditions psychologiques que les entendants, n'est plus heureusement un fait à établir. Tout aussitôt qu'un mode d'expression de la pensée compris à la fois de l'élève et du professeur a pu être appliqué à la notion des faits extérieurs les plus communs et les plus simples, il devient facile de donner progressivement au sourd-muet l'explication et l'expression de faits plus compliqués, de l'aider à préciser l'objet de ces mille questions spontanées ou provoquées dont le nombre se multiplie à mesure que s'étend le champ des idées, de donner une satisfaction de plus en plus complète au désir de savoir de plus en plus éveillé, de s'élever avec l'enfant sourd-muet dans la sphère des idées immatérielles grâce à cette admirable puissance d'analyse et d'abstraction qui caractérise les premiers et les plus humbles efforts de la raison, grâce aux clartés qui jaillissent de la conscience.

Entre tous les modes de communication de la pensée, la langue parlée est incontestablement celui qu'il convient de choisir s'il est démontré que le sourd-muet puisse être amené, non pas à *entendre* le son de la parole articulée, mais à discerner les sons articulés les uns des autres par l'observation des mouvements extérieurs que détermine chez l'interlocuteur le jeu des organes de la voix, *à lire*, comme on dit, *sur les lèvres ;* s'il est démontré en même temps que dans les cas, les plus nombreux de tous, où la surdi-mutité n'est que la conséquence de la surdité pure et simple, on peut rendre le sourd parlant en lui enseignant à reproduire par imitation les mouvements organiques convenables.

Il est, à la vérité, presque incroyable qu'il soit donné d'atteindre à de pareils résultats, mais une expérience très étendue ne permet pas de conserver le moindre doute à cet égard. Ce n'est même pas d'aujourd'hui que le fait a été mis en évidence. Dès la fin du XVe siècle, un bénédictin espagnol, Dom Pedro Ponce de Leon avait réussi à rendre la parole à plusieurs sourds-muets restant, il n'est pas besoin de le dire, dépourvus de toute faculté d'audition. Bien plus, et dès le commencement du siècle suivant, le fait capital de la possibilité de la lecture sur les lèvres s'ajoutant à celui de la reproduction de la parole par un sourd-muet avait été constaté dans des circonstances remarquables et avec une rare précision par un observateur érudit. Le chevalier Kenelm Digby, gentilhomme anglais qui, en 1623, voyageait en Espagne, attaché à la personne du prince de Galles, depuis Charles Ier, rend compte en ces termes, dans son traité *De la Nature des corps* [1], de ce dont il avait été témoin :

«... En parlant de quelqu'un doué de la faculté d'entendre avec les yeux (s'il est permis d'employer cette expression), je pensais, dit-il, à un gentilhomme de haut rang que j'ai connu en Espagne, frère cadet du connétable de Castille. Ce seigneur espagnol était né sourd, tellement sourd qu'il n'eût pas entendu un coup de canon tiré tout près de son oreille. Par suite, il était muet, car étant incapable d'entendre le son des mots, il ne pouvait ni les imiter ni les comprendre. L'agrément de son visage et tout spécialement l'animation extrême et l'intelligence qui éclataient dans ses yeux, la grâce de sa personne, sa conformation physique tout entière indiquaient d'une manière évidente un esprit bien équilibré. Aussi tous ceux qui le connaissaient se désolaient-ils de ce qu'il n'y eût aucun moyen de cultiver son esprit et de lui inculquer les connaissances qu'il eût été, en lui-même, apte à acquérir, si cette malheureuse infirmité n'y eût fait obstacle. Pour y remédier, médecins et chirurgiens mirent sans succès tout leur art en usage. Enfin il se trouva un prêtre qui entreprit de lui enseigner *à comprendre les autres personnes quand elles parlaient et à parler lui-même de manière à être compris des autres*. On

1. Two treatises in the one of which the nature of the bodies.... is looked into. At Paris printed by Gilles Blaisot, 1644.

commença par rire de sa tentative, mais, au bout de quelques années, on le regarda comme s'il eût fait un miracle. En un mot, après des efforts extraordinaires de patience et d'opiniâtreté et non sans beaucoup de peine, il amena le jeune seigneur à parler aussi distinctement que tout autre homme, à comprendre si parfaitement ce que disaient les autres qu'il n'aurait pas perdu un mot en conversant pendant une journée entière. »

«... Je me suis souvent entretenu avec ce prêtre pendant que j'étais au service du prince de Galles, aujourd'hui notre gracieux souverain, et je ne doute pas que Sa Majesté ne se souvienne de tout ce que je lui en ai dit et d'autres choses encore, car Sa Majesté se montra fort curieuse d'observer ces faits et de les soumettre à un examen approfondi. »

« Il faut convenir que le seigneur espagnol était exposé en parlant à tomber dans un grave défaut qui était l'incertitude de l'intonation, car, n'entendant pas le son qu'il émettait, il ne pouvait régler avec assurance le diapason de sa voix qui tantôt s'élevait et tantôt s'abaissait. Quoiqu'il fût la plupart du temps en état de soutenir le ton pour ce qu'il prononçait tout d'une haleine, il n'en était plus de même lorsqu'après un arrêt il se reprenait à parler. C'était alors le hasard ou bien le degré d'empressement avec lequel il revenait à la conversation qui lui donnait le ton. »

« Il savait distinguer si on lui parlait à voix haute ou à voix basse et pouvait répéter après toute personne n'importe quel mot difficile. Le prince en fit souvent l'expérience non pas seulement au moyen de la langue anglaise, mais encore en faisant prononcer devant lui, par des Gallois de la suite de Son Altesse, divers mots de leur langue. Il les répétait comme un écho si parfait que je confesse en avoir été étonné plus que de tout le reste : le gallois, en effet, emploie comme l'hébreu beaucoup d'articulations gutturales et les mouvements organiques qui forment ces articulations ne sont visibles ou du moins devinés par le regard que par l'effet consécutif produit sur d'autres parties exposées par bonheur à la vue. »

« La connaissance qu'avait le seigneur espagnol de ce que disaient ses interlocuteurs venait de ce qu'il avait observé leurs mouvements, en telle sorte qu'il était capable de converser couramment à la lumière, lors même qu'on n'eût fait entendre en lui parlant que le chuchotement le plus léger. Je l'ai vu, d'un bout à l'autre d'une vaste chambre, répéter des mots dont moi, qui étais placé tout près de la personne parlante, je ne parvenais pas à saisir une syllabe; mais s'il se trouvait dans l'obscurité, ou bien si l'interlocuteur détournait la tête de façon à ne plus être aperçu de lui, il n'était plus en état de rien comprendre. »

De tels faits, quelque dignes d'attention qu'ils puissent être, n'auraient évidemment qu'un intérêt spéculatif s'ils ne se référaient qu'à un certain nombre de cas particuliers; l'essentiel est de prouver, et la preuve en est faite aujourd'hui, que, sauf de très rares exceptions, tous les sourds-muets sont en état d'apprendre assez rapidement à lire sur les lèvres, à reproduire les sons de la parole, à recevoir en même temps par le moyen de la langue parlée l'instruction intellectuelle et l'éducation morale.

Un système différent, fondé sur la tradition de l'illustre abbé de l'Épée, a pourtant prévalu en France jusqu'à ces dernières années, soutenu par l'autorité de ce grand nom. La communication entre le maître et l'élève s'établissait au moyen de l'écriture associée à ce qu'on appelle le *langage des signes*. Celui-ci consiste dans une série de mouvements, d'attitudes, de jeux de physionomie se décomposant en groupes dont chacun représente une idée indépendamment de toute expression phonétique donnée à cette idée dans la langue parlée [1]. On comprend sans peine que si ce mode d'expression de la pensée, désigné aussi sous le nom de *langage mimique*, peut rapprocher les uns des autres des sourds-muets appartenant à quelque nationalité que ce soit, il laisse chacun d'eux isolé du monde des entendants-parlants dans sa propre patrie. Le génie particulier du langage des signes est d'ailleurs essentiellement rebelle aux lois qui régissent, au moins dans les langues de l'Europe occidentale, la disposition des éléments de la phrase, et cet antagonisme étrange mais reconnu de tous doit être considéré comme créant un obstacle des plus graves à l'emploi facile et correct de la langue écrite.

On ne peut méconnaître, il est vrai, que l'abbé de l'Épée lui-même et, à son exemple, beaucoup d'instituteurs français ne se soient appliqués à restituer la parole aux sourds-muets, *à titre de complément d'éducation*, et n'aient obtenu certains succès dans ce qu'on nommait l'enseignement de l'articulation; que l'abbé de l'Épée n'ait, comme nous l'apprend en particulier Kempelen [2], exercé quelques-uns de ses élèves à la lecture sur les lèvres et n'ait pu être suivi quelquefois dans cette direction. Il convient de rappeler aussi qu'il s'est fondé chez nous, dans le cours des trente dernières années, quel-

1. Il ne faut pas confondre avec le *langage des signes* l'emploi de l'alphabet manuel bien connu des écoliers (*Dactylologie*). Ce procédé de communication, dont l'usage doit également disparaître dans l'enseignement par la parole, n'est, au fond, qu'une variété de l'écriture, avec une seule et légère différence : les caractères alphabétiques qui composent les mots écrits sont présentés à la vue d'une manière successive, figurés approximativement dans l'espace par les positions données aux doigts de la main, au lieu d'être fixés par la plume ou par le crayon sur une surface solide.

2. Wolfgang de Kempelen, *Mécanisme de la parole humaine*, 1791, page 22.

ques écoles où l'enseignement par la parole était destiné à tenir une place prépondérante; mais l'on doit avouer que la nécessité de l'exclusion des signes et d'une pratique constante de la lecture sur les lèvres était loin d'avoir été posée en principe d'une manière suffisamment ferme et absolue. Pour se rendre compte de la supériorité d'une méthode qui, *excluant tous les signes*, met la lecture sur les lèvres au premier rang des moyens de communication, il était indispensable d'étudier les procédés en usage dans les meilleures institutions de l'Allemagne, de la Belgique, de la Hollande, de l'Italie et de la Suisse. Ces procédés sont en partie le fruit de progrès relativement récents, dans les pays même où l'enseignement oral pour les sourds-muets est depuis de longues années mis en pratique. Ainsi l'auteur d'une remarquable étude sur l'histoire de cet enseignement, M. Edouard Walther, déclare que le principe de l'exclusion complète des signes ne s'est propagé dans les écoles allemandes de sourds-muets qu'à la suite des exemples donnés par le célèbre instituteur de Riehen près Bâle, Guillaume-Daniel Arnold, né en 1810, mort en 1879 [1]. Encore Arnold se montrait-il plus indulgent pour les signes, au moins dans son programme de 1875, qu'on ne l'est aujourd'hui dans les institutions les plus avancées.

Celui qui écrit ces lignes fut chargé en 1879 et en 1880 de faire dans les pays d'Europe qu'on vient de citer des études pour lesquelles le Ministère de l'Intérieur lui assura le précieux concours de Mme la supérieure de l'Institution nationale des sourdes-muettes de Bordeaux et de l'une de ses compagnes, ainsi que la collaboration de M. Théophile Denis, membre de l'administration centrale du même ministère; c'est un devoir

1. Ed. Walther. *Geschichte des Taubstummen-Bildungswesen*. Bielefeld et Leipzig, 1882, page 351.

de justice que de signaler à cette occasion la part d'initiative due à l'énergique apostolat du directeur de l'Institution de Côme (Italie), Serafino Balestra, dont le nom figure aussi avec honneur dans l'histoire de la réforme de l'enseignement des sourds-muets en Italie.

Dès le mois d'octobre 1879, l'observation attentive et la discussion sévère des faits avaient déterminé des convictions que tout est venu confirmer depuis, et l'Institution nationale de Bordeaux, que l'Institution de Paris devait peu après rejoindre dans cette voie, inaugurait pour toutes les élèves nouvellement admises le régime de l'enseignement par la parole sans aucune espèce de signes.

Au mois d'août suivant (1880), un très grand nombre d'instituteurs français, animés par ce premier exemple, se rendaient en Italie pour assister au congrès international de Milan. Après une étude approfondie des admirables résultats obtenus dans les principales institutions italiennes de sourds-muets, ils n'hésitèrent pas, avec l'immense majorité de l'Assemblée et avec l'adhésion très remarquée de M. Adolphe Franck, membre de l'Institut de France, délégué principal du gouvernement français [1], à proclamer la supériorité de la méthode orale pure.

Méthode orale pure, tel est le nom qui a paru le plus propre à caractériser scientifiquement l'ensemble de procédés ayant pour but de faire de la parole lue sur les lèvres et articulée par le sourd-muet l'instrument de communication de la pensée, supprimant absolument l'intervention des signes — nom dont l'adoption n'écarte en rien le souvenir de reconnaissance dû aux hommes ou aux nations qui ont eu le mérite de créer, de conserver ou de perfectionner ces procédés.

1. Voir le rapport adressé au ministre de l'Intérieur par M. Adolphe Franck. Journal officiel du 18 décembre 1880.

Quatre années à peine se sont écoulées et déjà, grâce à des efforts qu'on ne saurait trop louer et que le succès n'a point trompés, la transformation de l'enseignement prudemment préparée est complète dans notre pays. A peine pourrait-on compter quelques rares institutions dans lesquelles les élèves nouvellement admis ne soient tous appelés à suivre exclusivement les cours d'instruction par la parole. Il convient d'ajouter que le succès n'aurait pu, malgré tout, s'obtenir si l'expérience déjà acquise dans l'enseignement de l'articulation n'avait constitué pour beaucoup de maîtres ou institutrices une préparation forte et étendue; une pareille œuvre ne s'improvise pas et l'on conçoit la crainte, heureusement vaine, que manifestait l'un des maîtres les plus éminents de la spécialité, M. J. Vatter (de Francfort), lorsque, signalant, dans le journal *l'Organe*, la transformation en voie de s'accomplir, il souhaitait aux instituteurs français de ne pas se trouver arrêtés par les grandes difficultés de leur entreprise. Il faut dire encore que les maîtres français avaient déjà en leur possession, pour l'enseignement de la langue et des idées, une méthode qu'on est en droit de regarder comme un modèle et à laquelle se rattache tout spécialement le nom de M. J.-J. Valade-Gabel, ancien directeur de l'Institution nationale de Bordeaux. Ce n'est pas tout, en effet, que d'habituer l'élève sourd-muet à reconnaître les traits fugitifs et délicats qui caractérisent à la vue les divers sons articulés, à mettre lui-même en jeu, sans préoccupation et sans peine, le mécanisme complexe des organes de la voix. Ce n'est pas tout que de lui enseigner par quelles figures écrites, par quelles lettres les sons se trouvent représentés, tâche que les formes variables de l'orthographe rendent particulièrement difficile pour la langue française. A côté des exercices méthodiques destinés à former l'instrument de communication réciproque, le professeur doit organiser l'enseignement du langage en corrélation avec les idées. Dans ce but, d'autres exercices savamment gradués présentent aux yeux de l'élève, dans un parallélisme constant, d'une part les objets, les actions, ou bien les circonstances qui déterminent soit une qualification, soit l'expression d'un rapport, et d'autre part les mots correspondants et les formes de la langue parlée ou écrite. C'est ainsi que le jeune enfant entendant apprend la langue maternelle au moyen de comparaisons répétées, plus ou moins inconscientes, entre les faits, les objets, les actions et leur expression par le langage articulé. Le grand art est ici de suivre la nature en la dirigeant, d'offrir à l'esprit du jeune sourd-muet des propositions toujours complètes bien que réduites d'abord à l'expression la plus simple; d'introduire à propos dans la phrase les diverses espèces de mots qui correspondent aux modalités principales de l'idée, les formes les plus usuelles qui déterminent les relations entre les personnes ou les objets mis en scène; d'appliquer enfin ces formes de langage aux idées qui ont pour le sourd-muet l'intérêt le plus immédiat et le plus permanent.

Pour peu qu'on ait bien voulu arrêter quelque réflexion sur ce tableau de la marche de l'enseignement, on s'étonnera sans doute que certaines personnes, dédaigneuses de l'examen direct des faits, demandent encore si les sourds-muets devenus parlants comprennent ce qu'ils disent. Quelques observateurs attardés au souvenir d'un passé déjà lointain peuvent être tenus en défiance par l'impression fâcheuse que leur ont laissée des essais mal conduits, ébauche ou plutôt contrefaçon informe de l'enseignement oral. Mais serait-ce trop demander que d'en appeler à l'observation des faits actuels, à l'étude d'institutions déjà avancées dans l'application de la nouvelle méthode? Plus d'une fois l'on n'est pas arrivé sans peine à faire sortir d'un parti pris systématique des esprits même distingués. Je n'en veux pour preuve qu'un trait qu'on me saura gré d'emprunter à un propagateur zélé de la méthode orale en Angleterre, M. Arthur Kinsay.

« Vers 1831, dit-il, M. Arnold, l'admirable directeur de l'école de Riehen, ne parvenait qu'avec la plus grande difficulté et à force d'économie à équilibrer le budget de cet établissement. Les personnes habituées à contribuer aux frais des œuvres charitables regardaient son idée comme une idée de visionnaire, une entreprise propre à dévorer des fonds qui eussent été mieux placés ailleurs.

« Au premier rang de ces personnes était un riche négociant de Bâle nommé Mérian. Ce monsieur avait très souvent occasion de venir voir M. Arnold à Riehen pour des affaires qui n'avaient aucun rapport avec l'école; à chacune de ces visites et comme conclusion de l'affaire qui avait été traitée, M. Arnold essayait d'intéresser son ami, le riche négociant, à l'œuvre de son institution, mais toujours sans succès. Il soupirait à l'idée que ce possesseur d'une si grande fortune pourrait si aisément le mettre à l'abri de toute inquiétude s'il réussissait une bonne fois à le convaincre de la sincérité de ses procédés. Mais comment s'y prendre? Il avait parlé, discuté, sollicité en faveur de son école, invité M. Mérian à venir écouter lui-même. Mais non : « M. Mérian n'avait pas de temps à dépenser d'une manière aussi absurde. Les affaires avant tout. L'affaire qu'il avait à traiter avec M. Arnold était terminée. Il fallait qu'il montât en voiture et retournât à Bâle. »

« Un jour, M. Mérian se trouvant sans doute de très bonne humeur, ou les instances de M. Arnold pour lui faire visiter la classe ayant été plus énergiques que de coutume, il consentit à consacrer cinq minutes, — pas plus de cinq minutes, — de son temps si précieux à examiner les enfants. En passant de la maison d'habitation au bâtiment scolaire, il grommelait : « Vous savez que cela n'a pas le sens commun, Arnold. Vous savez très bien, aussi bien que moi, que ces enfants parlent tout juste comme des perroquets bien dressés. Je ne nie pas qu'ils ne parlent, je ne l'ai jamais nié, mais je dis simplement qu'ils parlent comme des perroquets et c'est un vrai gaspillage de temps que de leur donner un tel enseignement. — Bien ! bien ! répondait Arnold, venez et jugez par vous-même. » M. Mérian continua : « Je n'ai jamais pu comprendre qu'un homme comme vous, si profondément consciencieux et honnête sous tous les autres rapports, vous puissiez tremper dans une pareille mystification, dans un pareil charlatanisme ! — De grâce, pas de paroles dures, répondit Arnold, au moins jusqu'à ce que vous puissiez avoir les preuves en main. »

« Tous deux entrèrent dans la classe. Les enfants présents se levèrent et le saluèrent d'un « bonjour ». M. Mérian éclata tout de suite : « Bien, je vous l'avais dit que ce serait *bonjour. bonne nuit !* »

« Un enfant vint lui offrir une chaise en lui disant : « Voulez-vous prendre la peine de vous asseoir, Monsieur ? » M. Mérian s'assit sans remercier l'enfant de sa politesse. Qu'était-il besoin de remercier quelqu'un qui ne comprenait pas ? — un perroquet en somme — mais il dit : « Oh ! oui, tout cela est très adroitement arrangé. L'enfant a été très bien dressé à répéter sa leçon, mais vous ne pouvez pas m'aveugler. » M. Arnold dit à la classe : « Ce monsieur est M. Mérian, de Bâle. » Plusieurs élèves répétèrent le nom et saluèrent. Nouvel accès d'impatience de M. Mérian : « Allons ! Allons ! Je ne puis rester davantage. Il n'y a pas autre chose que ce que je prévoyais. — Si vous voulez partir, répliqua M. Arnold, attendez au moins que j'aie posé aux enfants une ou deux questions. » Et se tournant vers la classe, il dit : « Avez-vous vu M. Mérian arriver ce matin? — Oui, nous l'avons vu, répondirent plusieurs élèves. — Est-il arrivé à pied? — Non. — Comment est-il donc arrivé? — Il est venu dans sa voiture. » M. Mérian s'était redressé sur sa chaise et prêtait un peu plus d'attention. « La voiture de M. Mérian est-elle à un ou à deux chevaux? — A deux chevaux. » M. Mérian interrompit brusquement : « En vérité, Arnold, vous me trompez. Vous leur dictez toutes ces réponses par quelque moyen secret. — Non, du tout, dit M. Arnold, je n'ai jamais fait usage de signes, ni d'alphabet manuel. Je suis heureux de dire que, si j'en faisais, mes élèves ne me comprendraient pas. Du reste, voyez, j'ai les mains derrière le dos. » Il continua : « De quelle couleur sont les chevaux? — Il y en avait un brun et un autre gris. » M. Mérian fit un soubresaut en disant : « Mais c'est très curieux. » Il promenait ses regards de M. Arnold à l'enfant qui avait parlé et paraissait stupéfait. « C'est vraiment très curieux. On pourrait aisément se laisser aller à croire que l'enfant pense pour tout de bon. » M. Arnold, sans lui répondre, continua : « Pourquoi M. Mérian vient-il dans sa voiture, au lieu de venir à pied ou bien par la diligence comme nous le faisons? — Parce que M. Mérian est très riche et peut faire la dépense d'une voiture à lui. — Pour le coup, Arnold, l'enfant pense, j'en réponds, s'écria le visiteur. — Mais cela pourrait bien être, répliqua M. Arnold. Ils pensent tous et expriment leurs idées comme nous le faisons nous-mêmes. Pas dans un langage aussi correct, à la vérité; car, en ce moment, leur vocabulaire est borné comme celui des petits enfants; mais j'espère que d'ici à l'époque où ils recevront la confirmation, ils pourront s'exprimer aussi bien, si ce n'est mieux, que leurs parents et leurs connaissances.

« — Eh bien! posez donc encore quelques questions, » dit M. Mérian. On ne se fit pas prier pour satisfaire à sa demande et, au bout d'une demi-heure, il dit : « Mais, Arnold, pourquoi ne m'avez-vous jamais parlé de cela? — Mon bon ami, répondit M. Arnold, ce n'est pas une fois que je vous en ai parlé, mais cent fois. — Oui, mais vous auriez dû m'expliquer cela d'une manière bien précise et de façon à me faire comprendre ce qu'il en était. Enfin! je reviendrai demain pour vous voir et pour voir votre école. Je me sens plein d'intérêt pour ces pauvres êtres depuis que j'ai reconnu qu'ils peuvent parler raisonnablement. »

« Il tint sa promesse et, pendant tout le mois qui suivit, on le trouvait deux fois par semaine, prêtant son attention aux élèves pendant des heures entières. La première fois qu'il posa de vive voix quelques questions à un enfant et qu'il en reçut une réponse, son ravissement fut sans bornes. »

« ... Dès ce moment, M. Mérian prit une résolution et cette résolution était bonne. Il donna 32 000 florins pour entretenir annuellement 6 élèves et ne cessa de mettre au service de la méthode qu'il avait si longtemps méconnue et méprisée son influence et son bienveillant concours. »

Nous sommes sûrs, tout au moins, de ne pas rencontrer d'incrédules en proclamant, d'après toutes les explications qui précèdent, combien est grande la somme d'efforts, d'attention soutenue, de dévouement patient que nécessite l'instruction des sourds-muets. C'est en vue de venir en aide à ces efforts, de les rendre aussi féconds que possible que l'administration du Ministère de l'Intérieur a bien voulu encourager le travail que nous avons entrepris pour faire passer dans notre langue l'ouvrage de M. de Meyer. L'initiation aux connaissances anatomiques et physiologiques concernant les *Organes de la parole* constitue évidemment le point de départ des études complexes qui s'imposent au zèle des instituteurs de sourds-muets. Ces maîtres auront à se féliciter de trouver réunis dans un même volume tous les faits scientifiques sur lesquels il leur importe d'être éclairés, avec des exemples précis d'application. La richesse des développements donnés sur certaines parties du sujet ne sera même pas un embarras pour ceux qui voudraient s'en tenir d'abord aux idées les plus générales, la méthode de M. de Meyer consistant à donner d'abord des notions d'ensemble qui se complètent successivement par l'exposé des détails. Nous ne faisons donc point de doute que son livre ne reçoive de tous ceux auxquels il s'adresse le bon accueil que demande l'auteur dans la préface qu'on va lire.

M. le professeur de Meyer, qui n'est pas moins versé dans la connaissance des langues que dans les sciences médicales, a bien voulu revoir lui-même les épreuves de notre traduction. Nous avons à cœur de le remercier ici d'un concours auquel nous attachions le plus grand prix et de témoignages d'approbation qui nous permettent d'être rassuré sur le caractère d'exactitude de notre travail.

O. Claveau.

Paris, juillet 1884.

PRÉFACE DE L'AUTEUR

L'étude de la structure et des dispositions des organes de la parole s'impose au philologue avec un caractère de nécessité qui devient de jour en jour plus marqué ; chaque jour, en effet, on voit s'affermir cette conviction qu'une intelligence exacte des lois relatives à la modification des éléments du langage dans la formation des dialectes et des langues dérivées, ne peut s'acquérir sans le secours des lois physiologiques de la production des sons. Les manuels ordinaires d'anatomie ne répondent pas entièrement aux besoins de cette étude, car, sur beaucoup de points, ces ouvrages entrent dans des développements que ne réclame nullement le but dont se préoccupe le philologue, tandis que d'autres points, qui doivent avoir pour cette spécialité une plus haute importance, sont traités au contraire avec trop de brièveté. De même aussi, dans les manuels de physiologie, on ne consacre à ce sujet qu'une place restreinte.

Je me propose de donner dans le présent ouvrage une exposition d'ensemble portant sur la structure et sur les dispositions des organes de la parole et entreprise principalement en vue des recherches philologiques.

Dans les développements relatifs à la production des sons articulés, je me suis éloigné de la méthode ordinaire en ce sens que je n'ai pas cherché à prendre, pour point de départ d'un classement physiologique, la série des sons connus empruntés aux diverses langues. Je me suis bien plutôt attaché, en partant de la structure des organes de la voix, à passer en revue toute la série des sons possibles. Je crois avoir tracé ainsi un cadre dans lequel peuvent être rangés facilement tous les sons articulés connus ou à connaître. On ne pouvait, sans doute, présenter un aperçu de ce genre sans faire quelque retour sur les langues en usage, mais ceci implique moins l'intention d'entrer dans l'explication minutieuse des diverses modifications de sons que le dessein de fournir des exemples confirmant les principes établis. Dans ces limites, il suffisait de considérer les langues européennes les plus voisines de la nôtre.

La voie que j'ai suivie conduit également à établir les liens de parenté, les affinités existant entre les sons articulés. En partant de ce point de vue, on peut aussi arriver à déterminer pour une langue donnée et seulement d'après la manière dont se trouvent modifiés les sons de la langue mère, quel est le trait caractéristique se manifestant dans l'emploi des organes de la parole (la prononciation). J'aurais volontiers, par manière d'exemple, cherché la solution de cet intéressant problème pour une langue en particulier; mais c'eût été m'exposer à dépasser les limites du sujet à traiter : je dois donc me borner à appeler l'attention sur cette question et sur son importance pour l'étymologie et l'orthoépie.

Étant donné le grand intérêt que peut avoir pour toute personne instruite l'objet des recherches consignées dans cet ouvrage, en particulier pour ceux qui veulent approfondir l'étude des langues et aussi pour les amateurs de chant, j'ose espérer que mon travail trouvera bon accueil même dans un cercle plus étendu. Diverses idées neuves et originales pourront en outre avoir quelque intérêt pour mes confrères. Que ce livre soit donc ainsi recommandé à votre bienveillance, ami lecteur.

G. H. DE MEYER.

LES ORGANES
DE LA PAROLE

INTRODUCTION

On a, de tout temps, assigné au don de la parole la valeur d'un caractère distinctif de l'espèce humaine, et, de fait, aussi loin que nos connaissances s'étendent dans le temps par le secours de l'histoire, dans l'espace par le secours de l'ethnographie, nous ne rencontrons point de peuple dépourvu de langage. Il est, à la vérité, des peuplades qui se trouvent, sous ce rapport, dans un état inférieur de développement; mais leur langage, si pauvre qu'il soit en formes et en expressions d'idées, ne laisse pas que de répondre à une organisation sociale élémentaire et suffit à des besoins restreints.

On ne saurait attacher trop de prix à ce don de la parole, car à sa possession se lie pour tout le genre humain la condition essentielle du développement et du perfectionnement. C'est le moyen par lequel chacun communique à ses contemporains ses observations, ses pensées, par lequel les connaissances se transmettent de génération en génération. Le propre de la parole est de servir à exprimer les sentiments dans les formes les plus variées, forme modeste de la conversation ou formes plus élevées de la poésie et du chant; aussi n'hésiterons-nous pas à proclamer qu'elle est le centre de la vie intellectuelle et morale de l'homme.

Si nous nous demandons maintenant en quoi consiste à proprement parler ce don merveilleux, d'une valeur inappréciable, accordé au genre humain, si nous recherchons de quelle manière il se manifeste, la réponse à donner démontrera une fois de plus avec quelle simplicité de moyens sont obtenus dans la nature les plus grands et les plus importants résultats. Analysons la parole. Nous reconnaissons qu'elle n'est qu'une combinaison de sons divers, que ces sons consistent en bruits produits par l'air expiré et auxquels on peut joindre les sons à caractère musical pour compléter la série des résultats obtenus par un même moyen.

Le pouvoir d'émettre des sons à l'aide du courant d'air expiré est loin toutefois d'appartenir exclusivement à l'homme. On peut dire bien plutôt qu'il appartient d'une manière plus ou moins complète à tous les vertébrés respirant par des poumons. Tous les animaux emploient pareillement les sons ainsi formés tantôt pour exprimer leurs sensations, tantôt pour s'entendre entre eux. Quelle série infinie de sons divers et de signification différente ne trouvons-nous pas depuis le sifflement de colère du serpent jusqu'au chant du rossignol, depuis le sifflement d'alarme de la marmotte jusqu'à l'aboiement à expressions multiples du chien?

Mais si variées que puissent être les ressources qu'offre aux animaux l'émission des sons propres à chaque espèce, ce langage n'en reste pas moins beaucoup au-dessous du langage humain. Les cris des animaux n'ont pour eux aucune puissance de signification plus grande que les cris employés par l'homme pour appeler ou pour repousser : Hé! Ho! Pst! etc. La supériorité de l'usage que l'homme peut faire des sons émis, par rapport à celui que les animaux peuvent en tirer, repose sur ce que l'homme a la faculté de combiner les sons en sons complexes; sur ce que ces sons complexes deviennent à titre de mots l'expression de pensées diverses. Cependant tout ce qui est compris dans cette conception de la caractéristique du langage humain ne saurait être considéré comme propriété spécifique de l'humanité. En ce qui concerne au moins la technique de la production de ces sons complexes ou mots, nous trouvons que certains animaux, les oiseaux notamment, sont capables d'imiter l'homme, bien que dans une mesure limitée.

Lors même que nous serions fondés à supposer que le perroquet parlant ne connaît pas le sens des mots qu'il a appris et surtout qu'il ne leur attache aucun sens, nous pourrions encore nous demander si dans les combinaisons de sons qu'émettent beaucoup d'animaux dans des circonstances diverses, il n'y a pas lieu de discerner certaines expressions d'idées ; si nous ne sommes pas autorisés par suite à y voir au moins quelque chose d'analogue aux mots. Les sons combinés et modulés en bien des manières dans le coassement des grenouilles, dans le chant du rossignol, dans les concerts nocturnes des chats, etc., rendent presque nécessaire une telle conception. Toutefois, même en admettant qu'on soit en droit d'apprécier ainsi le langage des bêtes, nous n'en devons pas moins reconnaître que le cercle des idées qu'un tel langage est en état d'exprimer ne saurait être qu'infiniment restreint par comparaison avec le cercle des idées que la langue humaine est appelée à rendre et peut rendre et qu'elle exprime, en partie par les mots mêmes, en partie par les modifications de forme données à ces mots (déclinaison, conjugaison, etc.).

La grande multiplicité des sons employés dans la parole fait supposer d'abord que la possibilité d'arriver à des effets aussi variés implique une structure plus ou moins compliquée des appareils matériels servant à produire ces effets. Cela est vrai sans doute dans un certain sens; néanmoins les traits fondamentaux de la structure de ces appareils sont très simples. Tout repose sur ce principe que l'air sortant des poumons s'échappe soit par les fosses asales, soit par la bouche et que ce phénomène s'accompagne de bruits divers, suivant que l'air est conduit par l'une ou par l'autre des deux voies, suivant les conformations spéciales que des mouvements volontaires donnent à la cavité buccale. Le courant d'air employé peut arriver sans vibrations sonores du larynx formant la partie supérieure de la trachée, ou subir en traversant le larynx l'action qui donne naissance à la vibration sonore.

On montrera dans ce qui va suivre comment l'on peut obtenir par ces moyens, très simples dans leur plan fondamental, les sons qui constituent les éléments de la parole. Il faut pour cela se proposer une double tâche : d'une part, examiner la structure des appareils employés pour la formation du son, et, d'autre part, montrer comment ces appareils servent à produire les sons habituellement employés dans la parole.

LIVRE PREMIER

STRUCTURE DES ORGANES DE LA PAROLE

CHAPITRE PREMIER

LA PRODUCTION DU COURANT D'AIR

On doit considérer comme condition primordiale pour l'émission de la parole l'existence d'un courant d'air dont les modifications produites volontairement fournissent à l'observation le phénomène des sons. Ces modifications résultent par exemple de l'écoulement de l'air par une cavité relativement large ou par une fente relativement étroite, de l'interruption subite du courant ou de la détente brusque d'un arrêt de ce courant.

Le courant d'air s'établit comme phénomène se rattachant à l'acte de la respiration dans lequel, par un échange régulier, l'air s'introduit dans les poumons pour en être ensuite expulsé. Ainsi, dans l'acte de la respiration, deux courants d'air de direction différente alternent entre eux, à savoir : un courant d'air entrant, un courant d'air sortant. Tous deux peuvent servir à la formation du son ; toutefois ceci ne se produit en général qu'avec le courant sortant. Le courant entrant n'est employé à la production du son que d'une façon anormale et passagère, dans quelques cas de nécessité ou dans quelques circonstances d'un caractère accidentel, le sanglot par exemple ; aussi ne s'occupera-t-on que du courant sortant dans les recherches qui vont suivre au sujet des divers moyens de formation des sons.

Pour bien faire comprendre l'importance de ce courant d'air et les principales variétés qu'il présente sous le rapport du rhythme et de la force, il paraît nécessaire d'exposer d'abord succinctement le rôle de l'acte de la respiration dans les phénomènes vitaux de l'organisme.

Rôle de la respiration.

Le point de départ obligé des diverses actions chimiques qui se passent dans le corps humain et qu'exige l'entretien de la vie consiste dans la distribution permanente de l'oxygène à toutes les parties du corps. Pour satisfaire à cette même nécessité, tous les types supérieurs d'organisation dans le règne animal sont munis d'appareils au moyen desquels s'effectue l'apport de l'oxygène et que l'on désigne sous le nom d'*appareils respiratoires* ou d'*organes de la respiration.*

L'oxygène employé pour la respiration se trouve soit dans l'air extérieur soit dans l'eau et, en général, les animaux l'empruntent à celui de ces deux milieux dans lequel ils vivent. Les seules exceptions importantes à cette règle nous sont offertes par les mammifères aquatiques (cétacés) qui, bien que vivant dans l'eau, respirent néanmoins directement l'air atmosphérique.

Les diverses parties du corps reçoivent l'oxygène du milieu ambiant, tantôt immédiatement, tantôt d'une manière médiate.

Quand l'oxygène est recueilli sans intermédiaire, le milieu ambiant lui-même est introduit dans toutes les parties du corps pour s'y distribuer, et passe, suivant le mode de vie des animaux, tantôt par des canaux ouverts à l'eau et débouchant à la surface du corps comme chez les oursins, tantôt par des canaux aérifères s'ouvrant de la même façon comme chez les insectes. Ce mode de respiration n'a pas d'intérêt pour le but que nous nous proposons et nous ne le mentionnons que pour donner une énumération complète.

L'introduction médiate de l'oxygène est toujours liée avec l'existence d'un système perfectionné de vaisseaux et repose sur ce qu'au moyen d'organes spéciaux l'oxygène pénètre d'abord dans le sang qui circule par ces vaisseaux et se distribue ensuite dans le corps par la circulation du sang. Les voies circulatoires du sang appartiennent donc, à prendre les mots dans le sens strict, aux organes de la respiration, en tant qu'elles remplissent, sans compter d'autres rôles importants, celui que nous voyons prendre aux conduits d'eau ou aux trachées dans les types ci-dessus mentionnés. Toutefois, en ce qui concerne les formes animales dont nous nous occupons maintenant, on a coutume de réserver le nom d'organes de la respiration à des appareils dont la destination est de transporter l'oxygène dans le sang.

Les organes de la respiration, dans le sens qui vient d'être indiqué, sont tous construits sur le même plan : Ils consistent dans un déploiement de peau plus ou moins étendu dont la surface est baignée par le milieu oxygéné et qui renferme dans sa substance un réseau très fin de vaisseaux capillaires. Le sang circulant dans ces vaisseaux capillaires n'est par conséquent séparé de l'air ou de l'eau que par une très mince cloison au travers de laquelle peut s'opérer un échange entre les deux fluides. Cet échange se réalise par l'absorption d'une certaine quantité d'oxygène que le sang emprunte à l'air ou à l'eau, tandis qu'il rejette au dehors l'acide carbonique.

Ainsi l'organe de la respiration est toujours une membrane organisée d'une manière spéciale, et les diversités dans les organes de la respiration ne tiennent qu'à des différences dans le mode de disposition. Or, sous ce rapport, il n'y a que deux formes principales à distinguer : ou bien l'organe de la respiration est constitué par une partie de la peau extérieure spécialement façonnée, qui déborde à la superficie du corps comme une formation foliacée ou ramifiée (branchies); ou bien ce rôle est assigné à un repli en forme de sac ou à ramifications, placé dans l'intérieur du corps (poumons). Chez les animaux inférieurs seulement, le limaçon par exemple, le poumon est un repli de la peau extérieure; chez tous les animaux supérieurs, en particulier dans les trois classes supérieures de vertébrés, il consiste dans un repli de la muqueuse, prenant son origine à partir du commencement du canal intestinal, tout à fait derrière la cavité buccale et s'étendant dans la partie libre de la cavité thoracique. On trouve chez les poissons une forme intermédiaire spéciale : la membrane, qui leur sert d'organe respiratoire et que l'on nomme les branchies, est disposée dans l'intérieur de fentes qui, de la cavité buccale, se rendent à l'extérieur en traversant la substance du corps. On peut poser en principe général que les branchies ne se trouvent que chez les animaux qui respirent l'eau et les poumons chez les animaux qui respirent l'air.

L'eau contenant l'oxygène est apportée aux branchies par des courants de ce liquide qui sont encore entretenus par un vif mouvement vibratile se produisant à la surface des branchies. Dans les poumons, au contraire, il faut des mécanismes spéciaux dont l'activité remplisse et vide d'air alternativement ces organes de la respiration.

Ce sont ces mécanismes qui apparaissent à l'extérieur d'une manière plus ou moins ostensible, tandis que les faits qui, à proprement parler, constituent essentiellement l'acte de la respiration restent non apparents. C'est pourquoi aussi, dans la notion vulgaire, la réalisation des mouvements qui s'appliquent à cette fonction est désignée sous le nom de *respiration*. On appelle *inspiration* le mouvement qui introduit l'air dans les poumons et *expiration* le mouvement dont l'effet inverse chasse ensuite l'air des poumons.

Les voies aériennes. — Nous avons maintenant à montrer de quelle manière agissent les mécanismes servant à introduire l'air dans les poumons et réciproquement à l'en expulser.

Nous pouvons en commençant nous dispenser d'entrer dans l'étude précise de la conformation des régions du corps conduisant aux voies aériennes proprement dites. Ainsi, nous nous bornerons, pour le moment, à supposer connu le fait que les fosses nasales et la cavité buccale se réunissent à leur partie postérieure dans une cavité commune (le pharynx), où prennent naissance d'une part l'œsophage aboutissant à l'estomac et d'autre part la trachée aboutissant aux poumons.

La cavité de la trachée est donc mise par l'intermédiaire du pharynx, de la bouche et des fosses nasales en communication libre avec l'air extérieur. Le courant d'air que détermine l'inspiration trouve par ces parties le chemin pour arriver dans la trachée et par là dans les poumons; de même aussi c'est par là que le courant d'air venant des poumons trouve une libre issue pour s'échapper à l'extérieur. Pour cette raison toutes les parties dont il s'agit sont, dans un sens large, comprises sous le nom de voies aériennes. Il faut bien remarquer toutefois que la communication entre le pharynx et l'extérieur peut s'établir soit par les fosses nasales seules, soit par la cavité buccale seule, soit par ces deux cavités à la fois, pour l'écoulement de l'air. Toutes ces voies aériennes présentent cette propriété remarquable que le libre passage y est complètement assuré, leurs parois étant ou formées de matériaux rigides, ou tendues d'une manière ferme au moyen de dispositions spéciales. Cette particularité dont l'importance est secondaire en ce qui concerne le courant d'air sortant est, au contraire, du plus grand intérêt en ce qui concerne le courant d'air entrant, car il est aisé de comprendre que si les parois des voies aériennes étaient flasques, elles seraient, lors de l'inspiration, rapprochées par la pression de l'air extérieur et que par suite leur libre accès serait fermé.

Les mécanismes de la respiration.

La structure du poumon constitue par elle-même un élément spécial des mécanismes de la respiration. C'est sur la disposition du système dans son ensemble et, en particulier, sur la nature des matériaux dont le poumon est formé que repose pour une partie importante le fonctionnement des organes respiratoires.

Le poumon, quant à sa configuration extérieure, est un organe mou, assez volumineux, qui remplit la plus grande partie de la cavité de la poitrine et qui, par conséquent, présente comme cet espace une forme à peu près conique avec la base tournée en bas et avec un sommet arrondi tourné vers le haut. Il se divise en deux parties complètement séparées l'une de l'autre, dont chacune remplit la moitié latérale de la cavité de la poitrine, en sorte qu'on peut distinguer et qu'on a coutume en effet de distinguer un poumon droit et un poumon gauche. Entre les faces que les poumons tournent l'un vers l'autre la trachée descend d'abord comme un tuyau simple pour se diviser, vers la moitié de la hauteur de la cavité de la poitrine, en deux branches dont chacune pénètre dans le poumon placé du même côté qu'elle. Entre les divisions inférieures des deux poumons au-dessous du point de bifurcation de la trachée, se trouve le cœur. C'est du cœur que sort le grand tronc de vaisseaux qui amène dans les poumons le sang destiné à s'oxygéner (artère pulmonaire) et, réciproquement, c'est au cœur que se rendent en venant des poumons les vaisseaux qui rapportent le sang modifié par la respiration (veines pulmonaires). Les entrées et les sorties de vaisseaux se trouvent très rapprochées des branches de la trachée au point où celles-ci pénètrent dans les deux poumons. Elles forment avec elles ce qu'on nomme la *racine des poumons*.

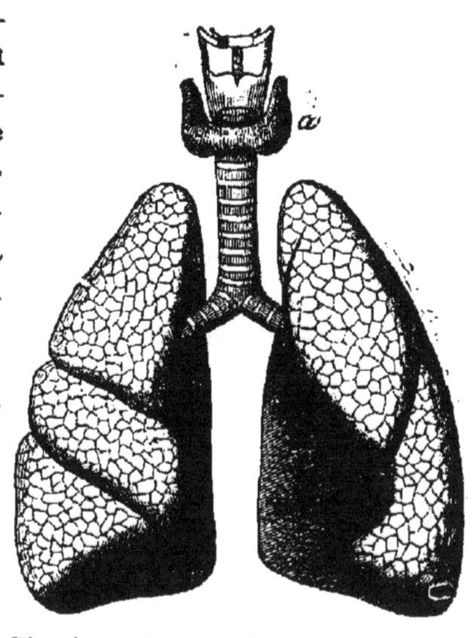

Fig. 1. — La trachée et le poumon vus par devant. — Les deux poumons un peu écartés l'un de l'autre pour laisser voir la bifurcation de la trachée. Dans la partie inférieure et intérieure des poumons, spécialement du poumon gauche, un creux dans lequel se trouve le cœur. — *a*, Le corps thyroïde. Au-dessus le larynx suspendu par ses trois ligaments à l'os hyoïde

La cavité du poumon destinée à recevoir l'air est constituée par une ramification de la trachée offrant un caractère progressif de ténuité et donnant à la trachée une forme arborescente. Le diamètre des branches les plus menues s'élève encore en moyenne à 1/4 de millimètre et à ces petites branches s'attachent enfin de petites vésicules arrondies de 1/10 à 1/3 de millimètre de diamètre. C'est là que s'établit l'échange de gaz entre le sang et l'air inspiré, les vésicules étant entourées d'un fin réseau de vaisseaux et le sang qui circule dans ce réseau n'étant séparé de l'air contenu dans les vésicules que par une cloison extraordinairement mince.

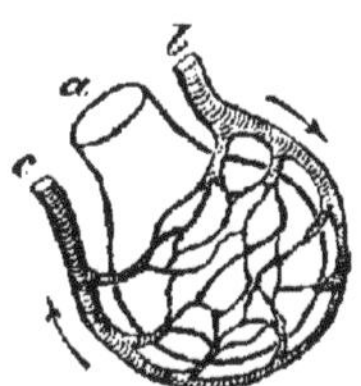

Fig. 2. — Figure théorique d'une vésicule pulmonaire avec les vaisseaux qui l'entourent. — *a*. Vésicule pulmonaire. — *b*. Branche d'artère pulmonaire apportant le sang. — *c*. Branche de veine pulmonaire remportant le sang oxygéné.

Il ne peut entrer dans notre plan de suivre jusque dans le dernier détail l'étude de la structure des poumons. Nous devons nous borner à faire ressortir les particularités qui influencent au point de vue mécanique les courants d'air de la respiration.

Sous ce rapport, il convient d'exposer d'abord que la rigidité des parois de la trachée, signalée ci-dessus comme une caractéristique des voies aériennes, se trouve réalisée au moyen de demi-anneaux cartilagineux intercalés et que ces supports cartilagineux se retrouvent dans la paroi de la trachée jusque dans les subdivisions les plus déliées. Sans doute ces supports ne conservent déjà plus la forme régulière de demi-anneaux à l'intérieur des premiers embranchements de la trachée; mais la forme de petites lames arrondies sous laquelle ils apparaissent dans les plus fines divisions de la trachée les rend encore complètement propres à tenir toujours ouverte la cavité des ramifications de cet organe, en telle sorte que l'accès de l'air ne puisse éprouver aucune espèce d'arrêt.

Mais le plus important est cette circonstance que la substance même de la trachée et de ses ramifications renferme, sous la muqueuse qui la tapisse, une couche serrée et puissante de fibres élastiques qui courent dans le sens de la longueur des canaux aérifères et qui entourent de tous côtés les vésicules pulmonaires. On ne peut mieux comparer qu'à du caoutchouc ce qu'on appelle le *tissu élastique* constitué par ces fibres, l'un comme l'autre possédant une extensibilité considérable et manifestant après que la cause d'extension a cessé d'agir une élasticité qui amène alors le retour à la forme et à la grandeur primitives. En raison de la part très grande que prend ce tissu dans la structure du poumon et de la disposition déjà indiquée de cet organe, on peut comparer le poumon à un sac élastique, ramifié, susceptible d'être dilaté par un contenu soumis à une pression et qui, après arrêt de la force comprimante, revient à son volume primitif en expulsant le contenu surabondant.

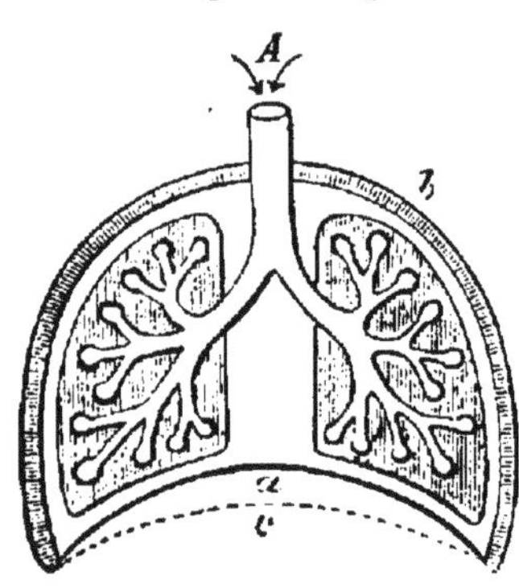

Fig. 3. — Figure théorique du poumon servant à la première explication du mécanisme de la respiration. — A. Entrée de la trachée partagée en ramifications. — *b*. Partie thoracique servant d'enveloppe résistante. — *c*. Le diaphragme (à l'état de relâchement: ligne pleine; à l'état de contraction, ligne ponctuée). — *a*. L'espace dont la cavité de la poitrine se trouve agrandie par la contraction du diaphragme.

On verra clairement par la suite quelle importance considérable il y a lieu d'attribuer à cette disposition pour le mécanisme de la respiration, spécialement pour la partie de ce mécanisme qui intéresse la formation de la parole.

La place qu'occupe le poumon dans la cavité de la poitrine et les mécanismes qui peuvent être mis en jeu dans la paroi de cette cavité, donnent le moyen de faire entrer dans l'espace que les poumons offrent à l'air une certaine quantité de ce fluide avec une force donnée et de dilater toutes les parties de cet espace jusqu'à développer une forte contre-pression élastique.

La cavité de la poitrine est une partie de la cavité thoracique renfermée par les côtes qui sont, en arrière, liées d'une manière mobile à la colonne vertébrale et qui, sur la ligne médiane antérieure du corps, se rattachent au sternum. En dessous, la cavité de la poitrine est fermée par le diaphragme.

Même en nous bornant d'abord à considérer la paroi constituée par les côtes comme une paroi dont la rigidité ne permettrait pas de changements de formes, nous nous trouvons en mesure d'expliquer la plupart des mécanismes de la respiration par la seule action du diaphragme. Nous pourrons ensuite faire entrer en ligne de compte les modifications qui sont fondées sur la mobilité des côtes.

Le diaphragme est une plaque formée d'une substance musculaire occupant tout l'espace inférieur de la cage thoracique à laquelle il est attaché. Il sépare complètement la cavité de la poitrine de la cavité abdominale, laissant seulement un passage, par des ouvertures relativement étroites, au canal digestif et à quelques gros vaisseaux. Par la pression des intestins que ceux-ci subissent à leur tour de la part des parois du ventre et qu'ils transmettent au diaphragme, ce dernier est refoulé fortement en haut, de sorte que, vu du côté du ventre, il paraît creusé en forme d'un intérieur de dôme. L'espace occupé par la cavité de la poitrine repose donc sur une base fortement voûtée et se trouve par conséquent assez notablement plus petit qu'on ne pourrait s'y attendre d'après la grandeur de la cage thoracique. Le diaphragme en se contractant se raccourcit dans tous ses diamètres, d'où résulte l'aplatissement de sa voûte. Au maximum de contraction possible, ce qui ne se réalise jamais, le diaphragme prendrait la forme d'une lame complètement plate et toute la place qui appartenait auparavant, comme enfoncement en forme de dôme, à la cavité abdominale, se trouverait alors gagnée pour la cavité de la poitrine. La contraction du diaphragme augmente donc l'étendue de la cavité de la poitrine en aplatissant la base fortement voûtée de cet espace. (Fig. 3, *a*, *c*.)

Dans la respiration ordinaire, calme, l'activité nécessaire pour l'aspiration de l'air (inspiration) consiste seulement dans la contraction du diaphragme. Cette contraction, en augmentant l'étendue de la poitrine, agit par succion comme le piston d'un corps de pompe, et cette succion détermine principalement l'entrée de l'air extérieur qui arrive par les voies aériennes dans la cavité de la poitrine. Ce n'est point directement, toutefois, qu'il pénètre dans cet espace, le courant d'air qui suit la trachée étant retenu dans les ramifications de celles-ci et dans leurs terminaisons fermées, les vésicules pulmonaires. Or toutes ces parties se trouvant formées de parois élastiques, l'air qui s'y introduit se répand de façon à ce que le poumon ainsi dilaté remplisse complètement la cavité de la poitrine agrandie.

Ainsi l'*inspiration* repose sur une activité vivante (contraction) du diaphragme.

Pour bien comprendre le mécanisme de l'*expiration*, il est nécessaire de se représenter d'abord que l'aplatissement du diaphragme n'agrandit pas seulement la cavité de la poitrine, mais exerce encore sur les intestins une pression que ceux-ci communiquent ensuite aux parois de l'abdomen. Par là ces dernières sont poussées en dehors et dilatées en proportion.

La conséquence de la contraction du diaphragme est donc une dilatation plus ou moins grande du tissu élastique des poumons déterminée par l'air entrant et une dilatation des parois abdominales par suite de la pression du diaphragme sur les intestins. Il est dès lors facile de reconnaitre quels phénomènes consécutifs doit entraîner le relâchement du diaphragme succédant immédiatement à la contraction. L'élasticité du tissu dilaté doit tout d'abord faire sentir son action. Les parois de toutes les cavités des poumons doivent se contracter sous cette influence, de façon à ramener ces cavités au volume qu'elles occupaient avant l'inspiration et à chasser au dehors en proportion correspondante, par les voies aériennes, l'air qui s'y trouvait contenu. Les poumons devenant ainsi plus petits que l'espace dilaté de la poitrine, l'air extérieur doit faire disparaître par sa pression le vide qui se produit. Cela ne peut point se faire par les parois rigides de la poitrine qui n obéissent pas si facilement à la pression de l'air, mais, au contraire, cela se réalise aisément par la pression de l'air qui refoule les parois abdominales sur les intestins, ceux-ci devant transmettre, à leur tour, la pression au diaphragme. Le diaphragme se trouve ainsi ramené, sous la forme de coupole de son état de repos, vers la cavité de la poitrine qui reprend alors le volume moindre existant avant l'inspiration.

Ainsi l'expiration n'est pas une activité vitale, mais un phénomène produit par l'élasticité du tissu pulmonaire et par la pression de l'air extérieur, en vertu desquelles se rétablit dans les parties mises en action l'état de repos puissamment modifié par l'inspiration. D'où il suit encore que l'expiration étant le dernier acte des mouvements respiratoires au moment de la mort, l'affaissement du ventre qui est refoulé en dedans par la pression de l'air est un des caractères de l'aspect cadavérique.

Il ne faut pas oublier toutefois que la pression du ventre vers l'intérieur dans l'expiration est soutenue encore par l'élasticité des parois abdominales et même par une légère contraction vitale des muscles qui forment ces parois.

Il est facile en outre de reconnaître maintenant pourquoi le courant d'air expiré se trouve approprié de préférence à l'émission de la parole et employé presque exclusivement pour parler. La raison en est évidemment qu'il faut une activité musculaire pour produire le courant entrant, qu'un effort est nécessaire pour ralentir et prolonger l'effet de cette activité, tandis que le courant sortant s'établit de lui-même sans que nous ayons à ajouter à son action; qu'il a besoin seulement d'être réglé pour rester, comme courant d'air soutenu pendant une certaine durée de temps, au service de la formation du son.

Renforcement du courant d'air. — Il est suffisamment pourvu aux besoins de la respiration ordinaire par le double mécanisme qui vient d'être décrit et qui peut être mis en jeu à divers degrés d'intensité, de sorte que l'échange d'air qui s'opère à chaque fois dans le poumon porte sur une quantité plus ou moins grande de ce fluide. L'expulsion complète de l'air contenu dans le poumon n'a jamais lieu et ne peut jamais avoir lieu parce que, comme on l'a dit plus haut, les parois de la trachée sont affermies jusque dans leurs ramifications les plus déliées par des intercalations de cartilages et ne peuvent jamais, par conséquent, s'affaisser entièrement. Le poumon n'arriverait même pas à se vider dans les efforts d'expiration les plus énergiques. La preuve en est qu'un poumon sain s'affaisse encore, après l'ouverture de la cage thoracique sur le cadavre, au point de n'occuper que la moitié ou les deux tiers de l'espace qu'il occupait avant l'ouverture de cette cage. Par suite, et dans l'état même de la plus grande vacuité, le poumon reste encore et toujours dans un état de dilatation. De là une situation qui présente les caractères suivants bien dignes d'intérêt :

1° Il reste toujours assez d'air dans le poumon pour que, même après l'expiration, dans la pause qui clôt cet acte jusqu'à une nouvelle inspiration, l'acte de la respiration proprement dite, à savoir la modification profonde des propriétés du sang, ne subisse aucune interruption ;

2° Cette réserve d'air maintient toujours ouvertes les voies aériennes, en telle sorte que le courant d'air déterminé par l'expiration puisse s'établir plus facilement;

3° Une certaine portion de la contractilité élastique reste toujours disponible de manière à garantir une action énergique de l'élasticité du poumon dans l'expiration.

Mais si, dans l'acte ordinaire de la respiration calme, il n'y a qu'une certaine partie de l'air contenu dans les poumons qui soit expulsée, il n'y a, par contre, qu'une quantité correspondante d'air pur introduite par l'inspiration. Nous concluons de ce fait que le poumon garde toujours une certaine quantité d'air; que les mouvements de la respiration ne réalisent jamais qu'un renouvellement partiel de cet air et ne déterminent ainsi qu'une sorte de ventilation qui, suivant le degré d'énergie des mouvements, peut être plus ou moins radicale ou superficielle.

Il se présente pourtant des situations accidentelles qui nécessitent une plus grande ventilation dans les poumons. Tel est le cas dans divers états maladifs qui déterminent un manque de respiration et auxquels on peut joindre encore l'état passager d'essouflement qui se produit à la suite de mouvements violents. On peut éprouver pour appeler à haute voix, pour soutenir un son en chantant, pour prononcer rapidement de longues phrases, etc., le même besoin d'avoir à sa disposition un plus fort courant d'air sortant. Pour satisfaire à cette nécessité, il faut, ou bien que l'air contenu dans le poumon soit expulsé avec plus de force, ou bien qu'il s'introduise une plus grande quantité d'air (inspiration profonde), de façon à ce que le courant résultant de l'expiration comprenne un plus grand volume d'air.

Dans tous ces cas, la ventilation ordinaire, facile, obtenue par les mouvements alternatifs de contraction et de relâchement du diaphragme, devient insuffisante. Il faut employer des moyens plus énergiques pour amener une dilatation plus importante et plus générale de la cavité de la poitrine. Ces moyens consistent à soulever l'ensemble des côtes qui enveloppent ladite cavité en même temps que le diaphragme se contracte. On augmente ainsi la capacité de la cage thoracique. Le renforcement de l'expiration s'obtient de la même manière en abaissant l'enveloppe de côtes et en diminuant par suite la capacité de la cage thoracique. L'étude de la disposition des côtes montre comment les mouvements qu'on leur imprime peuvent avoir le résultat indiqué.

Les côtes sont, comme on le sait, des arcs osseux enclavés dans cette partie de la paroi thoracique qui entoure la cavité de la poitrine. Elles sont, en arrière, liées d'une manière mobile à la colonne vertébrale dans la région dorsale de celle-ci. Par devant, elles sont unies entre elles par le sternum, les unes étant rattachées directement à cet os, les autres indirectement. Il n'y a que les dernières côtes d'en bas, la onzième et la douzième qui ne soient pas jointes au sternum, ces côtes se terminant librement dans le tissu musculaire. Elles sont néanmoins maintenues par les muscles dans une position déterminée et, par ce moyen, gardent toujours, par rapport aux autres côtes, la même situation. L'ensemble de toutes les côtes forme avec la partie de la colonne vertébrale à laquelle elles sont rattachées et avec le sternum, une cage osseuse, résistante, qu'on appelle cage thoracique.

La cage thoracique constitue avant tout une enveloppe plus ou moins rigide de la région de la poitrine, ce qui sert, en premier lieu, à empêcher que les parois de la poitrine ne s'affaissent pendant les contractions du diaphragme. Cette disposition est nécessaire pour forcer l'air qui remplit la capacité de la poitrine à prendre comme seul chemin possible le passage d'ailleurs dilaté et développé qu'offrent les espaces désignés sous le nom de voies aériennes. Aussi, nous sommes-nous borné dans les considérations qui précèdent à envisager la paroi thoracique comme une paroi rigide.

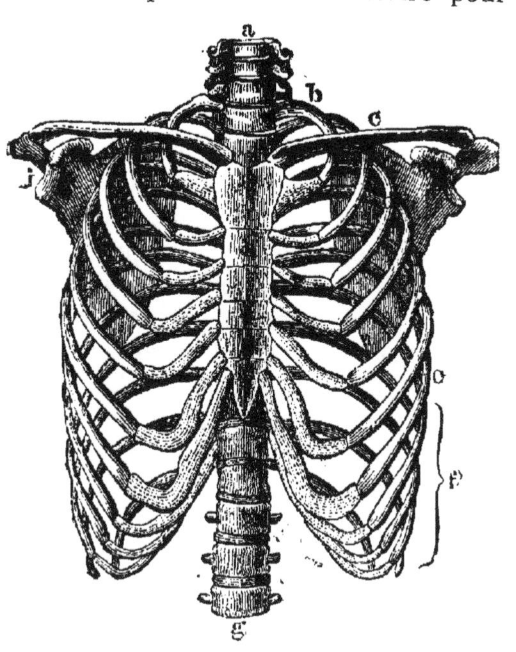

Fig. 4. — Vue de la cage thoracique prise par devant : *ag*, colonne vertébrale. — *h*, sternum. — *bde*, les sept côtes supérieures attachées sans intermédiaire au sternum (vraies côtes). — *f*, les cinq côtes inférieures attachées par intermédiaire au sternum (fausses côtes). — *c*, clavicule. — *i*, omoplate.

Mais la cage thoracique renferme aussi en elle les éléments nécessaires pour prendre à l'occasion une part très active au mécanisme de l'inspiration et de l'expiration, et les formes les plus énergiques du mécanisme de la respiration sont précisément réalisées avec sa coopération. En effet, chaque paire de côtes placées à la même hauteur peut, avec la portion du sternum qui se trouve entre elles, être considérée comme un anneau articulé mobile fermé par derrière par la partie de la colonne vertébrale sur laquelle il s'insère. Le plan de cet anneau peut être porté dans des positions différentes par rapport à la colonne vertébrale. Ainsi, il peut être placé dans une position perpendiculaire à la colonne vertébrale ou bien s'abaisser de façon à pendre, pour ainsi dire, le long de la colonne vertébrale. Dans le premier cas, la partie du tronc entourée par l'anneau présente une coupe horizontale à peu près arrondie en cercle. Dans le second cas, au contraire, elle offre une coupe horizontale aplatie d'avant en arrière. La cavité qu'elle entoure est circulaire dans le premier cas et se réduit à une manière de fente dans le second.

L'action des côtes ne s'exerce pas absolument entre ces deux limites extrêmes, toutefois leur disposition indique qu'elles doivent, en se soulevant, déterminer une extension de l'espace de la poitrine et rétrécir ce même espace en s'abaissant.

La position de repos des côtes est une position médiocrement inclinée, dirigée en bas, et formant le point de départ des mouvements qui peuvent réaliser soit un soulèvement soit un abaissement. Il est évident, par suite, que lorsque nous éprouvons le besoin d'inspirer plus profondément, le moyen le plus aisé que nous ayons d'y satisfaire est de soulever les côtes qui enveloppent la poitrine. De même, l'abaissement de cette paroi costale rend l'expiration plus énergique. L'action de respirer en soulevant et en abaissant la cage de la poitrine se produit donc à titre d'activité plus ou moins volontaire dans les cas ci-dessus mentionnés de manque de respiration et de nécessité de faire appel à des courants d'air d'une plus grande intensité. On recourt à un mode semblable de respiration dans les cas où quelque obstacle empêche d'atteindre sans efforts au résultat voulu par l'action alternative et opposée du diaphragme et des parois abdominales. C'est ce qui arrive le plus ordinairement chez les femmes qui se sont lacées trop serré, le corset exerçant alors sur la partie la plus basse de la cage de la poitrine et sur la plus grande partie des parois abdominales une constriction telle qu'il ne peut plus y avoir de libre mouvement pour ces parties. Cette sorte de respiration s'observe spécialement chez les chanteuses qui, gênées par la disposition de leurs vêtements dans l'acte de la respiration naturelle, ont toutefois à faire appel à des courants d'air énergiques et d'une durée prolongée.

Les côtes offrent encore, dans leur mouvement d'ascension, un mécanisme intéressant que l'on peut mentionner ici, au moins brièvement; car une analyse détaillée conduirait plus loin que ne le permettent les limites de la présente exposition. Toutes, à l'exception des deux ou trois côtes supérieures suivant les différences de conformation d'individu à individu, présentent, indépendamment de la courbure qui correspond à la forme de la paroi thoracique, une autre courbure dirigée vers le bas. Après être fortement descendues, elles se relèvent vers la côte supérieure en formant un angle arrondi très prononcé pour venir s'appuyer au sternum. Dans cet angle, la côte n'est plus osseuse, mais cartilagineuse et reste cartilagineuse à partir de ce point jusqu'à son extrémité. Le cartilage est flexible et élastique et lorsque la côte est soulevée, il s'étend en même temps dans cet angle, s'allonge, et cette circonstance contribue précisément à agrandir la périphérie de la cage de la poitrine; mais, aussitôt que cesse l'activité musculaire de l'inspiration , l'élasticité du cartilage amène le retour à la position de plus grande flexion. C'est donc encore, en grande partie, à l'action de l'élasticité qu'est due l'expiration dans le mécanisme de respiration produit par le mouvement des côtes.

Le soulèvement des côtes pour l'inspiration s'opère au moyen des muscles qui descendent du cou et de la portion thoracique de la colonne vertébrale jusqu'aux côtes (muscle scalène, élévateurs des côtes, dentelé postérieur supérieur) et au moyen des muscles qui relient les côtes entre elles (muscles intercostaux).

Les premiers d'entre les muscles qui viennent d'être indiqués soulèvent les côtes à partir du point fixe de la colonne vertébrale; les derniers attirent les côtes inférieures vers les supérieures. Dans les cas d'extrême dyspnée, les muscles qui de la cage de la poitrine vont aux extrémités supérieures sont de plus mis en jeu pour soulever les côtes; mais alors il faut que l'épaule soit fixée, par exemple en donnant un point d'appui au bras. De tels cas se rapportent tous à l'état de maladie. On peut y rattacher comme phénomène à observer accidentellement chez les individus sains ce fait d'expérience que les personnes arrivées tout à fait à bout de respiration, après avoir couru rapidement par exemple, portent les épaules en haut et en arrière afin de pouvoir inspirer plus profondément.

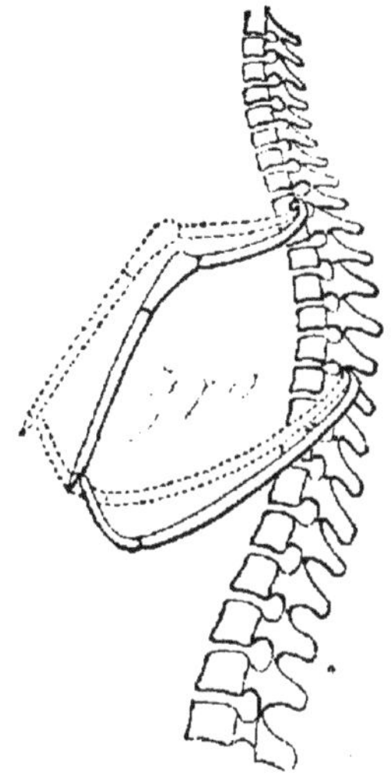

Fig. 5. — Démonstration de la manière dont est soulevée la cage de la poitrine dans la respiration profonde. — Au lieu de la cage entière de la poitrine, on n'a représenté que la 1re et la 7e côte avec le sternum, en communication avec la colonne vertébrale. La ligne pleine indique la position du repos; la ligne ponctuée, l'état de soulèvement dans lequel apparaît l'extension de la 7e côte.

L'abaissement des côtes après le soulèvement dépend en partie de l'élasticité des parties environnantes, en partie de celle de leurs cartilages. Le renforcement de l'expiration par l'abaissement des côtes est produit par les muscles de l'abdomen qui attirent en bas par une contraction énergique les côtes auxquelles ils sont liés et qui, rétrécissant ainsi la cage de la poitrine, soulèvent en même temps le diaphragme par la pression qu'ils exercent sur les intestins. L'action des muscles de l'abdomen est soutenue par les parties du muscle long dorsal qui s'attachent de bas en haut aux côtes, et par les muscles intercostaux qui entraînent les côtes supérieures à la suite des inférieures ramenées vers le bas.

Ce qui vient d'être exposé nous fait reconnaître :

1° Que le courant d'air sortant est approprié de préférence à produire le son et notamment la succession de sons qu'exige la parole, parce qu'il n'a pas besoin pour s'établir d'une activité spécialement dirigée vers ce but;

2° Qu'il nous est possible de renforcer ce courant d'air, soit en faisant succéder à une inspiration tranquille, modérée, une expiration rendue plus énergique par des activités musculaires spéciales et en foulant en quelque sorte les poumons, soit en introduisant préalablement par une inspiration plus profonde un plus grand volume d'air dans les poumons.

De ce qui a été dit sur la participation possible de la volonté aux deux actes des mouvements de la respiration, dérivent en outre sans difficulté les principes suivants :

1° Nous pouvons en mettant en jeu des activités musculaires convenables modifier, sous le rapport de la durée et de l'intensité, le courant d'air sortant, soit en le laissant échapper lentement avec une force toujours égale, comme dans la parole, soit en l'expulsant violemment comme dans le cri ;

2° Nous pouvons de même étendre à une certaine durée le temps de l'inspiration ou le limiter à la mesure la plus étroite par une prompte activité musculaire ;

3° Nous disposons, quand nous voulons parler, d'un courant d'air dont le volume et la force dépendent, dans de certaines limites, de la volonté, et qui est susceptible d'être réglé de façon à pouvoir être considéré comme continu, n'étant interrompu que par de très courtes inspirations.

CHAPITRE II

STRUCTURE DES VOIES AÉRIENNES

Vue d'ensemble sur les voies aériennes.

On a déjà expliqué, dans ce qui précède, que le chemin suivi par l'air pour arriver au poumon et pour en sortir, présente une forme assez compliquée. On pouvait alors se dispenser d'examiner ce point de plus près, attendu qu'il ne s'agissait pour le moment que du mécanisme par lequel sont produits les courants d'air de la respiration. Un coup d'œil préliminaire à jeter sur la forme des voies aériennes doit être maintenant la première tâche que nous ayons à nous proposer.

On doit considérer le canal digestif comme la base de la structure et de la disposition des organes qui servent à la nutrition du corps. Ce n'est pas ici le lieu de rechercher d'une manière approfondie comment et pourquoi cette proposition se rattache d'une façon nécessaire à la conception de l'organisme animal. Il suffit, pour atteindre le but que nous avons en vue, de constater ce fait comme point de départ pour ce qui va suivre et d'en donner cette preuve : que non seulement, dans le règne animal, on trouve un canal digestif déjà perfectionné dans des formes animales simples qui ne présentent pas encore d'autres organes des fonctions de nutrition; mais qu'aussi, dans l'évolution embryonnaire des animaux supérieurs (vertébrés), le canal digestif est le premier formé des organes servant à la nutrition, que les autres organes affectés à cette même fonction se développent près de lui et viennent de lui.

Le canal digestif commence à l'ouverture de la bouche qui donne accès d'abord à une large cavité placée entre les mâchoires (cavité buccale). C'est là que s'accomplissent la division et le broyage des futurs éléments de nutrition, préparant la dissolution qui doit se faire dans l'estomac (digestion). Le bol alimentaire ainsi formé passe dans la partie la plus reculée de la cavité buccale où commence l'œsophage en manière de pente descendante. Certaines activités musculaires (mouvements de déglutition) poussent alors le bol alimentaire dans l'œsophage, et celui-ci, par sa propre énergie, le fait descendre dans l'estomac.

La cavité buccale, dans le corps humain, est dirigée d'avant en arrière, et sa partie la plus reculée, au-dessus de l'œsophage qui descend verticalement, est séparée de la partie antérieure plus spacieuse par une formation qui se présente comme un repli ou comme une soupape (voile du palais). La séparation est telle que l'arrière-bouche pourrait être considérée sans inconvénient comme une prolongation de l'œsophage vers le haut, s'étendant jusqu'à la base du crâne. Cette disposition nous porte à nous faire de l'espace dont il s'agit l'idée d'un espace spécial qu'on nomme *pharynx*, tandis qu'on réserve le nom de cavité buccale pour l'espace compris entre la fente de la bouche et le voile du palais.

Il est intéressant, en vue de ce qui va suivre, de remarquer que le bol alimentaire préparé dans la cavité buccale traverse le pharynx d'un mouvement rapide. L'instrument nécessaire pour amener ce résultat est la *langue*, élévation, en manière de bourrelet, du plancher de la cavité buccale. La langue est formée de substance musculaire. Sa face supérieure libre (dos de la langue) se continue dans la paroi antérieure du pharynx en se recourbant fortement en voûte (racine de la langue). Dans le développement embryonnaire, on voit se former sur le devant de la paroi antérieure du pharynx une petite excroissance qui, plus tard, devient creuse. Le développement progressif dont elle est l'objet la transforme en un conduit qui se partage en deux branches, une à droite, une à gauche. Chaque branche croît alors en continuant, à son tour, à se diviser de plus en plus, de façon à constituer une formation arborescente à ramifications multipliées. C'est là l'origine du poumon qui, dès lors, n'a plus besoin que de se compléter par la distribution des artères et des veines pulmonaires, pour offrir la structure qui caractérise cet organe arrivé à l'état d'entier développement. De bonne heure aussi, l'on voit ces vaisseaux s'unir au canal qui s'étend et se ramifie, s'étendant et se ramifiant avec lui. Les deux poumons se forment donc comme une excroissance ou un repli du pharynx; il est évident que ce conduit ramifié est la trachée qui se partage d'abord en deux branches, une par poumon, et qui se subdivise au dernier degré de ténuité dans les poumons. S'étant constituée comme un repli du pharynx, elle commence dans le pharynx même, et les deux cavités sont en communication ouverte l'une avec l'autre. L'origine de la trachée placée tout près du pharynx offre, comme celui-ci, une organisation spéciale que nous aurons à étudier plus tard.

Le pharynx est en libre communication avec la cavité buccale et, celle-ci s'ouvrant au dehors par la bouche, l'air extérieur peut pénétrer dans les poumons par la cavité buccale. L'inspiration peut donc, aussi bien que l'expiration, se faire entièrement par cette voie. On sait toutefois que la respiration par la bouche ouverte ne s'observe que dans les cas de dyspnée ou d'inspiration profonde volontaire et quelquefois, en dehors de ces cas, par le fait d'une mauvaise habitude. Dans la respiration ordinaire et calme, la bouche reste fermée et la cavité buccale ne sert pas pour donner passage à l'air.

On sait, au contraire, que l'entrée et la sortie de l'air employé pour la respiration s'effectuent par le nez, ou, pour mieux dire, par la cavité nasale, cavité qui commence par devant aux narines et qui, par derrière, débouche librement dans le pharynx.

Il y a intérêt à remarquer que les poissons n'ont pas de fosses nasales et que l'organe de l'odorat, lié dans d'autres séries animales aux fosses nasales, consiste chez les poissons en des creux placés à l'extérieur de la peau, au-dessus de l'ouverture de la bouche. C'est chez les amphibies que l'on commence à rencontrer des fosses nasales dans le sens précis du mot. On les trouve aussi d'une manière constante chez les oiseaux et chez les mammifères. Elles apparaissent donc dans le règne animal en même temps que la respiration pulmonaire, ce qui indique déjà que leur formation est en connexité étroite avec ce mode de respiration et qu'on est fondé par conséquent à les considérer comme des voies aériennes.

Nous sommes ainsi arrivés à reconnaître un fait singulier : la voie aérienne proprement dite passe d'abord par les fosses nasales au-dessus de l'ouverture de la bouche pour pénétrer dans la partie supérieure du pharynx; de là, par une ouverture placée à la partie antérieure du pharynx et tout juste au-dessous de la cavité buccale, elle passe dans le larynx qui forme le commencement de la trachée, et par la trachée dans les poumons. Ce qu'il y a de curieux dans cette disposition, c'est que la voie aérienne se rencontre ainsi avec la voie digestive composée de la cavité buccale, du pharynx et de l'œsophage, en telle sorte que le pharynx appartient en commun à ces deux voies. Or, c'est là précisément ce qui permet d'utiliser le courant d'air sortant pour émettre des sons et pour parler. En effet les parties de la cavité buccale, la langue tout spécialement, sont, à raison de leur grande mobilité, capables de modifier, dans la mesure la plus variée, l'espace renfermé dans la cavité buccale; chaque forme particulière donnée à cet espace doit communiquer au courant d'air qui le traverse un mode spécial de vibration qui est perçu comme un son par l'ouïe. Ainsi donc la possibilité de parler dépend de ce que nous pouvons à volonté diriger par la cavité buccale, à partir du pharynx, le courant d'air sortant et produire alors le son dans cette cavité.

Il va de soi que le pharynx ne peut tout à la fois et au même moment servir au passage de l'air et au passage du bol alimentaire. Chacun a déjà pu en faire l'expérience directe quand il a été entraîné à rire pendant la déglutition. On doit dès lors conjecturer qu'il existe des dispositions assurant la liberté de l'un et de l'autre passage. La respiration étant une activité qui s'exerce constamment, tandis que la déglutition n'est qu'un acte court et passager, nous avons lieu de supposer que l'arrangement qui présente le caractère de permanence le plus prononcé est destiné à favoriser l'écoulement de l'air. C'est bien ainsi effectivement que les choses se passent.

Le pharynx est maintenu constamment ouvert par des dispositions que nous aurons à étudier ultérieurement. Ses parois n'ont pas, il est vrai, autant de rigidité que les cartilages de la trachée en donnent à celle-ci; mais elles sont tellement tendues par leur mode d'assemblage avec les os de la tête et avec l'os hyoïde qu'elles ne peuvent s'affaisser et que, par conséquent, elles circonscrivent toujours une cavité dont l'accès est libre. Par là aussi se trouve constamment assuré le passage de l'air venant des fosses nasales et traversant le pharynx pour se rendre dans le larynx et ensuite dans la trachée et dans le poumon.

Ceci ne suffit pas encore. Nous trouvons en effet qu'en outre, et sauf le temps de la déglutition, la communication libre du pharynx avec la cavité buccale et avec l'œsophage est interceptée. Rien de plus simple en ce qui concerne l'œsophage. On ne doit pas se figurer celui-ci comme une sorte de tube ouvert dans lequel le bol alimentaire glisse en bas par le seul effet de son poids. L'œsophage est bien plutôt contracté sur lui-même dans toute sa longueur au point d'être absolument inaccessible, et il faut une certaine force pour y faire pénétrer le bol alimentaire venant du pharynx; aussi l'orifice de l'œsophage n'apparait-il dans le pharynx que comme une faible dépression en forme d'entonnoir. C'est ce que les gardiens de ménagerie ont coutume de montrer comme une chose particulièrement remarquable chez le crocodile lorsqu'ils font l'exhibition de la gueule ouverte de cet animal.

La séparation d'avec la cavité buccale est moins simple et s'effectue par un mécanisme de double soupape. Une large soupape en forme de demi-lune, dont les cornes descendant latéralement s'appuient sur la racine de la langue, tombe de la cloison osseuse horizontale qui sépare la cavité buccale des fosses nasales (*voûte du palais*) entre la cavité buccale et le pharynx; c'est la partie molle du palais ou *voile du palais*. Dans l'état de repos, elle s'appuie immédiatement sur la partie postérieure, fortement voûtée, du dos de la langue et ferme ainsi la cavité buccale. Quand, dans la soif ardente, la muqueuse de la cavité buccale ne possède pas l'humidité suffisante, le voile du palais se colle si fort au dos de la langue que le détachement de ces parties par un mouvement de déglutition détermine une sensation douloureuse. On dit alors pour exprimer le degré intense de la soif que la langue se colle au palais. Chacun a fait cette expérience qui peut servir à démontrer le fait ci-dessus énoncé, que le voile du palais repose sur la langue. En face du voile du palais se trouve une autre soupape qui s'élève à partir du bord supérieur de l'orifice du larynx

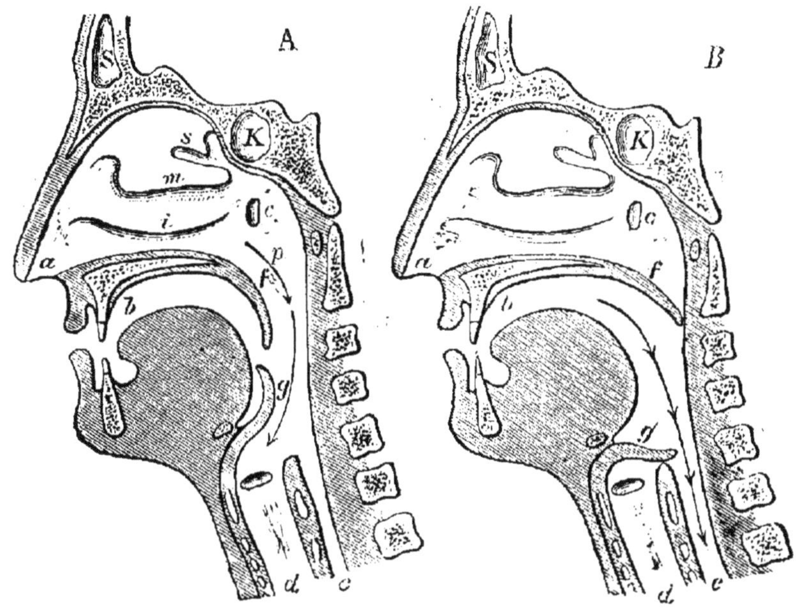

Fig. 6. — A. Le pharynx pendant la respiration ; la cavité buccale isolée par le voile du palais et par l'épiglotte, la voie aérienne indiquée par des flèches. — B. Le pharynx pendant la déglutition ; la communication avec les fosses nasales interceptée par le voile du palais, la communication avec la trachée interceptée par l'épiglotte. Le trajet des aliments indiqué par des flèches.

Dans les deux figures : *a*, Narines. — *b*, la cavité buccale. — *c*, ouverture du conduit auditif. — *d*, trachée. — *e*, œsophage. — *f*, voile du palais. — *g*, épiglotte. *s*, sinus frontal. — *k*, sinus sphénoïdal. — Dans la figure A : *s*, *m*, *i*, cornet ethmoïdal supérieur, moyen, inférieur. — *p*, portion du pharynx en arrière des fosses nasales.

comme une lame raide et élastique ayant la forme d'une languette. C'est l'*épiglotte* qui se trouve située très près de la partie la plus reculée et la plus basse du dos de la langue et qui monte au point de toucher presque le bord libre du voile du palais. Les deux soupapes dont nous venons de parler isolent donc la cavité buccale du côté du pharynx, sans pourtant réaliser par elles-mêmes l'occlusion d'une manière absolue. L'interstice qui reste entre elles est encore fermé par le dos de la langue placé en avant, en sorte que l'occlusion peut être considérée comme complète. Ceci n'a lieu toutefois que dans le cas où la bouche est fermée par l'application de la mâchoire inférieure sur la mâchoire supérieure. Si la mâchoire inférieure s'abaisse en même temps, l'occlusion dont nous parlons est moins complète.

La voie aérienne est donc établie dans les conditions de la plus grande indépendance possible, et l'on pourrait être tenté de considérer le pharynx comme appartenant originairement à la voie aérienne puisqu'il constitue la plupart du temps un tronçon de cette voie. Mais cette manière de voir ne saurait être admise, attendu que, d'après toute l'ébauche de son développement, le pharynx n'est incontestablement qu'un tronçon du canal digestif, qu'une partie, la plus reculée en arrière, de la cavité buccale. Aussi reprend-il toujours à ce titre son importance dans l'acte de la déglutition et il est intéressant d'observer comment, pendant cet acte, se modifient le groupement et la forme tout entière des parties qui sont mises en jeu.

Le bol alimentaire formé dans la cavité buccale est poussé en arrière dans le pharynx sous l'influence de la pression que la langue exerce contre la voûte du palais et de là pénètre dans l'œsophage. La double fermeture de la cavité buccale concourt au résultat, le voile du palais se soulevant et isolant la partie supérieure du pharynx d'avec le nez, pendant que l'épiglotte subit un mouvement d'abaissement et ferme l'entrée du larynx.

La continuité du trajet des aliments se trouve ainsi établie, pour tout le temps de la déglutition, entre la cavité buccale et l'œsophage, par l'intercalation de la moitié inférieure du pharynx, si ce n'est du pharynx tout entier. Les fosses nasales, de leur côté, se trouvent, ainsi que le larynx, isolées du trajet des aliments, tout de même que, dans la période de repos, la cavité buccale et l'œsophage sont isolés de la voie aérienne (voir fig. 6).

On doit réserver pour plus tard l'étude de toutes les parties qui viennent d'être mentionnées, au point de vue de la recherche précise de leur structure comme au point de vue de l'importance de leur mécanisme pour la formation de la parole. L'exposé qui précède suffit pour montrer :

1° Que la voie aérienne proprement dite est formée par la cavité nasale, le pharynx, le larynx et la trachée;

2° Que la cavité buccale fait partie de la voie assignée au passage des aliments, mais peut servir aussi, à l'occasion, de voie aérienne;

3° Que tel est toujours le cas lorsque le courant d'air sortant est utilisé pour parler;

4° Que l'entre-croisement des voies aériennes et des voies digestives n'a aucun inconvénient, chacune de ces deux voies étant respectivement isolée de l'autre et pouvant, par conséquent, fonctionner individuellement.

Le Larynx.

Nous avons expliqué la formation du courant d'air de la respiration et fait connaître la voie que ce courant doit prendre à sa sortie vers l'extérieur. Nous avons maintenant à faire connaître l'appareil qui, placé à l'extrémité supérieure de la trachée, possède la propriété

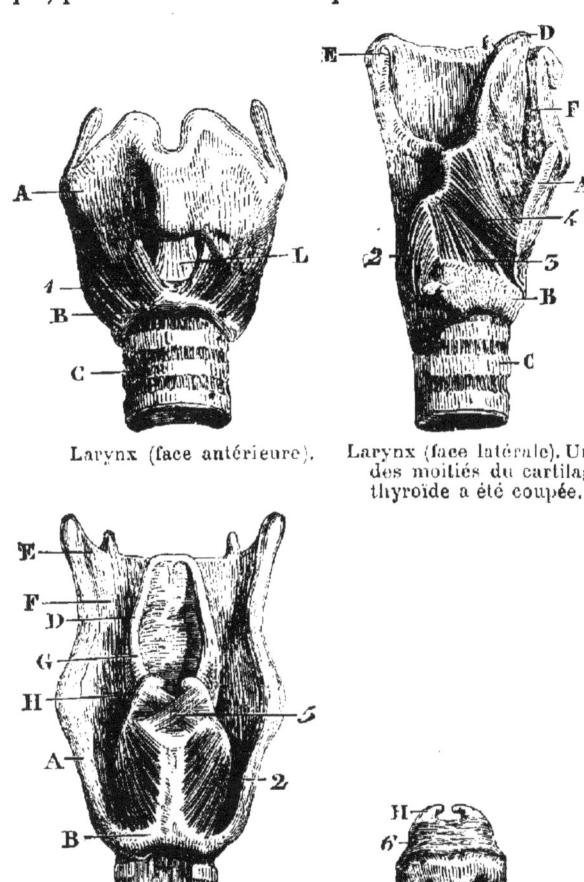

Larynx (face antérieure).

Larynx (face latérale). Une des moitiés du cartilage thyroïde a été coupée.

Larynx (face postérieure).

Cartilage cricoïde et muscle aryténoïdien tranverse.

Fig. 7, 8, 9, 10. — STRUCTURE ANATOMIQUE DU LARYNX. — A. Cartilage thyroïde. — B. Cartilage cricoïde. — C. Trachée-artère. — D. Epiglotte. — E. Os hyoïde. — F. Ligament thyro-hyoïdien et membrane thyro-hyoïdienne. — G. Replis aryténo-épiglottiques. — H. Cartilage aryténoïde. — L. Ligament crico-thyroïdien. — 1. Muscle crico-thyroïdien. — 2. Muscle crico-aryténoïdien postérieur. — 3. Muscle crico-aryténoïdien latéral. — 4. Muscle thyro-aryténoïdien. — 5. Muscles aryténoïdiens obliques d'Albinus. — 6. Muscle aryténoïdien transverse d'Albinus.

de communiquer à l'air sortant des poumons l'ébranlement qui produit le son. L'appareil en question, le larynx, ne présente pas constamment ce mode d'activité. Au contraire, il laisse d'ordinaire l'air s'écouler par sa cavité sans lui faire prendre le caractère de son et ce n'est que dans des circonstances particulières dont la réalisation dépend de notre volonté qu'il engendre le son. Aussi dépend-il de notre volonté seule que l'air qui doit servir à produire la parole arrive muet ou sonore dans la partie des voies aériennes où les sons prennent leur caractère. Selon l'une ou l'autre occurrence, le son de la parole formée varie nécessairement. Nous disposons ainsi d'un moyen qui a une extrême importance pour étendre la série des éléments de la parole.

Les cordes vocales. — Le larynx constitue la partie supérieure de la trachée que le courant d'air expiré traverse immédiatement avant d'entrer dans le pharynx. En tant que cavité se trouvant en continuité immédiate d'un côté avec la trachée, d'un autre côté avec le pharynx, ce n'est, sans doute, qu'un tronçon de la voie aérienne; mais cette cavité prend un rang spécial d'importance en tant que renfermant l'appareil générateur du son, appareil auquel la trachée sert d'ordinaire de tuyau d'appel ou porte-vent et le pharynx de tuyau d'embouchure. Dans des circonstances rares, ces relations peuvent cependant se trouver interverties de façon à ce que l'air inspiré puisse servir aussi à produire des sons de larynx. Les sons tirés du larynx forment la *voix* et ce mot a un certain sens spécial en opposition avec le mot de *parole*. En effet, les éléments de la parole ne sont que des bruits sans caractère de son et, de même qu'il est possible d'émettre la voix à part sans lui donner la valeur de parole articulée, bien que d'ordinaire il s'y joigne le son de quelque voyelle, de même il est possible, dans le chuchotement, d'émettre une parole articulée sans mélange d'un son de larynx. Toutefois la parole articulée ordinaire consiste dans un mélange de voix et d'articulation, la production du plus grand nombre de sons articulés réclamant l'emploi d'un courant d'air modifié par l'ébranlement sonore à son passage dans le larynx.

L'appareil de la voix placé dans le larynx est extrêmement simple. Il se réduit à un système d'anches membraneuses constituées elles-mêmes par deux lames élastiques qui laissent entre elles une fente étroite, de façon à ce que l'air s'échappant par leur ouverture puisse produire des vibrations dans les bords qui limitent cette fente.

Deux circonstances néanmoins contribuent à faire paraitre le larynx compliqué malgré la simplicité de ce plan général : la première est que dans le larynx, tel qu'on s'en forme ordinairement l'idée, on trouve, à proprement parler, deux parties distinctes : l'une (l'inférieure), est l'organe propre de la voix, l'autre (la partie supérieure), est un espace neutre intercalé entre l'appareil de la voix et le pharynx et que l'on ne considère comme partie intégrante du larynx que parce qu'il est renfermé dans la même enveloppe que l'appareil de la voix. L'intercalation de cet espace neutre (*cavité sus-glottique*) éloigne assez l'appareil de la voix de l'œsophage pour qu'aucune lésion, aucun dommage ne le menacent. Il y a en second lieu quelque complication, conséquence nécessaire d'une certaine richesse de dispositions accessoires se rattachant à la manière dont les anches membraneuses sont arrangées, à des agencements établis pour amener ces anches à résonner et pour rendre possible l'émission des sons de diverse hauteur. On ne peut cependant méconnaître qu'eu égard aux fonctions que le larynx doit remplir, son organisation ne soit des plus simples.

Nous devons maintenant examiner, avant tout, de plus près, l'appareil de la voix.

Appareil vocal du larynx. — Comme le larynx n'est que la terminaison de la trachée, toute sa structure, dans ce qu'elle a d'essentiel, n'est qu'une modification de la structure de la trachée elle-même.

La trachée est un canal relativement large, formé par une membrane muqueuse qui constitue d'abord la partie des voies aériennes la plus proche des poumons et qui même forme par ses ramifications une partie constitutive du poumon. D'après les lois générales de la structure des voies aériennes, la paroi de la trachée est maintenue en état de rigidité par des intercalations solides placées dans les tissus dont se compose cette paroi. Ces intercalations peuvent être considérées comme les fondements de la structure de la trachée. Elles consistent en des lames cartilagineuses en forme d'arc, d'environ 0 m. 003 de hauteur et de 0 m. 001 d'épaisseur environ, courbées sur leur plat de manière à former les parties antérieure et latérale de la trachée et laissant libre la paroi postérieure. Ces demi-anneaux sont liés entre eux par des lamelles à tissu celluleux (ligaments inter-annulaires) de façon à présenter dans leur ensemble une gouttière dont le côté ouvert est tourné en arrière. Les terminaisons libres, arrondies des cartilages, comme les terminaisons des ligaments placés entre ces cartilages, c'est-à-dire d'une manière générale les bords libres de la gouttière sont réunis par une couche assez puissante de faisceaux musculaires s'écartant transversalement et dont la réunion constitue, à l'état de couche continue, la paroi postérieure plane de la trachée. En dehors, le canal ainsi formé est enveloppé d'une lamelle de tissu celluleux qui présente, spécialement sur la surface extérieure de la couche musculaire, une certaine puissance, en sorte que cette lamelle prend, pour compléter la paroi postérieure du larynx, tout autant d'importance que la couche musculaire elle-même (fig. 7, 8, 9, 10).

Ce canal est revêtu intérieurement par une muqueuse dont la face libre est formée par une couche riche en petites glandules sécrétant la mucosité qui humecte la surface interne de la trachée. Indépendamment de ces petites glandes muqueuses, on en trouve aussi d'autres un peu plus grosses, débouchant à la surface de la muqueuse par un conduit étroit. Le corps de ces dernières glandes est situé entre les cerceaux cartilagineux ou bien entre et derrière les faisceaux musculaires de la paroi postérieure.

Des faisceaux de tissu élastique. partie spécialement importante du revêtement intérieur, sont disposés comme des filets à larges mailles immédiatement sous la muqueuse ou même engagés dans sa substance. Ils s'étalent dans toute la périphérie de la trachée dans le sens de la longueur et jusque dans les ramifications.

Si nous comparons la structure de la trachée avec celle d'autres canaux, par exemple le canal intestinal, nous trouvons, à côté de bien des différences, une ressemblance remarquable : ces divers canaux possèdent en effet une musculature en forme annulaire et une autre disposée longitudinalement. La première rétrécit, la seconde raccourcit le canal. Dans la couche transversale de fibres musculaires qui forme la paroi postérieure membraneuse de la trachée. nous reconnaissons facilement un agencement musculaire de fibres, élémentaire il est vrai, mais dont la liaison avec les cartilages qui maintiennent constamment ouvert l'orifice de la trachée, peut modifier cet état d'ouverture sans jamais réaliser toutefois un rétrécissement prononcé. Comme réprésentation de la musculature agissant dans le sens de la longueur, nous trouvons les fibres élastiques précédemment décrites; celles-là non plus ne peuvent fonctionner que d'une manière analogue, non pas identique, à la façon dont agissent les fibres musculaires longitudinales des autres canaux. Privées de la contraction vitale qui caractérise les fibres musculaires, elles ne peuvent jamais amener un raccourcissement de la trachée, mais, en vertu de leur élasticité, elles ont la puissance de réaliser un retour à l'état primitif de repos après une forte extension, par exemple l'extension que détermine le remplissage par l'air inspiré.

C'est ici l'occasion de se souvenir une fois de plus de l'importance que nous avons assignée au tissu élastique et de la remarque que nous avons faite en montrant comme la respiration est presque uniquement réglée par l'action physique de l'élasticité. Ce fait est spécialement intéressant par rapport aux fonctions du larynx. L'écoulement de l'air s'arrête, en effet, dans cet organe, ainsi qu'on le verra plus loin, lorsque le larynx a été disposé pour l'émission du son et de la parole. Lors donc qu'en présence de cet arrêt d'écoulement, la tension des éléments élastiques du poumon et de la trachée agit d'une manière continue, avec une force dont l'intensité reste égale, la continuité d'un courant d'air disponible pour la formation de la parole se trouve assurée, sans coopération spéciale de notre part. Le poumon avec la trachée jouent, vis à vis de l'appareil générateur des sons, un rôle absolument identique à celui que remplit dans un orgue la soufflerie, assurant, même pendant que le soufflet s'abaisse, la continuité du courant d'air, jusqu'à ce que l'évacuation d'air rende nécessaire un nouvel approvisionnement. C'est ainsi encore qu'agit la vessie de caoutchouc adaptée aux sifflets d'enfant et qui, dilatée d'abord par l'injection de l'air, produit ensuite, par le rétrécissement résultant de son élasticité, un son longtemps prolongé.

La couche élastique de la trachée dont il est question remplit encore un autre office très important en ce qu'elle fournit les matériaux pour la constitution de l'*appareil générateur du son laryngien*, c'est-à-dire des anches membraneuses que nous avons mentionnées. En effet les fibres élastiques disposées comme un filet à larges mailles dans la majeure partie de la trachée apparaissent multipliées dans le haut de la trachée et pressées l'une contre l'autre de façon à constituer une forte membrane élastique, solidement fermée, qui, devant reproduire la forme de la section de la trachée, présente la configuration d'un tuyau. Que l'on imagine maintenant la trachée isolée avec son anneau cartilagineux supérieur. Le tuyau en question restant libre encore dépasse en hauteur l'extrémité de la trachée. Cette portion du canal élastique libre qui déborde est la base de l'appareil générateur du son dans le larynx. Pour montrer plus aisément comment cela est possible, décrivons d'abord un appareil simple qui présente d'une manière bien accessible à l'intelligence les principes fondamentaux de cette disposition.

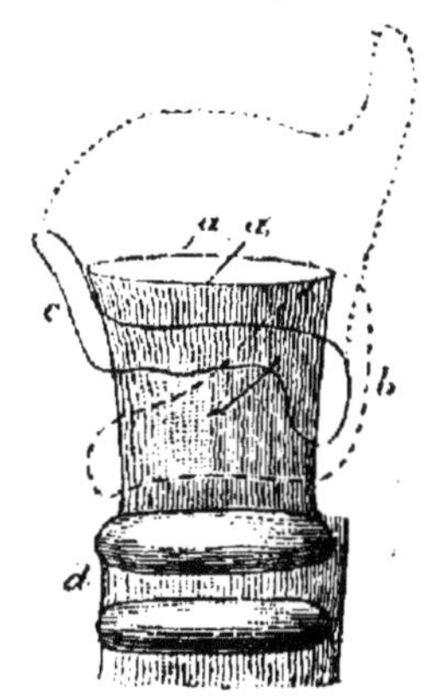

Fig. 11. — Les cordes vocales, comme bords libres d'un tuyau élastique. — *aa*, cordes vocales. — *b*, cartilage cricoïde servant de support au tuyau élastique et placé par-dessus celui-ci (il est figuré par une ligne ponctuée). — *c*, cartilage thyroïde. La partie de ce cartilage qui sert comme étrier de tension (voir p. 33) est représentée par une ligne pleine, le contour de la partie restante est achevé en ligne ponctuée. — *d*, partie supérieure de la trachée. La flèche indique le sens de la traction du muscle crico-thyroïdien.

Qu'on prenne un tuyau en carton ou en autre matière, de longueur arbitraire, ayant deux centimètres environ de diamètre. Qu'on fixe à l'une de ses extrémités un morceau de tuyau en caoutchouc long d'environ quatre centimètres, de façon à ce que le creux de ce tuyau soit le prolongement du tuyau de carton. — Il faut, naturellement, prendre garde à bien relier ensemble les deux bouts de tuyaux, soit avec une ficelle fortement serrée tout autour, soit au moyen d'un collage quelconque approprié. — Qu'on souffle alors par l'autre extrémité du tuyau dans cet appareil, l'air y passe complètement muet. Si l'on saisit maintenant le bout du tuyau de caoutchouc sur deux points de son bord libre, situés aux extrémités d'un même diamètre, et si l'on écarte ces points l'un de l'autre, l'orifice précédemment rond sera allongé en forme de fente étroite et toute la partie qui ne touche pas immédiatement le tuyau de carton paraîtra semblable à un coin à base arrondie, ou, mieux encore, comme la base ronde ne convient guère à l'idée que nous avons d'un coin, on peut comparer cette forme à celle de l'ancien bonnet de police des soldats français. Que l'on se remette alors à souffler dans l'appareil, on trouvera qu'il rend un son, les deux lames de caoutchouc étant entrées en vibration sur une étendue plus ou moins grande. Dans un état de plus faible tension, une plus grande portion de l'étendue des lames est ébranlée et il se produit un son plus grave; dans un état de tension plus forte, il n'y a plus que les bords libres limitant la fente qui s'ébranlent et le son est plus élevé.

En analysant cet appareil, nous reconnaissons que celle de ses parties qui produit le son est formée par les deux plaques élastiques inclinées l'une sur l'autre ; le courant d'air poussé d'arrière en avant et qui entre, de la pleine largeur du tuyau d'appel (porte-vent), dans la cavité en forme de coin, se resserre presque subitement au passage de la fente étroite et doit produire en cet endroit une vibration par frottement. La force avec laquelle il presse en ce point pour sortir et avec laquelle il frotte contre les bords des lames dépend en partie sans doute de l'énergie du souffle, mais elle dépend aussi du rétrécissement subit de l'espace traversé, à la hauteur de l'orifice en forme de fente où l'air a acquis sa plus grande vitesse. En dehors de la rigidité de la base de cet espace cunéiforme qui assure l'introduction de tout le courant d'air, il faut tenir compte encore de la tension donnée aux bords de la fente de sortie. Nommons A et B les deux points extrêmes de la fente. On peut obtenir la tension en écartant ces points l'un de l'autre également de chaque côté. C'est ainsi que la tension aura été réalisée dans l'expérience dirigée comme il a été dit ci-dessus. Mais, on arriverait aussi au même résultat si l'on donnait à l'un des points, B par exemple, une position absolument fixe et si l'on éloignait de lui l'autre point A. Pour la fixation du point B, il y aurait toutefois deux conditions à remplir : d'une part, il faudrait le fixer assez solidement pour qu'il opposât une résistance à la traction exercée sur A; d'autre part, aussi, il faudrait le maintenir à une distance toujours égale de la base fixe du coin.

La disposition qu'on vient de décrire est l'image fidèle de l'appareil générateur du son dans le larynx et il ne reste plus qu'à rechercher comment s'y trouvent appliqués les principes de construction précédemment reconnus.

Le canal formé d'un tissu élastique dépassant l'orifice supérieur de la trachée correspond au tuyau de caoutchouc de l'appareil. Nous pouvons y trouver réunies aussi toutes les conditions auxquelles nous avons vu que se subordonne la possibilité de la formation du son dans le tuyau de caoutchouc.

La première condition qu'il y ait à remplir est la position fixe de la base du coin membraneux. Cette condition et aussi la condition de la fixité de position d'un point de la fente sont réalisées au moyen d'une seule pièce cartilagineuse, le *cartilage cricoïde*. Ce cartilage a une forme entièrement fermée, celle d'une bague, grâce à laquelle il s'adapte à l'anneau ou cerceau supérieur de la trachée de la même manière que les cerceaux de la trachée se lient entre eux. Mais, par cela même qu'il constitue un anneau complètement fermé, sa partie postérieure doit se placer au-dessus de la paroi membraneuse postérieure de la trachée et former ainsi la terminaison supérieure de cette paroi à l'endroit où elle s'attache au bord inférieur du cartilage. Cette disposition fait donc tout d'abord du cartilage cricoïde une prolongation de la trachée. D'autre part, le bord inférieur du même cartilage est situé, sauf des déviations sans importance, dans un plan précisément perpendiculaire à l'axe de la trachée. Le bord supérieur, au contraire, monte progressivement d'avant en arrière, de telle façon que la hauteur du bord supérieur au-dessus du bord inférieur est par derrière trois ou quatre fois plus grande qu'elle ne l'est par devant. La partie postérieure du bord supérieur redevient toutefois horizontale sur une petite étendue. A cause de cette forme, on compare le cartilage cricoïde à une bague à chaton et, en suivant cette comparaison, on appelle plaque la partie située le plus en arrière et le plus en haut. La *plaque*, vue par derrière, apparaît donc comme coupée horizontalement dans la partie moyenne de son bord supérieur, dont les parties latérales tombent au contraire en avant par une pente brusque. Sur l'angle que forment la partie moyenne horizontale et la partie latérale descendante se trouve de chaque côté une petite surface articulaire voûtée servant de support au *cartilage aryténoïde* dont nous aurons à parler ci-après. Toute la charpente du cartilage cricoïde est assez forte et comme les parties latérales, en particulier, ont une épaisseur notable, l'espace intérieur circonscrit par l'anneau n'est pas arrondi mais ovale, son plus grand diamètre étant dirigé d'avant en arrière.

Le tuyau de tissu élastique se trouve solidement attaché sur toute la face interne du cartilage cricoïde, à l'exception des points les plus proches des surfaces articulaires, ce qui fixe toute la périphérie inférieure aussi bien que l'est, autour du tuyau de carton, la périphérie inférieure du tuyau de caoutchouc. Mais, comme le tuyau élastique s'élève précisément à la même hauteur que la plaque du cartilage cricoïde, celle-ci sert d'appui à une partie triangulaire de la surface postérieure du tuyau, le triangle ayant pour sommet le point le plus reculé en arrière du bord libre de ce même tuyau. Par là se trouve réalisée la condition ci-dessus formulée de la fixité de position d'un point B pris sur la fente qui donne naissance au son. C'est de là que part avec son diamètre dirigé en avant la fente que forment les bords libres du tuyau et que l'on nomme la *glotte*.

Pour obtenir la tension des bords qui limitent la glotte et que l'on appelle *cordes vocales*, il faut une préparation qui éloigne l'extrémité antérieure de la fente de l'extrémité fixée par derrière au cartilage cricoïde.

A cette condition encore répond de la manière la plus simple l'organisation du larynx et par là se trouve atteint en même temps le but consistant à assurer une enveloppe solide à l'appareil de la voix tout entier. Une seule pièce cartilagineuse, le *cartilage thyroïde*, remplit ce double objet. C'est une lame cartilagineuse courbée sur le plat et qui, dans cette courbure, est fléchie d'une manière si aiguë dans le plan médian du corps qu'on peut presque la regarder comme formée de deux lames cartilagineuses, l'une à droite, l'autre à gauche, solidement soudées ensemble par devant. Chacune de ces lames cartilagineuses a une forme pentagonale; on y distingue un bord supérieur, un bord inférieur et un bord postérieur. Ces trois bords sont à peu près droits, mais le bord antérieur opposé au bord postérieur fait une si forte saillie dans son milieu qu'il se partage par là en une moitié supérieure et une moitié inférieure qui se réunissent sous un angle obtus, formant ainsi le quatrième et le cinquième côté du pentagone. Les deux lames cartilagineuses sont assemblées en un seul tout par les moitiés inférieures de leurs bords antérieurs. Possédant une hauteur notable, elles forment pour le larynx des parois latérales solides et étendues, garantissant une protection efficace à l'appareil de la voix qu'elles entourent. Par cela même elles déterminent la forme extérieure du larynx, comme on peut le reconnaître chez les personnes maigres, à la partie antérieure du cou où le larynx se projette en avant (*pomme d'Adam*). On montrera plus tard comment le cartilage thyroïde sert encore à fixer solidement le larynx et devient le point d'appui pour les mouvements de cet organe. Ce qui, pour le moment, nous intéresse d'abord, c'est la part directe qui lui est réservée dans la structure de l'appareil de la voix.

On a dit plus haut qu'à cet égard il constituait le moyen de tension des cordes vocales. Il faut pour cela qu'il soit lié à l'extrémité antérieure de la glotte. Aussi voyons-nous cette extrémité solidement fixée dans l'intérieur de l'angle que forment entre elles les deux lames. Mais cette liaison ne s'applique qu'à la partie supérieure du tuyau élastique sur le point correspondant. La partie inférieure du tuyau reste libre entre le bord inférieur du cartilage thyroïde et le bord supérieur du cartilage cricoïde. On lui donne le nom de *ligament crico-thyroïdien* parce que, vue par devant, elle ne paraît être qu'un trait d'union entre les deux cartilages.

Pour l'exécution de mouvements assurés il faut un point d'appui et une force motrice. La première condition se réalise comme suit pour le cartilage thyroïde : son bord postérieur se prolonge en haut et en bas par des apophyses en forme de tiges qui ont reçu le nom de *corne supérieure* et de *corne inférieure* du cartilage thyroïde. La corne supérieure sert à attacher le cartilage thyroïde à l'os hyoïde; la corne inférieure est articulée sur une petite saillie placée à la face latérale postérieure du cartilage cricoïde. Si l'on détache du cartilage thyroïde une largeur quelconque du bord inférieur en y conservant la corne inférieure de chaque côté et aussi l'angle d'assemblage des deux lames du cartilage thyroïde (voyez figure 11), on obtient un étrier cartilagineux qui, à ses extrémités libres, est articulé par la corne inférieure avec le cartilage cricoïde et qui est lié par le milieu de son côté concave avec l'extrémité antérieure de la glotte. Cette partie détachée artificiellement du cartilage est précisément la seule qui ait un rapport direct avec la disposition de l'appareil de la voix. Toutes les autres parties du cartilage ne servent qu'à former une enveloppe protectrice.

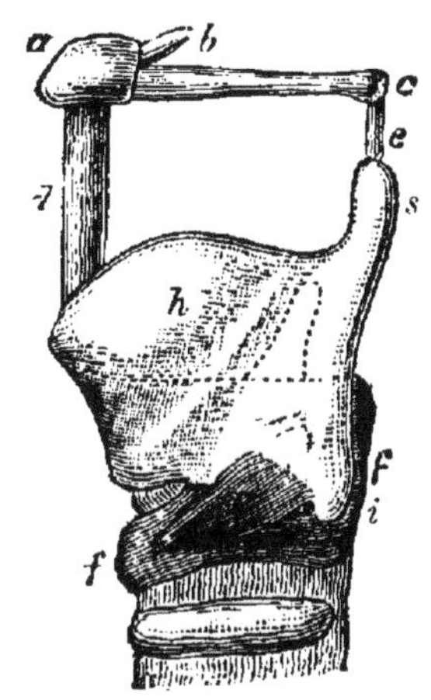

Fig. 12. — Vue latérale du larynx tout entier dans sa liaison avec l'os hyoïde. Cordes vocales et cartilages aryténoïdes montrés par transparence. — *a*, corps de l'os hyoïde. — *b*, petite corne de cet os. — *c*, grande corne. — *d*, *e*, ligament moyen et ligament latéral hyo-thyroïdien. — *f*, cartilage cricoïde. — *g*, muscle crico-thyroïdien. — *h*, cartilage thyroïde. — *s*, *i*, cornes supérieure et inférieure de ce cartilage.

Cet étrier a, dans son articulation, des mouvements de deux ordres : Il peut, ou bien être projeté droit en avant par voie de glissement, ou bien exécuter une portion de mouvement circulaire autour d'un axe passant par les deux articulations. Il est évident que le premier de ces deux mouvements doit déterminer une tension des cordes vocales. La possibilité de produire le même résultat par le second mouvement peut-être aisément reconnue au moyen d'une petite figure mathématique, démontrant que, par suite du mouvement circulaire autour de l'axe des deux articulations, le point d'attache des cordes vocales au cartilage thyroïde doit s'éloigner du point d'attache de celles-ci au cartilage cricoïde. (Fig. 13.)

La force motrice servant à ces mouvements se trouve dans un muscle petit mais puissant (fig. 12, *g*) qui, en avant, prend son origine à la face extérieure du cartilage cricoïde et va, en s'élargissant, s'insérer au bord inférieur du cartilage thyroïde et au bord antérieur de la corne inférieure (*muscle crico-thyroïdien*). Les parties de ce muscle qui s'insèrent à la corne inférieure réalisent mieux la traction en avant; celles, au contraire, qui s'attachent au bord inférieur réalisent mieux le mouvement de rotation.

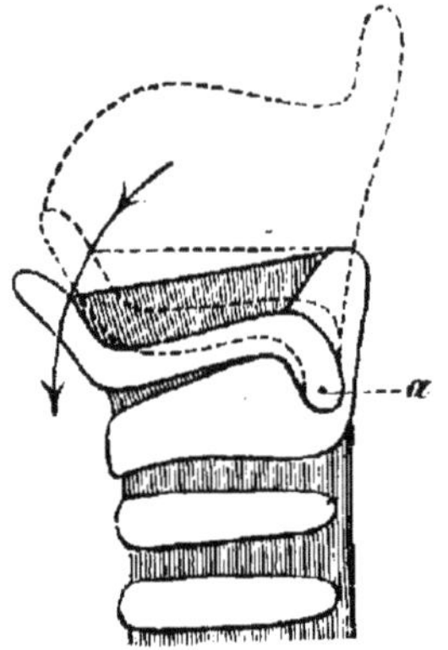

Fig. 13. — Démonstration de ce fait que l'abaissement du cartilage thyroïde doit, même sans projection en avant, tendre les cordes vocales. — Le cartilage thyroïde, dans l'état de repos indiqué par des lignes ponctuées. De même pour la corde vocale. Une ligne pleine représente la partie de l'étrier de tension du larynx dans la position d'abaissement et de même la corde vocale. — La flèche indique le trajet que décrit autour du point-axe (*a*) le point d'attache de la corde vocale sur le cartilage thyroïde. Un point dans le tracé de la corde vocale abaissée marque la longueur de la corde vocale représentée à l'état de repos.

Ainsi, sous l'action de ce muscle, deux mouvements dont on vient d'établir la possibilité et qui sont féconds en résultats se trouvent exécutés simultanément. En même temps que se produit une tension des cordes vocales qui bordent la glotte, celle-ci prend dans sa partie antérieure une position un peu abaissée. Les lames élastiques dont la terminaison forme les cordes vocales doivent aussi, par là même, s'étendre un peu plus à plat, puisqu'elles restent rattachées de la même manière au cartilage cricoïde.

On voit que l'appareil générateur du son du larynx est entièrement semblable à l'appareil de caoutchouc ci-dessus décrit, le tuyau élastique représentant le tuyau de caoutchouc et le cartilage cricoïde avec la trachée représentant le tuyau de carton. La tension des bords de la fente qui, dans cet appareil, s'obtient au moyen des doigts de l'une et de l'autre main placés aux deux côtés opposés, se fait au contraire, dans le larynx, d'un côté seulement, l'une des extrémités de la fente étant fixée par le cartilage cricoïde et la tension s'opérant par la seule traction exercée sur l'autre extrémité.

La glotte et les cartilages qui la maintiennent. — En ce qui touche la conformation de la glotte, il ne reste plus qu'une question nécessaire à poser : On a reconnu, en principe général, pour les voies aériennes que leur caractère d'accessibilité ne doit jamais se trouver compromis. Or, si la glotte était une fente semblable à celle de l'appareil en caoutchouc, l'air inspiré pressant sur les deux lames appliquerait les bords l'un contre l'autre, et, par là, se fermerait à lui-même l'accès ultérieur de la trachée. Il est obvié à ceci de la manière la plus simple, les extrémités postérieures des deux cordes vocales n'étant pas attachées absolument l'une contre l'autre au cartilage cricoïde, mais laissant au contraire entre elle un écartement d'un demi-centimètre environ. En d'autres termes, le cartilage cricoïde ne fixe point par sa plaque, comme le cartilage thyroïde, un point seulement de la périphérie du tuyau élastique, mais une partie du bord, longue d'un demi-centimètre. La glotte a, par suite, la forme d'un triangle à base très étroite fixée par derrière à la plaque du cartilage cricoïde et à pointe très aiguë fixée dans le creux du cartilage thyroïde. C'est ce qui la maintient constamment ouverte pour le courant d'air entrant comme pour le courant d'air sortant.

Si nécessaire et si bien appropriée à son but que se montre cette disposition de la glotte, elle entraînerait cependant un très grave et très sérieux inconvénient pour l'emploi des cordes vocales à la production du son. En effet, quand les cordes vocales doivent être mises en vibration, il faut que la fente qui les sépare soit très étroite, qu'elles soient rapprochées le plus possible l'une de l'autre pour résonner commodément et facilement. La glotte, pour être en état de produire des sons, ne doit avoir que deux millimètres au plus dans sa partie la plus large, et il est évident que tel n'est pas le cas avec cette large ouverture triangulaire dont nous avons parlé. La preuve en est que la respiration ordinaire et même l'expiration la plus profonde et la plus énergique s'établissent très bien, de même que l'inspiration, sans produire le moindre son. Nous devons donc présumer qu'il existe quelque disposition dépendant de la libre volonté et propre à modifier la situation des cordes vocales pour les mettre dans la relation nécessaire à la production du son.

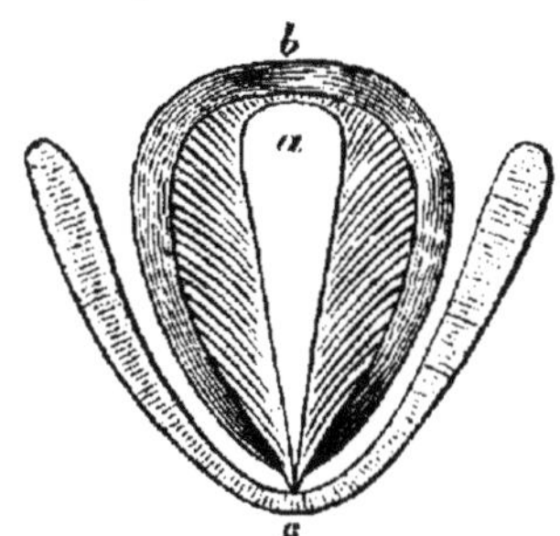

Fig. 14. — La glotte ouverte, à l'état de repos, vue en dessus. — *a*, Glotte. — *b*, Cartilage cricoïde. — *c*, Coupe horizontale du cartilage thyroïde à la hauteur de la glotte.

Cette disposition est réalisée au moyen d'une petite pièce cartilagineuse, le *cartilage arytènoïde*, qui s'attache latéralement à chaque corde vocale. Ce cartilage présente à peu près la forme d'une pyramide triangulaire dont la base est placée en bas, le sommet dirigé en haut. Une face presque perpendiculaire à la base est tournée vers l'intérieur et son arête inférieure est reliée à la face extérieure de la corde vocale. Les deux autres faces du cartilage sont tournées du côté extérieur, l'une en avant, l'autre en arrière. Elles forment par leur réunion l'une avec l'autre et avec la base un angle solide aigu qui s'applique sur le cartilage cricoïde à la place marquée par la surface articulaire. Cet angle solide ou coin se porte en arrière parce que celle des faces extérieures qui est en arrière fait un angle obtus avec l'arête de la face intérieure placée verticalement. Il est évident que celle des deux faces extérieures qui se trouve en avant doit faire avec les deux autres des angles très aigus.

En ce qui touche la préparation des cordes vocales pour la production du son, nous n'avons intérêt à étudier, pour le moment, que le rapport existant entre la base du cartilage aryténoïde et la corde vocale. Partageons celle-ci à peu près en deux moitiés, le segment antérieur plus grand, l'autre postérieur plus petit, et subdivisons ce dernier en deux autres segments à peu près égaux. C'est le moyen de déterminer la place à laquelle s'appuie sur la corde vocale le cartilage aryténoïde. Nous pouvons considérer cette place comme correspondant à la division antérieure du segment

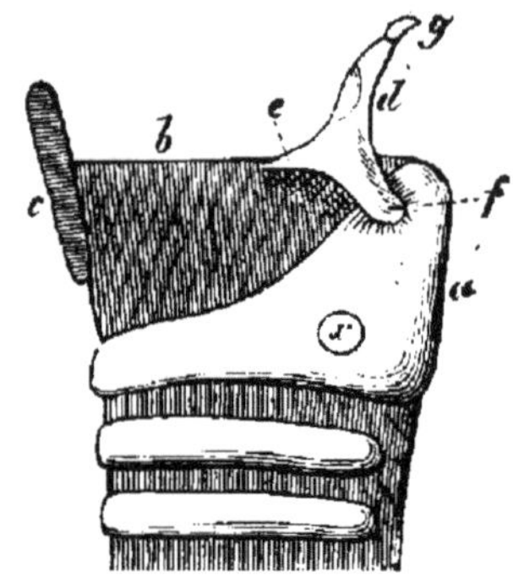

Fig. 15. — Vue latérale des cordes vocales avec le cartilage aryténoïde. — *a*, Cartilage cricoïde. — *b*, Lame vocale. — *c*, Coupe verticale du cartilage thyroïde. — *d*, Cartilage aryténoïde. — *e*, Apophyse vocale de ce cartilage. — *f*, Apophyse musculaire du même cartilage. — *g*, Cartilage de Santorini.

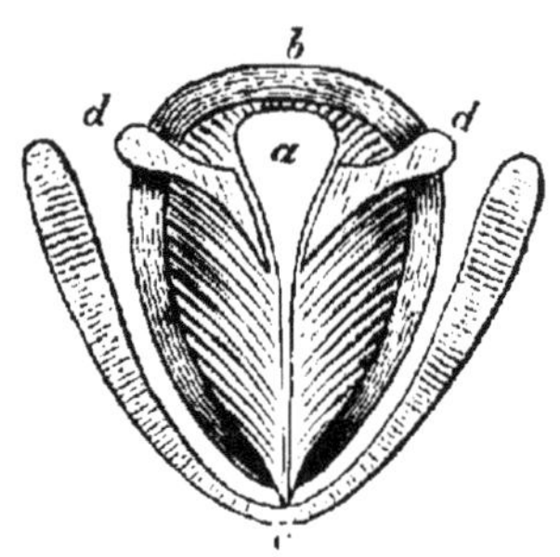

Fig. 16. — La glotte préparée pour émettre le son. — *a*, Partie respiratoire de la glotte. — *b*, Cartilage cricoïde. — *c*, Point d'attache des cordes vocales au cartilage thyroïde. — *d*, Coupe horizontale des cartilages aryténoïdes à leur base.

postérieur. Si l'on donne maintenant à la base du cartilage aryténoïde une torsion horizontale telle que les cartilages aryténoïdes des deux côtés s'effleurent l'un l'autre par la pointe antérieure de leur base, la forme de la glotte se trouve considérablement modifiée. Les grandes moitiés antérieures des deux cordes vocales situées entre cette pointe antérieure des cartilages aryténoïdes et le cartilage thyroïde prennent alors une position qui les rapproche tellement l'une de l'autre qu'il ne reste entre elles qu'une fente étroite. Les deux moitiés postérieures forment, au contraire, les côtés d'un triangle de faible hauteur et dont la base repose sur la plaque du cartilage cricoïde. Il est clair que de ces deux parties de la glotte, la partie antérieure seule est appropriée à la production du son. Aussi lui réserve-t-on le nom de glotte pris dans le sens strict (*glotte vocale* ou mieux *partie vocale de la glotte*). Au contraire, la partie postérieure défendant le principe de la constante liberté d'accès nécessaire à la voix aérienne, ne saurait se prêter à la production du son. A cause de cette opposition, on l'appelle *glotte de la respiration* ou mieux *partie respiratoire de la glotte.* Les deux parties de la corde vocale séparées par l'appui qu'y prend la base du cartilage aryténoïde sont aussi considérées comme des ligaments spéciaux qui, d'après leurs points d'attache, sont désignés sous les noms de *ligament thyro-aryténoïdien* et de *ligament crico-aryténoïdien.*

Le mouvement du cartilage aryténoïde dispose ainsi, par un acte soumis à la volonté, la grande moitié antérieure de la glotte destinée à la production de la voix, tandis que, dans l'état de repos, la glotte tout entière reste ouverte et est traversée librement par le courant d'air. Lorsqu'au contraire, la glotte doit être disposée de manière à produire le son, il faut nécessairement que le courant d'air la traverse avec une certaine force de pression. Cela ne serait pas possible si la glotte respiratoire restait ouverte laissant libre passage au courant d'air. Il faut donc que la mise en position de la glotte vocale soit accompagnée d'une fermeture de la glotte respiratoire faisant obstacle à toute fuite d'air. Les bords rigides de la glotte respiratoire (plaque du cartilage cricoïde, et base du cartilage aryténoïde) ne se prêtant pas d'eux-mêmes à réaliser cette condition, le moyen de fermeture doit être cherché ailleurs. Il se trouve obtenu, et de la manière la plus simple, par la forme même du cartilage aryténoïde.

Nous avons vu que le cartilage aryténoïde s'élève comme une pyramide sur la base dont le rôle vient d'être indiqué. L'une de ses faces, tournée en dedans, demeure libre et se trouve placée tout juste vis-à-vis de la face correspondante du cartilage de l'autre côté. Le courant d'air sortant de la glotte doit ainsi passer entre ces deux faces. Ces faces ont d'ailleurs leurs arêtes postérieures placées verticalement et réunies entre elles par un muscle transverse que nous aurons à décrire plus loin, de telle façon que l'intervalle qui les sépare se trouve entièrement rempli. Par suite les deux cartilages après avoir accompli leur mouvement de rotation prennent, avec la paroi qui se trouve entre eux, la forme d'une gouttière dans laquelle se trouve conduit le courant d'air sortant de la glotte respiratoire. Cette gouttière n'est pas uniformément profonde; sa profondeur diminue de plus en plus dans le haut, à raison de la forme triangulaire des faces cartilagineuses, et devient nulle à la pointe du cartilage aryténoïde. Or l'arrangement des muscles qui disposent la glotte est tel que leur action resserre l'un contre l'autre non seulement les coins antérieurs de la base, mais les bords antérieurs de la base tout entiers. La gouttière dont il est question se trouve ainsi fermée de telle sorte que le courant d'air sortant de la glotte subit sur ce point un arrêt complet et que tout l'air sortant doit passer par la glotte vocale.

Le rapprochement intime des deux cartilages aryténoïdes et, par conséquent, l'arrêt assuré du courant d'air est favorisé encore par deux petits cartilages (*cartilages de Santorini*), qui descendent en arrière et à l'intérieur comme prolongements de la pointe supérieure du cartilage aryténoïde, en forme de petites cornes. Le rapprochement réciproque des cartilages aryténoïdes doit avoir pour effet de presser fortement l'un contre l'autre ces deux appendices, qui assurent ainsi très efficacement la fermeture de l'orifice supérieur de la gouttière.

Les mouvements des cartilages aryténoïdes sont, comme tous les mouvements volontaires, réalisés par des muscles qui s'insèrent sur ces cartilages et qui présentent encore des actions secondaires intéressantes. Deux de ces muscles rétrécissent la glotte et la préparent ainsi à la production du son; deux autres, au contraire, la dilatent.

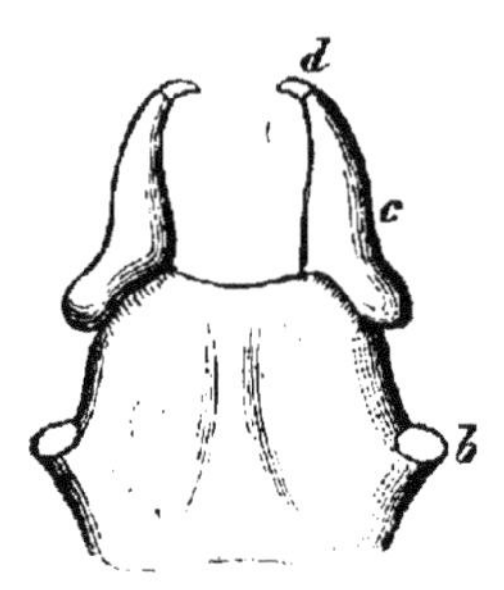

Fig. 17. — Cartilage aryténoïde vu par derrière. — *a*, Cartilage cricoïde. — *b*, Surfaces articulaires pour la corne inférieure du cartilage thyroïde. — *c*, Cartilage aryténoïde. — *d*, Cartilage de Santorini.

Pour bien éclaircir le mode d'action de ces quatre muscles, il faut d'abord s'être bien rendu compte des conditions accessoires déterminant le mode d'après lequel se fait sentir le résultat de leur contraction.

Il n'y a certainement presque aucun muscle dont la direction de traction produise un effet immédiat et tout à fait propre, parce que le point à mettre en mouvement est toujours sollicité par d'autres forces encore, de sorte que le mouvement qui apparait comme conséquence de la contraction musculaire est toujours la résultante d'une traction musculaire et de ces autres forces. Ainsi, par exemple, la flexion de l'avant-bras sur le bras n'est pas due seulement à l'action directe des muscles fléchisseurs correspondants; c'est la résultante de la traction exercée par les muscles et de la résistance de l'articulation du coude. Il faut reconnaître qu'en général les forces distinctes de l'action musculaire sont, comme dans l'exemple qu'on vient de donner, les résistances fournies par les articulations. En conséquence, l'on s'est habitué à envisager la structure des articulations comme déterminant absolument le mouvement produit par une contraction musculaire. En suivant la même idée, on est bien porté aussi à considérer comme faisant loi pour les mouvements que les muscles impriment au cartilage aryténoïde l'articulation dans laquelle repose l'angle solide extérieur de la base de ce cartilage sur la plaque du cartilage cricoïde; mais, parmi les articulations, à prendre ce mot dans le sens anatomique, il y a à distinguer deux espèces essentiellement différentes. L'une, par le tracé précis et mathématique de ses surfaces articulaires, détermine absolument la direction du mouvement et forme par conséquent aussi dans le sens mécanique une articulation. L'autre espèce, au contraire, caractérisée par un tracé moins précis de ses surfaces articulaires et surtout par leur incertitude, détermine moins les mouvements qu'elle ne les permet. Elle ne constitue donc pas même des articulations dans le sens mécanique, mais seulement des voies de glissement, des coulisses dans l'acception que les mécaniciens donnent à ce mot. Comme type de la première espèce, on peut citer l'articulation du coude et, comme type de la seconde espèce, la poulie servant aux mouvements de la rotule à l'extrémité inférieure de l'os de la cuisse.

Plus on étudiera avec soin le mode d'articulation du cartilage aryténoïde avec le cricoïde, plus l'on devra se convaincre que cette articulation appartient à la seconde catégorie ci-dessus indiquée, et que sa forme ne peut nullement déterminer le caractère des mouvements dans le cartilage aryténoïde. Il y a bien plutôt lieu de considérer comme véritable élément de détermination la liaison de l'arête interne de la base de ce cartilage avec la corde vocale. La position de son angle extérieur sur le cartilage cricoïde ne peut avoir pour effet que de fournir une composante de plus à l'action des forces musculaires par une résistance dirigée d'en bas sur cette place. Le fait de l'intercalation d'un sac séreux, lubréfiant les deux surfaces cartilagineuses qui glissent l'une sur l'autre, n'est qu'un cas particulier du fait général de la survenance de poches séreuses aux places où se produit un frottement. Les poches séreuses de cette espèce reçoivent le nom de *poches muqueuses*, par opposition aux poches séreuses des articulations que l'on appelle *bourses synoviales* et avec lesquelles elles ont d'ailleurs une étroite parenté. Pour formuler d'une manière plus précise l'idée ci-dessus donnée de cette place de contact entre les cartilages cricoïde et aryténoïde, il faudrait la définir : Une surface de glissement munie d'une poche muqueuse, sans caractère spécial d'articulation.

En partant de cette manière de voir, il y a lieu d'indiquer comme résistance pouvant modifier le résultat de la traction musculaire sur le cartilage aryténoïde : d'une part, la tension élastique des cordes vocales, ce dernier mot étant pris dans le sens large, ou de parties séparées de ces cordes, et d'autre part la contre-pression du cartilage cricoïde. Cette dernière résistance, en agissant seulement sur une partie déterminée de la base du cartilage aryténoïde, donnera à cette base le caractère d'un levier à deux bras auquel le cartilage cricoïde fournit le point d'appui.

Les muscles destinés à mouvoir le cartilage aryténoïde ont leur point d'attache partie en dedans de ce point d'appui, partie en dehors. Par cette raison, le nom d'*apophyse musculaire* donné au coin de la base du cartilage aryténoïde, dépassant le cartilage cricoïde, n'est pas absolument convenable. Une telle dénomination prête trop à faire croire que cette partie est le seul point d'attache pour les muscles, tandis qu'on a voulu seulement mettre en opposition ce coin de la base avec le coin très aigu qui se trouve relié en avant à la corde vocale, et pour lequel on a adopté le nom d'*apophyse vocale.*

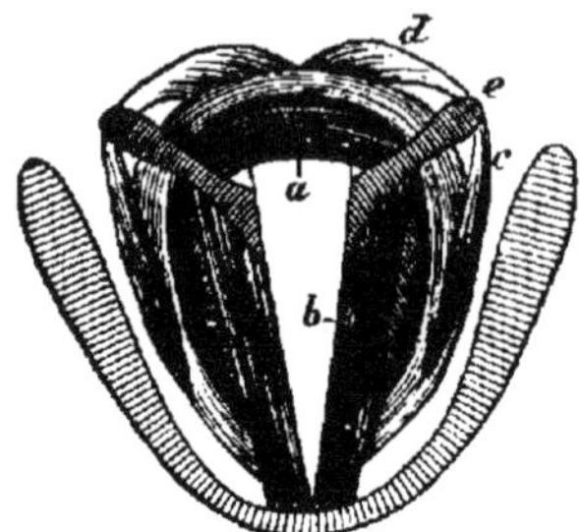

Fig. 18. — Les muscles du cartilage aryténoïde. — Les apophyses musculaires (*c*) sont tenues un peu trop longues en vue de faciliter la représentation de l'insertion des muscles. — *b*, muscle thyro-aryténoïdien, — *c*, muscle crico-aryténoïdien antérieur. — *d*, muscle crico-aryténoïdien postérieur.

Pour expliquer comment les diverses relations, les diverses forces mises en jeu concourent avec l'action musculaire au résultat qui se manifeste, il n'y a rien de mieux à faire que d'analyser l'action du plus grand de ces muscles, le *thyro-aryténoïdien.* Ce muscle prend son origine à la face postérieure du cartilage thyroïde, tout près du point d'insertion des cordes vocales, et s'attache sur la plus grande partie de la face antérieure du cartilage aryténoïde. La ligne qui joindrait les points milieux de l'origine et de l'insertion, ligne qui donne la direction de traction du muscle, va donc s'élevant et s'écartant en dehors.

Dans ces conditions, la traction du muscle doit agir de telle sorte que, si cette action pouvait produire son effet sans rencontrer d'obstacles, le point milieu de l'attache du muscle, c'est-à-dire le milieu à peu près de la face antérieure du cartilage aryténoïde serait mis en ligne droite avec le point d'insertion de la corde vocale à la plaque du cartilage cricoïde et avec le point milieu de l'origine du muscle sur le cartilage thyroïde. Par suite, le cartilage doit prendre un mouvement qui, observé d'en haut, est un mouvement de rotation propre à ramener en dedans par une forte pression son bord antérieur et son apophyse vocale; mais, vu de côté, le cartilage doit subir un mouvement d'abaissement. Le centre de ces deux mouvements doit être le point d'attache de la corde vocale sur la plaque du cartilage cricoïde. C'est autour de ce centre que doit se mouvoir circulairement le point que nous avons indiqué, situé à la face antérieure du cartilage aryténoïde, jusqu'à ce qu'il arrive à se placer sur la ligne droite dont il a aussi été parlé. Cependant il n'atteint point cette position d'une manière absolue; car la rotation vers l'intérieur est limitée par le glissement qu'opèrent de chaque côté les deux cartilages aryténoïdes fermant la glotte, et le mouvement vers le bas doit être arrêté par la contre-tension élastique de la corde vocale (le mot pris *lato sensu*), cette corde étant alors fléchie vers le bas suivant un angle dont le sommet se trouve à l'apophyse vocale.

L'action du muscle thyro-aryténoïdien consiste donc à mettre la glotte en état de produire le son et en même temps à l'abaisser. On a émis plus d'une fois l'opinion que ce muscle, en tant que passant d'avant en arrière à côté de la corde vocale, doit, en attirant le cartilage aryténoïde, raccourcir la corde vocale proprement dite et par suite la relâcher. Et comme il fallait reconnaître que cela est inconciliable avec la nécessité d'une tension correspondante dans la corde vocale, on cherchait quelque circonstance opérant la compensation. On croyait l'avoir trouvée en ceci que la partie interne de ce muscle touche étroitement à la corde vocale et que, dans l'épaississement qui résulte de la contraction, il doit aussi refouler en dedans la corde vocale. On se fonde sur cette manière de voir

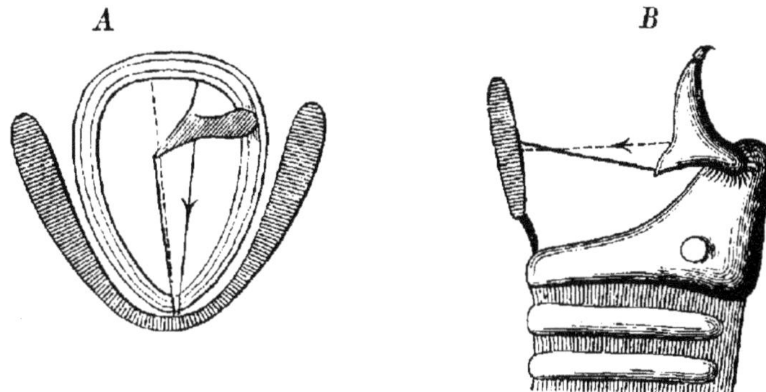

Fig. 19. — Action du muscle thyro-aryténoïdien. — A, Vue prise d'en dessus. B, Vue prise de côté. La ligne avec flèche indique la direction de traction du muscle. Dans la figure A, la ligne ponctuée est la corde vocale du côté droit ; A montre la position que le muscle donnerait au cartilage aryténoïde, s'il ne rencontrait aucun obstacle pour réaliser entièrement le résultat possible de son action. B montre que le muscle doit abaisser la position de la glotte.

pour faire de cette partie interne un muscle spécial, le *thyro-aryténoïdien interne;* mais indépendamment de ce qu'on ne peut trouver là aucune action compensatrice, il ne paraît même pas nécessaire d'en chercher une lorsqu'on réfléchit que la corde est déjà, par elle-même, dans un état constant de tension et que la pression vers le bas doit encore la tendre davantage.

Le muscle *crico-aryténoïdien antérieur* ou *latéral* (fig. 20) exerce une action semblable. Il prend son origine du bord supérieur de la partie latérale du cartilage cricoïde et s'insère à l'apophyse musculaire du cartilage aryténoïde. Sa direction est donc une direction ascendante d'avant en arrière et, par suite, il doit abaisser en avant l'apophyse musculaire. Or, le cartilage aryténoïde agissant là comme un levier à deux bras, sa partie placée en dedans du cartilage cricoïde doit exécuter un mouvement dirigé en arrière et en haut, et, en même temps, un mouvement de rotation autour d'un axe vertical, de manière à placer en dedans son apophyse vocale. Là encore, le centre de tous ces mouvements est le point d'attache de la corde vocale (*lato sensu*) au cartilage cricoïde, la traction du muscle en question devant, si elle pouvait atteindre le maximum d'efficacité, mettre l'*upophyse musculaire* du cartilage aryténoïde en ligne droite avec le point milieu de l'origine du muscle et avec le point d'attache de la corde vocale au cartilage cricoïde. Le mouvement que ce muscle imprime au cartilage aryténoïde est donc semblable à

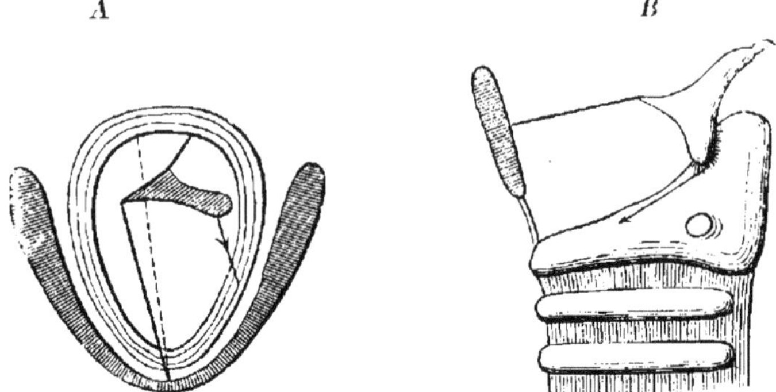

Fig. 20. — Action du muscle crico-aryténoïdien antérieur. — A. Vue prise d'en haut de la position que ce muscle donnerait au cartilage aryténoïde, si rien ne s'opposait à l'effet de cette action. — Ligne avec flèche : direction de traction du muscle. — Ligne pointillée : Corde vocale du côté opposé. — B, montre dans une vue prise de côté que le muscle doit élever la glotte.

celui qui se produit comme effet du muscle *thyro-aryténoïdien* et il amène comme celui-ci une occlusion de la glotte, c'est-à-dire la

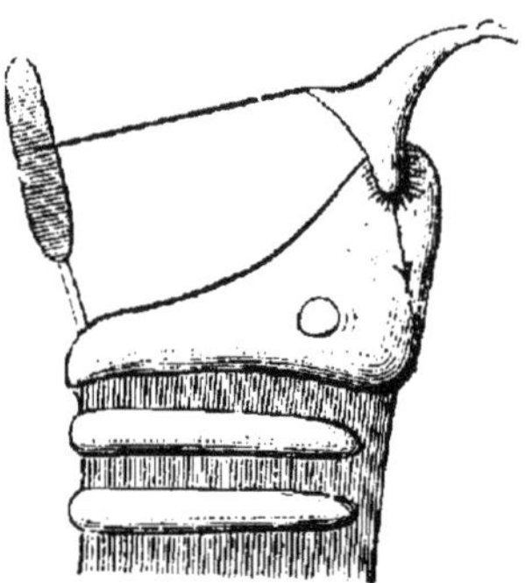

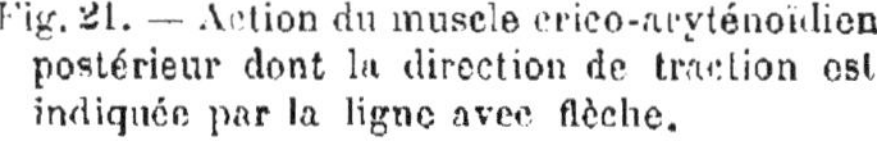

Fig. 21. — Action du muscle crico-aryténoïdien postérieur dont la direction de traction est indiquée par la ligne avec flèche.

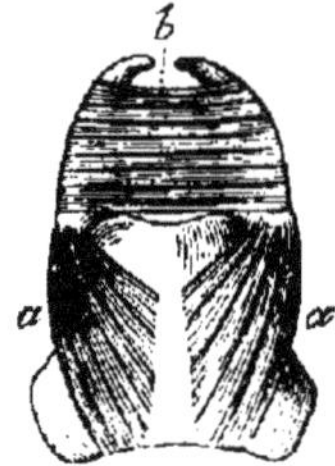

Fig. 22. — Le muscle aryténoïdien transverse (*b*) et le muscle crico-aryténoïdien postérieur (*a*) vus par derrière.

mise en état de cette partie pour la production du son. Seulement, dans le cas qui nous occupe, la glotte sera plus élevée.

Les deux autres muscles du cartilage cricoïde jouent par rapport à la glotte un rôle opposé, en ce qu'ils agissent *pour la dilater*. Cette action est surtout évidente dans le muscle *crico-aryténoïdien postérieur*. Celui-ci prend son origine de la face postérieure de la plaque du cartilage cricoïde, s'y insérant sur toute la moitié de cette face appartenant à son côté. Ses fibres convergeant fortement les unes vers les autres s'insèrent sur l'apophyse musculaire du cartilage aryténoïde. Sa traction est par conséquent dirigée de manière à abaisser en arrière et à porter en dedans ce point du cartilage aryténoïde. Sous l'influence de cette traction, la partie principale du même cartilage, placée à l'intérieur du cartilage cricoïde, doit être soulevée et portée en dehors, et la partie la plus éloignée du point d'appui pris sur le cartilage cricoïde, à savoir l'apophyse vocale, doit faire aussi le plus grand trajet dans ce sens.

La glotte tout entière est dilatée par la traction du muscle *crico-aryténoïdien postérieur*, de façon à ce que sa plus grande largeur se rencontre à la place marquée par l'apophyse vocale et, en même temps, il se produit à cette place un soulèvement notable.

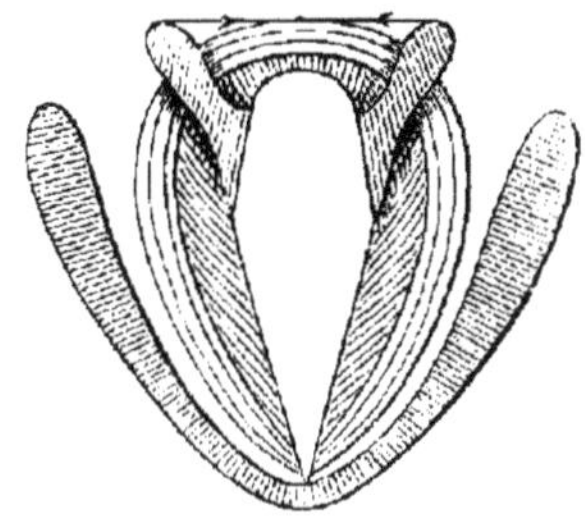

Fig. 23. — Forme donnée à la glotte par le muscle *crico-aryténoïdien postérieur*. La direction de traction du muscle est indiquée par des lignes avec flèches.

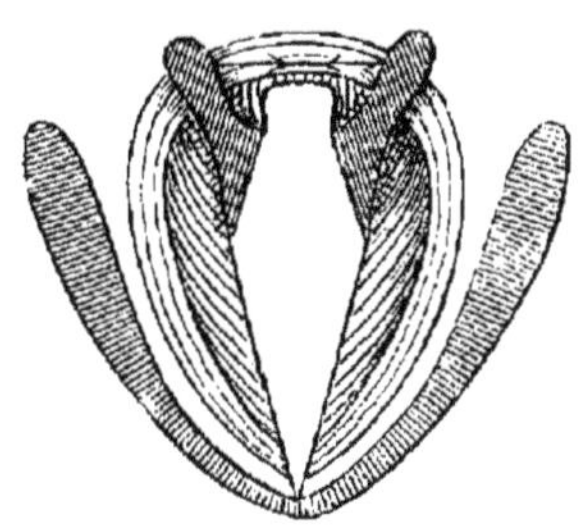

Fig. 24. — Forme donnée à la glotte par le muscle *aryténoïdien transverse*. La direction de traction du muscle est indiquée par la ligne avec flèches.

Le muscle *aryténoïdien transverse* est une lame musculaire plate qui, du bord extérieur de la face postérieure d'un des cartilages aryténoïdes, se rend à la partie correspondante de l'autre cartilage aryténoïde. L'action de ce muscle rapproche l'un de l'autre ces deux cartilages, tant que la partie de la corde vocale désignée sous le nom de *ligament crico-aryténoïdien* reste tendue. Il se produit alors autour de l'attache de cette corde au cartilage aryténoïde une rotation de ce cartilage qui éloigne l'une de l'autre les deux apophyses vocales et par conséquent qui dilate la glotte. Mais, en même temps aussi, les *apophyses vocales* sont quelque peu abaissées. La glotte s'abaisse donc en s'élargissant.

Ainsi, par l'action des quatre muscles qui embrassent les cartilages aryténoïdes, la glotte, quittant la position de repos dans laquelle sa forme est comparable à celle d'un triangle à base étroite, peut s'élargir jusqu'à prendre la forme d'une ouverture en losange, dont la plus courte diagonale passe transversalement d'une apophyse vocale à l'autre (action du muscle *crico-aryténoïdien postérieur*, du muscle *aryténoïdien transverse*); — ou bien il peut se faire que la partie antérieure (la glotte proprement dite, formée par les *ligaments thyro-*

aryténoïdiens), se ferme de manière à ne plus laisser qu'une fente étroite, pendant que la partie postérieure (partie respiratoire de la glotte) demeure à l'état d'ouverture triangulaire, ouverture qui, toutefois, comme on l'a montré déjà, est fermée secondairement par la juxtaposition des bords antérieurs des cartilages aryténoïdes (action des muscles *thyro-aryténoïdien* et *crico-aryténoïdien antérieur*). Les deux changements de forme de la glotte peuvent être liés aussi bien à un soulèvement de cette partie (action du muscle *crico-aryténoïdien antérieur*) qu'à son abaissement (action des muscles *thyro-aryténoïdien* et *aryténoïdien transverse*).

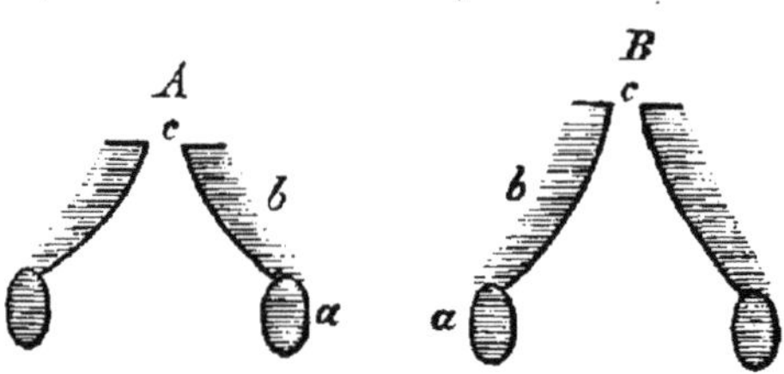

Fig. 23. — Figure théorique, en coupe verticale, des formes diverses que prend la partie comprise entre les lames vocales. — A, dans la position d'abaissement de la glotte. — B, dans la position de soulèvement. — *a*, Coupe à travers le cartilage cricoïde. — *b*, Lame vocale. — *c*, Glotte.

Pour la production du son, il n'y a naturellement que les deux positions liées avec l'occlusion de la partie vocale de la glotte qui aient de l'importance ; mais, à cet égard, il faut encore faire remarquer les conséquences de *la position plus haute ou plus basse de la glotte*. La glotte étant formée par l'orifice libre d'un tuyau, il est évident que la voie d'accès par en bas est constituée par les parois latérales convergentes du tuyau qui, à partir du bord supérieur du cartilage cricoïde, se rapprochent en lames élargies (lames vocales), pour se juxtaposer plus ou moins étroitement par leurs bords libres sous la forme de glotte. L'ensemble des deux lames vocales présente dans cette situation la figure d'une espèce de toit. La base de ces lames le long du cartilage cricoïde ayant toujours une position fixe, il est clair qu'elles doivent, quand la glotte est plus élevée, monter en pente plus raide que lorsque la glotte est plus basse. La conséquence nécessaire de cette disposition est que, dans la glotte abaissée, les lames vocales doivent être saisies plus en plein par le courant d'air et prendre, par suite, une part plus grande à la vibration qui produit le son qu'elles ne le font la glotte étant plus haute. Dans ce dernier cas, en effet, le courant d'air peut frôler plus doucement les parois latérales qui aboutissent à la glotte.

La cavité supérieure du larynx (*Cavité sus-glottique*). — La cavité supérieure du larynx, espace neutre qui se trouve entre l'appareil de la voix proprement dit et le pharynx, peut être définie en général comme un espace placé entre les cordes vocales et l'os hyoïde.

On pourrait être facilement porté à croire, d'après cette simple énonciation, que la cavité dont il s'agit a partout même hauteur. Aussi faut-il se hâter de remarquer que, si la limite inférieure de cette hauteur est marquée par les cordes vocales placées horizontalement, la limite supérieure est déterminée par ce caractère qu'elle forme aussi l'entrée du pharynx dans le larynx. Or cette entrée commence dans la paroi antérieure du pharynx au-dessous de la cavité buccale et se trouve par suite dans un plan qui descend obliquement en arrière (voir fig. 26). La limite supérieure de la cavité sus-glottique doit avoir pareillement une direction descendant en arrière et cette cavité doit être plus haute par devant que par derrière. Pour l'intelligence exacte de ces dispositions, il faut du reste étudier d'abord l'os hyoïde et ses rapports avec le larynx. L'*os hyoïde* (fig. 12 et 27) est un os en fer à cheval composé de cinq pièces distinctes. La partie principale (corps de l'os hyoïde) forme le milieu de l'arc; c'est un os plat, rectangulaire, d'environ trois centimètres de long sur un centimètre de large, placé en travers dans le sens de sa longueur et serré sous la peau du cou tout juste à la place où la division supérieure horizontale de la face antérieure du cou, déterminée par le maxillaire inférieur, aboutit à la division verticale. A la limite latérale de cette pièce principale se trouvent de chaque côté deux pièces osseuses séparées appelées *cornes* et qu'on distingue par les noms de *grande* et de *petite corne*. La *grande corne* est une tige osseuse d'environ 3 centimètres de long, réunie par son extrémité antérieure un peu élargie à la moitié inférieure du bord latéral de la pièce principale. Elle est dirigée horizontalement en arrière, parallèlement à la corne de l'autre côté, et offre à son extrémité un petit renflement en forme de bouton. La *petite corne* est une petite tige osseuse n'ayant qu'un 1/2 centimètre à 1 centimètre de longueur, implantée sur la moitié supérieure du bord latéral de la pièce principale et dirigée en haut et en arrière. Elle se continue immédiatement en un ligament arrondi qui s'insère à l'apophyse styloïde de l'os temporal (*ligament stylo-hyoïdien*). Les deux ligaments (celui de droite et celui de gauche) tiennent ainsi l'os hyoïde suspendu à la base du crâne. Toutefois ils ne suffiraient pas pour le soutenir. C'est surtout

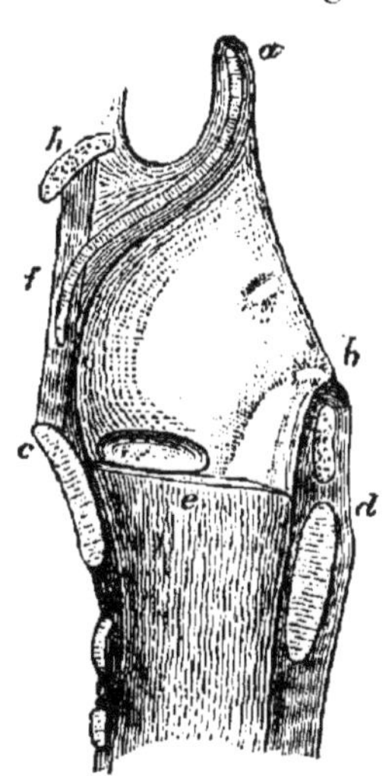

Fig. 26. — La cavité supérieure du larynx. — *ab*, Débouché dans le pharynx. — *e*, Corde vocale. En dessus de celle-ci le ventricule de Morgagni. — *h*, Os hyoïde. — *c*, Cartilage thyroïde. — *f*, Ligament thyro-hyoïdien moyen dans lequel s'insère le manche de l'épiglotte. — *d*, Coupe du cartilage cricoïde et par-dessus coupe du muscle aryténoïdien transverse. — Les cartilages aryténoïdes et de Wrisberg sont indiqués en transparence.

par sa liaison avec un certain nombre de muscles que l'os hyoïde est maintenu en place. Les ligaments stylo-hyoïdiens servent plutôt d'aide pour fixer la position et préviennent spécialement par leur arrêt un abaissement trop prononcé.

L'os hyoïde se trouve à 2 centimètres 1/2 ou 3 centimètres au-dessus du bord supérieur du cartilage thyroïde, et il est relié à celui-ci en telle sorte qu'il soutient le cartilage thyroïde et avec lui tout le larynx. Au milieu, en effet, descend un ligament élastique fort large (*ligament hyo-thyroïdien moyen*) partant de la face postérieure du corps de l'os hyoïde et se rendant à l'échancrure antérieure du cartilage thyroïde. De chaque côté, un ligament arrondi (*ligament hyo-thyroïdien latéral*) part de l'extrémité cartilagineuse de la grande corne de l'os hyoïde pour aboutir à la corne supérieure du cartilage thyroïde. En outre, une solide membrane (*membrane hyo-thyroïdienne*), unissant le bord inférieur tout entier de l'os hyoïde avec le bord supérieur tout entier du cartilage thyroïde, se rattache aux trois ligaments indiqués. Le larynx se trouve ainsi suspendu d'une manière très ferme et très stable à l'os hyoïde et par suite à la base du crâne, sans perdre pour cela sa liberté de mouvement vis-à-vis de l'os hyoïde et aussi vis-à-vis des autres parties.

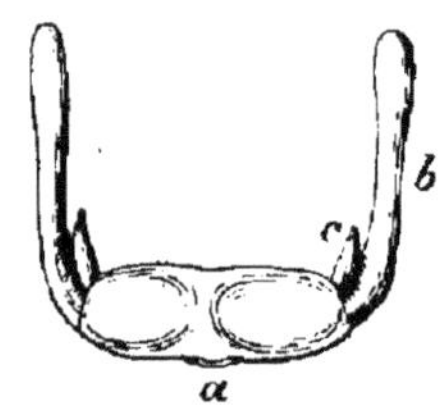

Fig. 27. — L'os hyoïde vu en dessus. — *a*, corps. — *b*, grande corne. — *c*, petite corne.

Si nous examinons maintenant la position de l'os hyoïde par rapport aux cavités intérieures qui nous intéressent, nous trouvons que le plancher de la cavité buccale descend obliquement en arrière par dessus le bord supérieur du corps de l'os hyoïde pour rejoindre, tout juste en avant des vertèbres cervicales, la paroi postérieure du pharynx descendant le long de ces vertèbres et pour former à partir de là l'œsophage en commun avec cette paroi. Or, comme la pièce médiane de l'os hyoïde doit rester éloignée de la colonne vertébrale de toute la longueur des grandes cornes dont l'extrémité postérieure s'appuie sur cette même colonne vertébrale, l'os hyoïde, avec ses cornes, circonscrit l'ouverture supérieure d'un entonnoir qui descend dans l'œsophage et dont la paroi postérieure est verticale, tandis que la paroi antérieure descend suivant un plan oblique d'avant en arrière. C'est précisément dans cette dernière partie que se trouve l'entrée du larynx ou, pour mieux dire, de la cavité supérieure du larynx, et dès lors il est évident que la limite supérieure de cette cavité doit être disposée de façon à être notablement plus haute en avant qu'en arrière.

Nous pouvons maintenant nous rendre compte de plus près de la conformation de la *cavité supérieure du larynx*.

Nous prendrons pour point de départ la connaissance de la position du plan incliné dont nous venons de parler.

On a montré précédemment que les cartilages aryténoïdes sont implantés sur la partie postérieure des cordes vocales et s'élèvent au-dessus de celles-ci en forme de pyramides à une hauteur de 1 centimètre environ, et, plus loin, on a indiqué que leurs faces postérieures sont liées par le muscle *aryténoïdien transverse*. Les deux cartilages et le muscle qui se trouve entre eux entourent donc un espace situé au-dessus de la partie postérieure ou respiratoire de la glotte; cet espace appartient déjà à la cavité supérieure du larynx, car, puisqu'il joue un certain rôle dans l'appareil générateur de la voix, il est clair qu'il doit être en liaison immédiate avec cet appareil et, dès lors, recouvert par la muqueuse qui s'étend du plancher de la cavité buccale dans l'œsophage. Le plan incliné formé par cette muqueuse va même en réalité du bord supérieur du corps de l'os hyoïde au bord supérieur du muscle aryténoïdien transverse. De ce point, la muqueuse descend par-dessus la face postérieure de ce muscle et par-dessus la face postérieure des deux muscles *crico-aryténoïdiens postérieurs*, qui se trouvent sur la plaque du cartilage cricoïde, pour se confondre avec la partie libre de l'œsophage à partir du bord inférieur de la plaque du cartilage cricoïde.

Dans toute la longueur de cette lame formée par la muqueuse se trouve une fente s'étendant de l'os hyoïde au muscle aryténoïdien transverse. Elle marque le passage par lequel le pharynx est mis en communication avec la cavité supérieure du larynx, et par lequel pénètre un prolongement de la muqueuse du pharynx qui va former un revêtement intérieur des voies respiratoires. L'espace que cette muqueuse parcourt à partir de la fente dont il est question jusqu'aux cordes vocales constitue la paroi latérale de la cavité supérieure du larynx, et comme cette paroi doit, en allant de l'os hyoïde aux cordes vocales, être plus haute qu'elle ne l'est en allant du bord supérieur du muscle aryténoïdien transverse aux cordes vocales, de même aussi la cavité supérieure du larynx doit être notablement plus haute par devant que par derrière.

Si la fente qui donne entrée dans la cavité supérieure du larynx n'était qu'une simple fente, ses bords ne seraient que deux replis de muqueuse placés très près l'un de l'autre et qui, mis en mouvement par le courant d'air inspiré, devraient nécessairement être pressés vers le bas et l'un contre l'autre. Mais, si les choses se passaient ainsi, il y aurait contradiction avec le principe général de l'organisation des parois des voies aériennes. Il y a donc à rechercher encore si, dans la conformation de cette fente, on trouve l'application de la règle d'après laquelle les voies aériennes doivent avoir un accès constamment assuré dans les deux sens. Nous constatons effectivement que ce but est atteint de la manière la plus simple au moyen de la disposition de l'*épiglotte*, ci-dessus mentionnée. L'épiglotte est principalement constituée par une formation particulière de tissu cartilagineux élastique. On compare sa forme à celle d'une cuiller, et cette comparaison se laisse très bien poursuivre sous beaucoup de rapports. En effet, ce cartilage se compose d'une plaque arrondie et d'un manche plus mince dont la longueur ne dépasse guère d'ailleurs le diamètre de la plaque. Mais, ce qui est particulièrement intéressant et ce qui donne un véritable à-propos à l'image de la cuiller, c'est la manière dont le manche est lié à la plaque. Cette liaison s'opère tout comme le manche s'attache d'ordinaire à la cuiller, le manche présentant sur son plat une double courbure, de façon que, lorsqu'il est placé verticalement, la plaque se trouve dans un plan parallèle au manche et non point dans le plan du manche lui-même. Or le manche de l'épiglotte est joint au ligament *hyo-thyroïdien moyen* de telle sorte que son axe est dans la direction des fibres du ligament (comp. fig. 26). Il résulte de cet arrangement que le manche se trouve fixé dans une position verticale tant que le larynx est supporté par ce ligament, qui se trouve alors forcément tendu. Alors aussi la plaque de l'épiglotte déborde en haut derrière le corps de l'os hyoïde. En s'appliquant ainsi dans toute sa largeur contre la partie supérieure de la fente, elle écarte celle-ci, comme la glotte se trouve écartée par sa large attache à la plaque du cartilage cricoïde. La communication entre le pharynx et la cavité supérieure du larynx devient par conséquent une fente constamment ouverte. en forme de triangle dont la base est en haut à l'épiglotte.

Ici, il faut se souvenir encore qu'en dehors de ce rôle important, l'épiglotte, s'élevant dans l'espace libre du pharynx, réalise en même temps un arrangement de soupape qui, suivant sa position, peut couvrir l'entrée de la cavité buccale ou l'entrée du larynx. Ce point a déjà été mentionné, et nous aurons ultérieurement à nous étendre encore un peu plus longuement sur le même sujet.

Ce n'est pas l'épiglotte seulement qui maintient ouverte d'une manière assurée la fente donnant accès dans la cavité supérieure du larynx. Les bords de la fente trouvent encore un élément d'affermissement, moins important il est vrai, dans des replis de muqueuse (*replis ary-épiglottiques*) qui marquent la limite de cette fente et descendent, en partant d'à côté de l'épiglotte, jusqu'au muscle aryténoïdien transverse. Or dans chacun de ces replis se trouve comme soutien, juste au-dessus du cartilage aryténoïde, le *cartilage de Santorini*, déjà mentionné, et entre ce dernier et l'épiglotte une petite pièce cartilagineuse semblable, le *cartilage de Wrisberg*.

De cette manière, la cavité supérieure du larynx reste toujours en communication libre avec le pharynx, tandis qu'au contraire l'œsophage reste fermé, parce que le larynx se trouve pressé sur la paroi postérieure, adjacente à la colonne vertébrale, et qu'en dessous du larynx les parois libres de l'œsophage sont complètement contractées sur elles-mêmes. C'est seulement au moment du passage du bol alimentaire que cette disposition se modifie, l'entrée du larynx étant fermée et celle de l'œsophage ouverte. C'est ainsi que, des deux prolongements du pharynx, celui qui conduit comme cavité supérieure du larynx à l'appareil vocal reste constamment ouvert. Aussi, quand nous commençons à examiner les rapports des organes qui concourent à la respiration et à la formation de la voix, nous trouvons-nous conduits forcément et par voie d'intuition à reconnaître dans la cavité supérieure du larynx la partie inférieure du pharynx en tant que celui-ci joue le rôle de voie aérienne.

De même que l'entrée des narines et que l'entrée de la glotte, qui présentent une organisation semblable, la cavité supérieure du larynx peut encore être rétrécie directement par un moyen auxiliaire, l'emploi d'une couche de muscles qui l'entoure en forme d'anneau. Cette couche offre quelques différences suivant les individus chez lesquels on l'observe; toutefois on y trouve d'une manière régulière un petit paquet de muscles qui, d'un côté, prend naissance à la base du cartilage aryténoïde, s'étend obliquement par-dessus la face postérieure du muscle aryténoïdien transverse, et monte alors dans le repli ary-épiglottique pour s'attacher au côté de l'épiglotte. La partie de cet appareil musculaire qui est placée derrière le muscle aryténoïdien transverse reçoit le nom de *muscle aryténoïdien oblique*, et la partie qui se trouve dans le repli ary-épiglottique reçoit le nom de *muscle ary-épiglottique*. L'action de ce muscle est double, car il doit, d'une part, pousser en dedans par pression latérale le cartilage aryténoïde du côté de la cavité du larynx et, d'autre part, abaisser l'épiglotte. Sous ces deux rapports, il reçoit l'aide de deux faisceaux de muscles qui se présentent avec une certaine régularité. En ce qui concerne le cartilage aryténoïde, ceci se produit par le muscle *dépresseur du cartilage aryténoïde*, lequel, avec le muscle *crico-aryténoïdien antérieur*, naît à la partie latérale du cartilage cricoïde, passe en arrière par-dessus la partie la plus basse du cartilage aryténoïde et s'insère au bord supérieur de la plaque du cartilage cricoïde. Ce faisceau de muscles en forme d'anse pousse le cartilage aryténoïde en dedans contre la cavité du larynx. En ce qui concerne l'épiglotte, l'action auxiliaire est fournie par le muscle *thyro-épiglottique*, faisceau musculaire qui naît de la face interne de la lame latérale du cartilage thyroïde et s'insère sur le côté de l'épiglotte; l'action de ce muscle abaisse l'épiglotte.

Les parois de la cavité supérieure du larynx ne sont formées que par la membrane muqueuse et n'offrent une certaine rigidité qu'en avant et en arrière : en avant, où la muqueuse repose solidement sur le ligament *thyro-épiglottique moyen* et sur l'épiglotte; en arrière, où elle trouve de même un support solide dans le cartilage aryténoïde et dans le muscle aryténoïdien transverse. La limite inférieure de la cavité correspond horizontalement à la position des cordes vocales. Son débouché supérieur dans le pharynx descend au contraire obliquement en arrière. Cette pente oblique n'est pas seulement celle qui serait déterminée par la direction du plan incliné que nous avons pris pour point de départ de la description. Son inclinaison est rendue encore notablement plus raide par ce fait que la saillie de l'épiglotte en haut et en arrière projette de même plus en arrière et en haut l'extrémité supérieure de ce passage. Le courant d'air vertical sortant d'en bas par la glotte doit conséquemment entrer dans le pharynx en suivant une direction qui se recourbe en arrière et rencontrer d'abord la paroi postérieure du pharynx pour entrer, en glissant le long de cette paroi, dans l'ouverture postérieure du nez (comp. fig. 6). De même, le courant d'air entrant par les fosses nasales dans le pharynx doit rencontrer d'abord la paroi postérieure de celui-ci et descendre dans le pharynx en glissant le long de cette paroi. L'ouverture dans la cavité buccale, située entre l'ouverture postérieure du nez et l'entrée supérieure dans le larynx, ne se trouve jamais pour cette raison sur le passage direct du courant d'air quand la respiration est tranquille. L'entrée de la cavité buccale est fermée au courant d'air d'autant plus sûrement que les deux soupapes, le voile du palais et l'épiglotte réalisent avec la face dorsale de la langue qui leur est adjacente un isolement assez précis de la cavité buccale par rapport au pharynx.

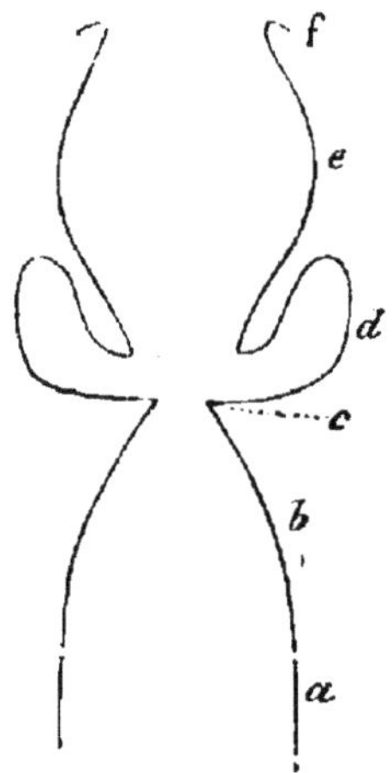

Fig. 28. — Coupe verticale de la cavité du larynx. — *a*, cavité de la trachée. — *b*, cavité entre les lames vocales. — *c*, glotte. — *d*, ventricules de Morgagni. — *e*, cavité supérieure du larynx. — *f*, replis latéraux limitant le débouché du larynx dans le pharynx.

Il convient de porter une attention spéciale sur une disposition pe la paroi latérale de la cavité sus-glottique, disposition qui est en relation intime avec la production du son dans le larynx et qui consiste dans ce qu'on appelle les *ventricules de Morgagni.* Pour que les bords du revêtement élastique désignés sous le nom de cordes vocales puissent entrer en vibration, ce doivent être des cordons ou des arêtes placés dans une position libre. Or, par en bas, les cordes vocales ne peuvent être dans une position libre, n'étant doint par elles-mêmes une formation distincte, mais constituant seulement les extrémités des lames vocales convergeant à leur partie supérieure. Au contraire, leur position libre est suffisamment assurée par en haut, car, immédiatement au-dessus des cordes vocales (ligaments thyro-aryténoïdiens), on trouve dans la paroi latérale de la cavité supérieure du larynx un renflement profond qui s'étend d'abord tout droit vers l'extérieur sur toute la longueur de ces ligaments et qui monte ensuite un peu le long du côté extérieur de la muqueuse revêtant cette cavité. Le renflement dont il s'agit est justement ce qu'on désigne sous le nom de ventricule de Morgagni; sa partie antérieure monte un peu plus haut que sa partie postérieure.

La présence de ce renflement donne aux cordes vocales la disposition d'une arête aiguë bien appropriée à entrer en vibration sonore. Sans les ventricules, la glotte ne serait qu'un isthme circonscrit par des arêtes obtuses, dans lequel le courant d'air n'aurait pu former qu'un son sifflant. Les ventricules de Morgagni ont peut-être aussi la propriété de renforcer le son par résonnance.

Résumé. — Si nous voulons nous assurer en jetant un rapide coup d'œil en arrière de ce que la présente exposition nous a appris sur le larynx, ces notions peuvent se résumer comme suit :

1° La forme extérieure de l'organe appelé larynx est déterminée par le cartilage thyroïde.

2° Il y a néanmoins dans cet organe deux parties à différencier essentiellement l'une de l'autre, à savoir l'appareil vocal et la cavité supérieure du larynx.

3° La cavité supérieure du larynx n'est qu'un espace neutre intercalé entre le pharynx et l'appareil vocal. Elle ne présente aucune autre disposition spéciale que les intercalations cartilagineuses nécessaires à sa rigidité, parmi lesquelles l'épiglotte tient la place la plus importante, et qu'une faible couche de muscles servant à rétrécir son entrée. Les renflements qu'on y trouve ont une relation intime avec l'appareil vocal en ce qu'ils donnent aux cordes vocales une position libre.

4° L'appareil vocal est formé par le revêtement élastique du larynx qui est un prolongement épaissi du revêtement élastique de la trachée, et ce sont les bords libres de ce revêtement rapprochés l'un de l'autre des deux côtés qui produisent le son comme cordes vocales.

5° La base architectonique de l'appareil est le cartilage cricoïde.

6° L'appareil de tension pour les cordes vocales est le cartilage thyroïde avec le muscle crico-thyroïdien.

7° La glotte dans l'état de repos est une fente triangulaire. Lorsqu'elle est mise en place pour émettre le son, sa plus grande moitié antérieure est une fente étroite, sa partie postérieure une ouverture arrondie.

8° La glotte est mise en place pour produire le son au moyen des cartilages aryténoïdes et de deux des quatre muscles qui la meuvent.

9° Il n'y a que la partie de la corde vocale située entre le cartilage thyroïde et le cartilage aryténoïde qui puisse agir comme corde vocale dans la stricte acception du mot, c'est-à-dire comme générateur du son. Aussi est-ce sur cette partie qu'est dirigée d'une manière exclusive, ou au moins principale, l'activité des appareils indiqués sous les nos 6 et 8.

Le pharynx.

Nous avons traité dans la section précédente de l'intéressant appareil qui nous permet de donner le caractère d'un courant d'air muet ou d'un courant d'air sonore à l'air sortant de la trachée pour traverser les autres espaces qui lui restent à parcourir. Nous avons maintenant à étudier en premier lieu l'espace dans lequel le courant d'air entre d'abord pour s'échapper, suivant qu'on le veut, soit par les fosses nasales, soit par la cavité buccale.

Le pharynx est le prolongement immédiat de l'œsophage dans la direction d'en haut. Aussi n'est-il, comme l'œsophage, qu'un canal formé par une membrane muqueuse et qu'entoure à l'extérieur, une couche de muscles. Par derrière et sur les deux côtés, il possède une paroi fermée, mais une paroi du même genre lui manque en avant, et il se trouve en communication ouverte avec trois cavités surperposées les unes aux autres, savoir, en commençant par le bas : le larynx, la cavité buccale et les fosses nasales. Il finit en cul-de-sac, à la base du crâne, à laquelle il est solidement attaché. Par en bas, il se transforme, par l'effet d'une compression d'avant en arrière, en une fente étroite, placée en travers derrière le larynx et immédiatement sous l'orifice d'entrée de celui-ci, fente conduisant au-dessous du larynx dans l'œsophage contracté de tous côtés et par suite fermé. La fente qui se trouve entre le larynx et la paroi postérieure du pharynx peut être considérée, au point de vue qui nous occupe, comme une clôture du pharynx. Ce dernier cesse par là d'être une cavité constamment ouverte, et ce n'est qu'à ce titre qu'il peut jouer le rôle de voie aérienne, le seul qui nous intéresse ici.

L'importance du pharynx pour la formation de la voix ne résulte pas seulement de son accessibilité, de sa liaison avec la cavité buccale et avec les fosses nasales, mais spécialement aussi de ce qu'il s'ajoute comme un tuyau direct d'embouchure à la cavité supérieure du larynx, tuyau d'embouchure de longueur variable, ce qui le met en état d'exercer une influence sur la hauteur ou la gravité du son. Nous aurons plus tard à étudier comment et par quels moyens s'obtiennent les modifications dans la longueur du pharynx. Etudions-le d'abord dans l'état de repos.

On ne doit pas se figurer le pharynx comme une sorte de tuyau montant en droite ligne et de section arrondie. Sa forme est essentiellement déterminée par les parties environnantes. Il faut l'apprécier d'après la forme même de ces parties et d'après les rapports du pharynx avec elles.

Au point de vue de l'accessibilité du pharynx, il importe, ce semble, avant toutes choses, qu'il puisse sur toute sa longueur conserver une largeur déterminée. Sa partie supérieure (voûte du pharynx) est formée par une face large d'environ 3 centimètres, un peu moins large que l'ouverture postérieure du nez, profonde d'environ 2 centimètres dans la direction d'avant en arrière et attachée solidement à la base du crâne. Son extrémité inférieure est solidement liée aussi avec le contour intérieur de l'os hyoïde, dont les grandes cornes ont un écartement d'environ 3 centimètres d'un côté à l'autre. Sa largeur est donc fixée par ces deux attaches, et, comme les mesures indiquées le montrent, elle demeure la même de la base du crâne à l'os hyoïde. Elle décroît rapidement au-dessous de cet os pour se perdre immédiatement au-dessous du larynx dans la cavité de l'œsophage contractée sur elle-même. Il est vrai qu'entre les deux points d'attache dont il vient d'être parlé on ne trouve dans ses parois latérales aucun soutien rigide qui s'y intercale. Néanmoins divers éléments les maintiennent écartées l'une de l'autre. Il suffirait déjà bien pour cela de ce qu'elles se trouvent reliées aux parois latérales résistantes des fosses nasales et aux parois latérales de la cavité buccale, qui, si elles ne sont pas rigides, sont au moins fort éloignées l'une de l'autre. En outre, elles sont écartées d'un côté à l'autre par le muscle *élévateur du pharynx*, descendant de l'apophyse styloïde de l'os temporal, placée elle-même plus en dehors. A l'appui de ces deux dispositions vient encore celle

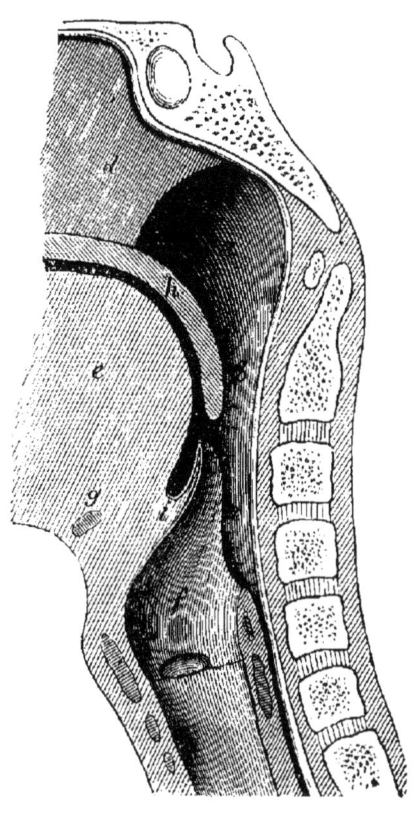

Fig. 29. — Le pharynx. — *a*, portion des fosses nasales. — *b*, portion de la cavité buccale. — *c*, portion du larynx. — *d*, portion postérieure de la cloison du nez. — *e*, portion postérieure de la langue. — *f*, cavité supérieure du larynx. — *g*, os hyoïde. — *h*, voile du palais. — *i*, épiglotte.

qui fait supporter par l'os hyoïde le poids du larynx et des parties placées au-dessous de celui-ci, poids qui attire vers le bas l'os hyoïde de façon à tendre tout naturellement les parois du pharynx entre les deux places d'attache solide dont il a été parlé.

La *profondeur* du pharynx présente des dimensions moins égales, et, dans cette inégalité même, il offre des dispositions dignes de remarque. La profondeur résulte de l'écartement entre la paroi antérieure et la paroi postérieure, et les changements dans cet écartement peuvent venir soit de l'une, soit de l'autre paroi, soit de toutes les deux à la fois. C'est cette dernière disposition qui se réalise dans le pharynx.

La *paroi postérieure* a une disposition simple de tous points. Ce n'est qu'une surface lisse, étroitement appliquée contre la surface antérieure des vertèbres cervicales, dont la forme détermine celle de la paroi. Elle est à la vérité recouverte par quelques muscles, mais ceux-ci sont trop peu importants comme masse pour pouvoir exercer sur la conformation de cette surface une influence qui mérite d'être prise en considération. Or la partie cervicale de la colonne vertébrale offre une courbure assez notable dont la convexité est dirigée en avant. Le pharynx doit donc aussi reproduire cette courbure en prenant la forme d'une voûte dirigée en avant. L'endroit le plus haut de cette voûte se trouve à peu près en face de l'intervalle qui sépare le voile du palais de l'épiglotte. A partir de ce point, la surface recule en arrière d'une manière symétrique, en haut jusqu'à la base du crâne, en bas jusqu'au commencement de l'œsophage. La hauteur de l'arc de la voûte est naturellement très variable selon les individus, mais elle peut être évaluée avec une exactitude approximative à 2 centimètres.

La disposition de la *paroi antérieure* du pharynx est plus compliquée, tout en étant assez bien fixée dans la partie supérieure et dans la partie inférieure pour conserver le même éloignement par rapport à la paroi postérieure et pour former sur ces points une cavité toujours ouverte. On trouve au contraire dans la partie moyenne des arrangements un peu différents et sujets à modification. Dans la partie supérieure (partie nasale) il ne peut être question, à proprement parler, d'une paroi antérieure du pharynx, les parois latérales de cette cavité se continuant immédiatement en cet endroit par les parois latérales des fosses nasales. On peut néanmoins évaluer, à cette place encore, la profondeur du pharynx, dans la direction d'avant en arrière; car, les fosses nasales étant séparées en deux parties par une cloison verticale, on doit considérer l'extrémité inférieure de cette cloison comme l'extrémité des fosses nasales et, par conséquent, comme la limite antérieure du pharynx. Si l'on examine maintenant le bord postérieur de la cloison du nez, on voit que ce bord ne descend pas verticalement de la base du crâne. Il dévie notablement en avant, de façon que son extrémité inférieure est encore plus éloignée de la face antérieure des vertèbres cervicales que ne l'est son extrémité supérieure, bien que cette partie de la colonne vertébrale dévie elle-même en avant. Ainsi la ligne qui suit le bord de cette cloison des fosses nasales demeure toujours dans un éloignement semblable, bien qu'un peu plus grand en bas, par rapport à la paroi postérieure du pharynx adjacente à la colonne vertébrale. Elle donne à cette partie du pharynx une profondeur constante de 2 centimètres environ.

Les choses se passent de même dans la *partie inférieure* ou *partie laryngienne* du pharynx. Les grandes cornes de l'os hyoïde s'arrêtant à leur extrémité postérieure à la colonne vertébrale, l'os hyoïde forme avec cette dernière un châssis profond de 2 à 3 centimètres, auquel, comme on l'a dit précédemment, le larynx est suspendu. Le larynx remplit si complètement l'espace circonscrit par ce châssis que sa partie postérieure s'appuie contre la colonne vertébrale, et, entre les deux, il ne reste de place que pour le passage, en forme de fente transversale, du pharynx dans l'œsophage. L'espace au-dessus des cordes vocales placées horizontalement a, par suite, un caractère assuré d'espace toujours libre et ouvert. C'est au fond l'espace même que nous avons eu déjà à considérer précédemment comme la cavité supérieure du larynx; mais, attendu que la fente du larynx le place en continuité immédiate avec la cavité du pharynx et qu'il se prolonge dans celui-ci, on peut sans difficulté le considérer comme la partie tout à fait inférieure du pharynx, en tant que celui-ci se rattache à la voie aérienne. Cette conception est, à la vérité, très opposée à la manière dont on envisage d'ordinaire la cavité supérieure du larynx à titre de partie du larynx. Néanmoins elle apparaît avec un caractère de vérité bien évident, du moment où l'on reconnaît qu'il y a un double rôle à assigner à l'extrémité inférieure du pharynx, et lorsque l'on considère la paroi formée par le muscle aryténoïdien transverse comme cloison de séparation entre la partie antérieure conduisant au larynx et à la trachée et la partie postérieure conduisant à l'œsophage.

Quant à la *partie moyenne* (*partie buccale*) du pharynx, elle n'offre pas une ampleur constante et comparable à celle des deux autres parties dont il vient d'être question. Elle se présente bien plutôt comme notablement rétrécie dans la direction d'avant en arrière. Ce rétrécissement se produit dans la partie qui est située juste derrière la cavité buccale. Il se rattache à deux causes : D'abord c'est à cet endroit que la paroi postérieure du pharynx se trouve portée le plus en avant, parce qu'à la même place se trouve la plus grande hauteur de la voûte formée par les vertèbres cervicales. En second lieu, la partie de la langue la plus reculée en arrière se place en manière de bourrelet pendant l'état de repos, formant ainsi une voûte qui s'arcboute contre celle de la paroi postérieure du pharynx. Ces deux voûtes ne laissent entre elles qu'un passage en forme de fente. La langue ne fait pas saillie à l'intérieur du pharynx d'une manière indépendante. Elle est recouverte en haut par le voile du palais, qui pend de la voûte palatine, et à partir du bas par l'épiglotte, qui se détache en montant de la paroi antérieure du larynx. La cavité du pharynx possède donc ici précisément une paroi antérieure qui l'isole et qui est formée par la face postérieure du voile du palais, la face postérieure de l'épiglotte et une partie de la face dorsale de la langue placée librement entre les bords libres de ces deux organes. Le point sur lequel le dos de la langue est placé librement entre les deux soupapes est tout justement celui où l'on trouve le rétrécissement le plus marqué.

Le pharynx en tant que constituant une voie aérienne possède, d'après ce que nous venons de dire, une égale largeur sur toute sa longueur. Dans le sens de la profondeur il a de l'ampleur en haut derrière les fosses nasales et en bas au-dessus du larynx. Il est étroit au contraire dans le milieu derrière la cavité buccale. La conformation qui en résulte dans le sens de la hauteur entraine en apparence un inconvénient et soulève une objection contre le principe que les voies aériennes doivent être nécessairement maintenues ouvertes. En réalité cette circonstance n'a pas d'inconvénients, elle est même d'une utilité certaine pour la formation de la parole. Elle est sans inconvénient puisque, même au point du plus grand rétrécissement, il y a toujours un passage suffisamment large pour les courants d'air entrants et sortants de la respiration calme. Ce passage ne suffirait pas toutefois pour le cas où le besoin d'une respiration plus active se ferait sentir. Dans ce cas on utilise aussi la cavité buccale comme voie aérienne. Quant à l'avantage, il résulte de ce que, grâce au rétrécissement, un petit mouvement du voile du palais en arrière suffit pour fermer complètement les fosses nasales au courant d'air sortant et à diriger celui-ci intégralement dans la cavité buccale où il trouve son emploi pour la formation des sons. Quant aux mécanismes qui servent en cela, il faut renvoyer à des explications qui seront données ultérieurement.

La cavité nasale.

On définit en peu de mots la cavité nasale comme un passage en forme de canal placé entre les os de la face, constitué principalement par les *fosses nasales*, commençant aux narines et se terminant dans la partie supérieure du pharynx. Toutefois sa conformation n'est pas tellement simple que cette définition puisse suffire. On peut présumer qu'il s'y rencontre quelque complication, rien qu'en observant que cette cavité renferme aussi l'organe de l'odorat; mais la cavité nasale, à ne la considérer même que comme voie aérienne, présente dans sa structure maintes complications intéressantes.

Relations entre l'organe de l'odorat et les voies aériennes. — Cette circonstance que les fosses nasales renferment l'organe de l'odorat doit tout d'abord appeler notre attention, car elle nous avertit, mieux encore que les relations résultant de l'arrangement local des fosses nasales, que l'on doit voir à proprement parler, dans celles-ci, le point de départ des voies aériennes. Nous ne saisirons bien ce point de vue qu'après avoir reconnu toute l'importance des organes des sens pour la conservation de la vie. En effet, ces organes en nous renseignant sur la présence et sur les propriétés des objets extérieurs, nous renseignent sur la présence de ceux de ces objets qui peuvent nuire à l'organisme et nous assurent la possibilité d'éviter de tels inconvénients. L'œil et l'oreille nous rendent ce service pour les objets éloignés, les autres sens pour les objets rapprochés : la peau, en ce qui concerne les contacts immédiats et la température; la langue, en ce qui concerne les propriétés des substances introduites dans le canal digestif; le nez, en cequi touche les qualités de l'air inspiré. Les organes des sens sont donc en quelque sorte des gardiens préposés à la sûreté de l'organisme. La peau extérieure offre avec évidence le caractère d'une organisation spéciale, condition d'une sensibilité exquise dans les parties destinées à entrer en contact immédiat avec les objets extérieurs, comme la paume des mains, la plante des pieds, les ouvertures naturelles. On ne reconnait pas moins évidemment le même caractère dans la langue, celle-ci possédant une puissance d'observation délicate non pas seulement pour apprécier des contacts immédiats et des températures, mais encore pour apprécier la composition chimique des objets mis en contact avec elle. Il est à peine nécessaire de faire remarquer spécialement l'importance de la critique que la langue exerce ainsi sur toutes les substances introduites dans la bouche. Les fosses nasales se comportent de la même manière. Au premier coup d'œil, on n'y trouve d'abord qu'un moyen d'observation relatif à des contacts d'ailleurs assez rares et à des températures; mais une région particulière qui s'y trouve comprise, l'organe de l'odorat, nous fournit un instrument d'appréciation pour les propriétés des substances gazeuses. Comme la place spécialement appropriée à l'organe de l'odorat n'est accessible qu'aux substances gazeuses, il nous est indiqué par là même que cet organe joue vis-à-vis d'elles le rôle de critique et de gardien; que les corps gazeux doivent passer devant lui aussi nécessairement que les substances solides et liquides introduites dans les voies digestives doivent passer sur la langue; que, par conséquent, les fosses nasales offrent le caractère le plus évident et le plus naturel de voies aériennes. Toute leur structure vient confirmer cette appréciation, car elle s'explique de la façon la plus facile et la plus exacte lorsqu'on l'étudie en relation avec les courants d'air entrant et sortant.

Ainsi que nous venons de le dire, il existe dans la muqueuse du nez une région appropriée à devenir particulièrement le siège de l'organe de l'odorat, d'où il résulte que cette partie doit être considérée comme quelque chose de spécial. Il convient donc d'examiner d'abord les rapports qu'elle présente avec le reste des fosses nasales. Nous prendrons en même temps une connaissance préalable de la structure de cette cavité.

Division de la cavité nasale en voie aérienne et fente olfactive. — La cavité nasale constitue un canal qui traverse d'avant en arrière les os de la face, sans avoir partout la même largeur, canal rétréci à chacune de ses extrémités, élargi au contraire dans le milieu. L'élargissement ne tient pas à la forme du plancher de la cavité qui se dirige droit en arrière comme un plan absolument uni. Nous verrons plus tard dans quelle mesure les parois latérales servent à déterminer la largeur du canal. Pour le moment nous avons d'abord intérêt à reconnaître que la partie moyenne est spécialement caractérisée par une hauteur notable, car, au point le plus élevé, elle n'est séparée de la partie supérieure du crâne que par une mince lamelle osseuse qui, à raison du grand nombre de trous dont elle est percée, reçoit le nom de *lame criblée*. Dans le plan médian du corps se trouve une lame formée d'os et de cartilage, servant de cloison pour diviser toute la cavité nasale en deux parties symétriques, la cavité de droite et la cavité de gauche. Son extrémité antérieure sépare les deux ouvertures extérieures donnant accès dans les fosses nasales (*les narines*); son extrémité postérieure sépare les deux ouvertures qui mettent les fosses nasales en communication avec le pharynx (*choanæ narium*).

Une coupe transversale des fosses nasales, pratiquée suivant un plan vertical sur le point où elles ont la plus grande hauteur, donne immédiatement la notion la plus exacte des rapports réciproques qui existent entre la voie aérienne du nez proprement dit et l'organe de l'odorat. On voit la partie supérieure de la paroi latérale tellement rapprochée de la cloison qu'il ne reste entre elles qu'une fente étroite. La muqueuse qui revêt cette fente est l'*organe de l'odorat*. Elle est tapissée par les nerfs nombreux sortant du crâne par les trous de la lame criblée, nerfs qui partent comme des rameaux du bulbe olfactif reposant sur cette lame. Au-dessous de la fente olfactive les fosses nasales sont très étendues, et cette partie est la voie aérienne proprement dite. Sa coupe offre la forme d'un ovale dont le grand axe est vertical. La voie aérienne est donc plus haute que large. Le contour supérieur de cet ovale s'éloignant nécessairement davantage de la cloison du nez, l'embouchure de la fente olfactive n'est pas dans la partie la plus élevée de la voie aérienne, mais dans la partie supérieure du contour intérieur de l'ovale. La partie supérieure de la voie aérienne et la partie inférieure de la fente olfactive n'en restent pas moins l'une près de l'autre, séparées seulement par une lame mince que nous étudierons sous le nom de *cornet moyen* quand nous examinerons la forme de la paroi latérale; dans la vue prise sur la coupe, cette lame se présente comme une langue servant à séparer les deux espaces. Il est à remarquer que l'entrée de la fente olfactive est encore rétrécie par suite de ce fait que le bord du *cornet moyen* est épaissi et que la partie de la cloison placée un peu plus bas présente aussi un épaississement, en sorte qu'entre ces deux renflements il ne reste qu'une fente relativement fort étroite conduisant de la voie aérienne dans la fente olfactive. On comprend dès lors pourquoi le catarrhe du nez (rhume de cerveau) détermine, comme phénomène constant, une gêne notable et un empêchement pour la perception des odeurs. Le gonflement de la muqueuse lié à cette indisposition entraîne en effet une obstruction plus ou moins complète de l'entrée de la fente olfactive, et fait obstacle à ce que l'air s'introduise dans cette cavité qui n'offre pas d'autre accès.

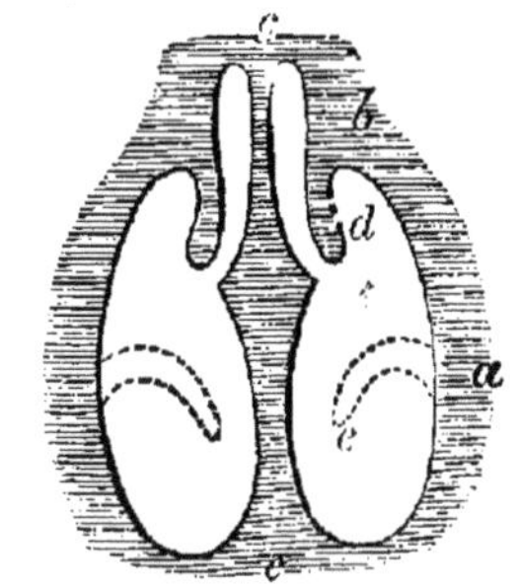

Fig. 30. — Rapports de la voie aérienne et de la fente olfactive dans les fosses nasales (coupe théorique). — *a*, Voie aérienne dans laquelle le cornet inférieur est indiqué par une ligne ponctuée. — *b*, Fente olfactive. — *c*, Cloison du nez. — *d*, Cornet moyen. — *e*, Cornet inférieur.

L'examen plus détaillé de la structure des parois du nez nous apprendra quelque chose de plus précis sur la conformation de la voie aérienne et sur ses rapports avec la fente olfactive, mais il faut d'abord étudier la forme de la voûte des fosses nasales et jeter principalement un coup d'œil sur les parties qui constituent les parois de cette cavité.

Charpente osseuse des fosses nasales. — Plusieurs des pièces osseuses que l'on a coutume d'appeler os de la tête ou du crâne contribuent à former les fosses nasales. Sans entrer dans une étude détaillée de ces os, l'on se forme au préalable une idée suffisante en considérant les fosses nasales comme une partie de l'espace existant entre la base du crâne et l'arc du maxillaire supérieur, — arc osseux qui commence de chaque côté avec l'arcade zygomatique, en avant de l'ouverture de l'oreille, et qui se relie dans la ligne médiane du corps avec l'arc symétrique du côté opposé. La partie qui forme le milieu de cet ensemble porte la rangée des dents supérieures et se nomme pour cette raison *os de la mâchoire supérieure.* L'arc du maxillaire supérieur, considéré dans son ensemble, est composé de plusieurs pièces osseuses distinctes et se trouve solidement attaché à trois points de la base du crâne, à savoir sur chacun des côtés du visage et au milieu de la face. La liaison latérale s'effectue par une portion spéciale de l'arc du maxillaire supérieur appelée *os jugal.* Cette liaison marque en même temps la limite antérieure de la fosse temporale et la limite extérieure de la cavité orbitaire. On observe en dessous de l'angle extérieur de l'œil cette partie un peu épaissie de l'arc du maxillaire supérieur comme un renflement dur que l'on appelle communément la *pommette.*

L'attache médiane, qui forme en même temps la paroi interne des deux cavités orbitaires, est celle qui offre le plus d'importance pour notre étude, car c'est elle qui forme les fosses nasales. A proprement parler, ce n'est pas là une attache simple, mais bien une attache double, qui ne paraît simple que par ce que, tout près de l'os frontal du crâne, les deux os du nez établissent une liaison en forme de pont entre les deux attaches. Quand on se borne à observer le crâne d'un adulte, on ne se rend pas toujours bien compte de ce que les parties d'os situées entre les cavités orbitaires et dans lesquelles on reconnait sans peine la charpente osseuse du haut du nez extérieur puissent n'être que le haut d'une double apophyse de l'arc du maxillaire supérieur. La raison de cette difficulté est uniquement la hauteur considérable de l'os qui forme la partie moyenne principale de l'arc du maxillaire supérieur et qui supporte les dents. On n'éprouve plus d'embarras quand on observe le crâne des nouveau-nés dans lequel le maxillaire supérieur n'est pas encore développé à une telle hauteur et ne porte pas de dents. L'on reconnaît alors aisément la continuité de l'arcade dentaire avec l'os jugal, de sorte qu'on voit l'arc du maxillaire supérieur se porter en dedans sous la cavité orbitaire.

A la partie de la mâchoire supérieure qui est la plus voisine du plan médian du corps, on voit sortir de la mâchoire une apophyse dirigée obliquement en haut et en dedans, qui forme en même temps le bord interne de l'ouverture antérieure de la cavité orbitaire. Les apophyses des deux côtés se placent tout près l'une de l'autre à la partie médiane de l'os frontal et ne sont séparées que par l'os mince du nez. L'intervalle entre ces apophyses qui, en haut, est couvert en partie par les os du nez, marque l'entrée antérieure des fosses nasales. Il porte le nom assez bizarre d'*ouverture pyriforme.* Sur un sujet intact, cette ouverture est fermée par des cartilages et de la peau qui déterminent la forme du nez extérieur.

On vient de reconnaître quelle est, en général, la position des fosses nasales et spécialement comment elles s'ouvrent par devant à la surface du visage. Il reste encore à montrer comment elles s'établissent en profondeur. Nous sommes renseignés très aisément sur ce point en examinant à leur partie inférieure l'arc de la mâchoire supérieure. On voit clairement que la partie médiane formée par les maxillaires supérieurs s'élargit notablement en arrière et porte sur cette surface élargie la rangée des dents disposées en arc. Les bords postérieurs des deux maxillaires s'appuient ensuite de chaque côté sur une apophyse de la base du crâne (plus précisément de l'os sphénoïde) qui est dirigée en bas et qui leur sert de soutien. A cet appui sert en partie un petit os, l'os palatin, dont ce n'est pas ici le lieu de décrire en détail la forme et la disposition. Tout l'espace circonscrit par l'arcade dentaire est rempli par une lame osseuse, mince, placée horizontalement (*voûte du palais*) et celle-ci, en séparant l'une de l'autre la cavité buccale et les fosses nasales, forme à la fois la voûte de l'une et le plancher des autres. Les parois latérales des fosses nasales au-dessus de la voûte du palais sont à peu près aussi écartées l'une de l'autre que le sont entre elles les rangées des dents molaires, mais elles se prolongent bien plus en arrière que la voûte du palais, car toute la face interne des apophyses de la base du crâne (*apophyses ptérygoïdes*) s'appuie sur elles, en telle sorte que les parois latérales ne finissent qu'au bord postérieur de ces apophyses. Ces bords marquent donc latéralement l'extrémité postérieure du nez; mais le plancher des fosses nasales finit dès le bord postérieur de la voûte palatine; leur voûte est formée par toute la partie de la base du crâne, qui se trouve entre la place d'insertion des os du nez dans l'os frontal et le bord postérieur des apophyses ptérygoïdes.

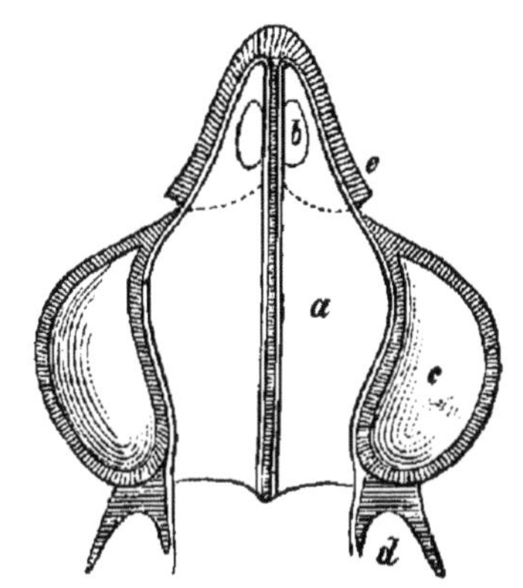

Fig. 31. — Coupe horizontale des fosses nasales en dessus de l'attache du cornet inférieur (vue prise d'en haut). — *a*, Plancher des fosses nasales finissant en arrière avec le bord postérieur de la voûte du palais, — le bord antérieur du plancher osseux indiqué par des lignes ponctuées. — *b*, Orifice de la narine. — *c*, Sinus maxillaire. — *d*, Apophyse ptérygoïde de l'os sphénoïde. — *e*, Peau du nez extérieur.

On a déjà dit précédemment que les fosses nasales ont, à leur partie moyenne, une hauteur notable. La place où cette hauteur est la plus considérable correspond à celle qu'occupe dans la voûte la lame criblée. La mince lame osseuse qui porte ce nom est placée à peu près horizontalement entre les deux voûtes orbitaires formées par l'os frontal. Sa face supérieure est visible dans la cavité du crâne et est indiquée par un ensemble de trous semblable à un crible. Sur sa ligne médiane, d'avant en arrière s'élève une sorte de petit peigne en crête de coq (*crista galli*) qui partage cette surface en deux moitiés latérales et sur chacune de ces moitiés repose la terminaison en forme de massue du tronc nerveux olfactif (*bulbe olfactif*), donnant naissance à de nombreux petits rameaux qui, par les trous de la lame criblée, se rendent dans l'organe de l'odorat.

En avant de la lame criblée, les os du nez forment en descendant le toit des fosses nasales dirigé ainsi de biais et en avant. De la limite postérieure de la lame criblée descend, au contraire, comme une paroi presque verticale, la face antérieure du corps de l'os sphénoïde qui se recourbe ensuite sous un angle légèrement obtus pour former la face inférieure du sphénoïde. Celle-ci se relie immédiatement à la face inférieure du corps de l'occipital qui se prolonge jusqu'au grand trou occipital. Toute cette face a une inclinaison telle que son extrémité postérieure, au bord antérieur du trou occipital, est placée à peu près à la hauteur du plancher des fosses nasales; sa partie antérieure, aussi loin qu'elle est limitée latéralement par les apophyses ptérygoïdes appartient aussi au toit des fosses nasales et le bord supérieur de la cloison du nez vient s'appliquer contre elle tout juste dans la même étendue. Si on la supposait prolongée en avant, elle rencontrerait l'extrémité inférieure des os du nez, sa direction reliant le bord supérieur de l'ouverture antérieure du nez (ouverture pyriforme) avec le bord supérieur des ouvertures postérieures du nez dans le pharynx. On partagerait ainsi les fosses nasales en deux parties que l'on peut désigner d'une manière générale sous le nom de voie aérienne et d'organe de l'odorat. L'espace inférieur, qui se trouve entre cette même face du sphénoïde supposée prolongée et le plancher des fosses nasales, est suffisamment caractérisé comme voie aérienne par cela même qu'il s'y établit une communication directe entre l'ouverture antérieure et l'ouverture postérieure du nez. L'espace qui se trouve au-dessus entre la face supposée prolongée et la lame criblée appartient à

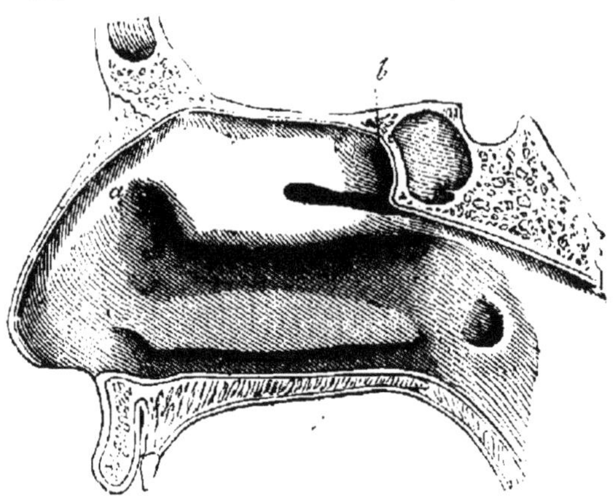

Fig. 32. — Paroi latérale du nez. — *a*, Digue du nez qui sépare l'étroit passage conduisant directement à la fente olfactive du passage existant sous le cornet moyen (méat moyen). — *b*, Sinus sphéno-ethmoïdal. (Comp. fig. 6, A.)

l'organe de l'odorat. Cet organe se présente comme une anfractuosité placée dans le haut de la voie aérienne et n'est accessible que par celle-ci. Sa paroi antérieure est formée par l'os du nez, sa paroi postérieure par le corps de l'os sphénoïde. En ce qui concerne la voie aérienne, on doit remarquer qu'elle est plus basse en arrière qu'en avant et qu'elle offre par suite en avant un élargissement en forme de pavillon de trompette. La mesure de cet élargissement est indiquée par le fait ci-dessus mentionné que le plancher des fosses nasales prolongé jusqu'au bord antérieur du grand trou occipital se rencontre avec la face inférieure du sphénoïde et de l'occipital. L'angle sous lequel se fait cette rencontre donne immédiatement le degré de convergence et réciproquement le degré de divergence de la limite supérieure et de la limite inférieure de la voie aérienne. La conformation particulière de cette voie, examinée en coupe horizontale, doit faire l'objet d'une exposition ultérieure. Mentionnons seulement ici, en un mot, qu'elle est, dans son milieu, sensiblement plus large qu'à l'un ou à l'autre de ses débouchés.

Les deux parties distinctes des fosses nasales dont on vient de parler trouvent leur limitation latérale dans diverses pièces osseuses, et la mention de ce fait est un complément important à ajouter à ce qui a été dit sur la conformation de la partie osseuse des fosses nasales. En effet, nous n'avons décrit jusqu'à présent les fosses nasales que comme une cavité renfermée entre les deux os de la mâchoire supérieure, cavité qui se prolonge en montant entre les cavités orbitaires jusqu'à la base du crâne. Si l'on examine maintenant la paroi interne de la cavité orbitaire, on remarque que, de tout le maxillaire supérieur, il n'y a que la partie tout à fait antérieure (l'apophyse frontale) qui monte jusqu'à la base du crâne et qu'au contraire toute la partie principale du maxillaire supérieur, dont la face supérieure forme en même temps le plancher de la cavité orbitaire, demeure notablement éloignée de la voûte de cette cavité constituée par l'os frontal. Il reste ainsi un intervalle limité en bas par le maxillaire supérieur, en haut par la partie de la cavité orbitaire empruntée à l'os frontal, en avant par l'apophyse frontale du maxillaire supérieur et en arrière par le corps de l'os sphénoïde. Cet intervalle est rempli par une lame osseuse mince (*lame papyracée de l'ethmoïde*), qui forme en même temps la paroi interne de la cavité orbitaire. On voit que, dans la limitation latérale des fosses nasales, le maxillaire supérieur forme la paroi latérale de la voie aérienne et que c'est la lame papyracée de l'ethmoïde qui limite en dehors la partie des fosses nasales renfermant l'organe de l'odorat.

La face interne du maxillaire supérieur et la lame papyracée de l'ethmoïde se trouvent à peu près dans le même plan vertical, et cependant il avait été indiqué précédemment que l'organe de l'odorat se trouvait placé dans un espace en forme de fente en haut des fosses nasales. Si réellement la partie des fosses nasales renfermant l'organe de l'odorat a comme limite extérieure la lame papyracée de l'ethmoïde, il y a entre les deux assertions une contradiction qu'il faut expliquer. L'explication est facile à donner du moment où l'on constate que la lame papyracée n'est pas une lame osseuse indépendante et libre, mais seulement la lamelle extérieure d'une masse osseuse boursouflée en cellules qui avance dans les fosses nasales et se termine tout près de la cloison du nez, par une lamelle semblable appelée *lame du cornet*. Toute cette partie boursouflée prend avec les deux lamelles qui en forment la limite le nom de *labyrinthe de l'ethmoïde* (Voir fig. 33).

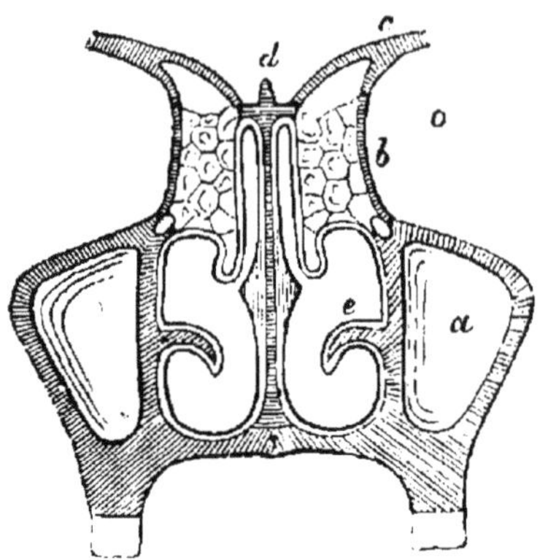

Fig. 33. — Coupe verticale des fosses nasales, — les limites entre les divers os marquées par des points. — *a*, Maxillaire supérieur avec le sinus maxillaire. — *b*, Labyrinthe de l'ethmoïde limité du côté de la cavité orbitaire *o* par la lame papyracée. — *c*, Partie de la voûte de la cavité orbitaire formée par l'os frontal avec le sinus frontal. Dans le prolongement de la cloison du nez, en haut, l'apophyse crista galli. Sous cette dernière, la lame criblée placée en travers. — *e*, Cornet inférieur.

Ce n'est qu'ultérieurement qu'il y aura lieu de parler plus en détail des cavités celluleuses du labyrinthe de l'ethmoïde, ainsi que des excavations existant dans les os voisins, et de formuler quelques vues sur leur utilité probable. Cependant il est dès à présent nécessaire d'entrer au préalable dans l'examen des rapports du labyrinthe de l'ethmoïde avec les os voisins. — Ce labyrinthe de l'ethmoïde est une masse ayant à peu près la forme d'un parallélipipède droit dont les plus grandes faces, à savoir la lame papyracée et la lame du cornet, ont déjà été mentionnées. Il faut ajouter que la lame papyracée est composée de deux parties : une partie postérieure (*lame papyracée proprement dite*) et une antérieure (*os lacrymal*). Ce dernier se distingue de la lame papyracée en ce qu'il n'est pas, comme elle, en continuité ferme avec les cloisons des cellules, mais qu'il est plutôt posé sur la partie antérieure de celles-ci comme un revêtement libre. Au reste, il se comporte si complètement sous tous les rapports comme s'il faisait partie de la lame papyracée qu'on pourra sans inconvénient employer ce dernier nom, dans ce qui va suivre, pour désigner dans leur ensemble les deux pièces qu'on distingue d'ordinaire l'une de l'autre.

Le labyrinthe de l'ethmoïde a les mêmes bords que ceux indiqués plus haut comme bords de la lame papyracée. Seulement ils ont une certaine largeur qui correspond à l'écartement de la lame du cornet par rapport à la lame papyracée. Ce sont donc des surfaces étroites formant les faces latérales du parallélipipède auquel on a comparé ci-dessus la masse de l'ethmoïde. Celui de ces bords plats qui occupe la position inférieure s'appuie par son arête extérieure que forme la lame papyracée contre le bord supérieur du maxillaire supérieur et recouvre par conséquent la voie aérienne. On aura plus tard à dire d'une manière plus précise comment les choses se passent en ceci. Celui des bords plats qui se trouve en haut offre au contraire sur les deux côtés des rapports étendus qu'il importe de connaître exactement pour arriver à se faire une idée juste de la région des fosses nasales. Mais, pour faire saisir plus aisément ces rapports, il faut examiner d'abord la partie de l'os frontal qui forme la voûte orbitaire et remarquer spécialement qu'à cette place le bord interne de la voûte présente une largeur notable. On peut s'en convaincre avant même d'avoir à désarticuler le crâne : En effet, la face de la voûte de la cavité orbitaire tournée vers la cavité du crâne n'est séparée de la voûte orbitaire de l'autre côté que par la lame criblée qui s'intercale entre elles. Au contraire, la face inférieure qui regarde la cavité orbitaire demeure éloignée de la face symétrique de l'autre côté de toute la largeur qui correspond à l'intervalle des cavités orbitaires. Que si maintenant l'on dégage l'os frontal des parties avec lesquelles il est en connexité, on constate que la partie interne de la voûte orbitaire se compose de deux lames dont l'une se réunit à la lame papyracée de l'ethmoïde pendant que l'autre s'applique contre le bord latéral de la lame criblée. Comme à ce même bord de la lame criblée s'attache aussi la lame du cornet dépendant du labyrinthe, il est évident que chaque moitié latérale de la lame criblée recouvre la fente olfactive de son côté et que sa largeur fournit immédiatement la mesure de l'étendue de cette fente. (Voir fig. 33.)

Les idées qu'on vient de puiser dans l'exposé qui précède au sujet de la structure de la charpente osseuse des fosses nasales doivent être étendues sans difficulté à ce qui a été dit précédemment sur les rapports réciproques entre la voie aérienne et la fente olfactive. Ainsi, il n'y a qu'à prolonger vers le bas l'arête formée par la face latérale interne et par le bord plat inférieur du labyrinthe de l'ethmoïde pour obtenir cette cloison lamelleuse en forme de langue, placée entre la partie supérieure de la voie aérienne et le bas de la fente olfactive.

Le nez extérieur.

D'après le plan fondamental que nous avons donné de la structure osseuse du nez et que nous aurons à compléter un peu plus dans la suite, nous reconnaissons que la charpente osseuse détermine absolument les fosses nasales. La forme générale de la voie aérienne s'y trouve aussi clairement indiquée que celle de l'espace réservé à l'organe de l'odorat. Néanmoins les parois des fosses nasales ne sont pas seulement constituées par cette ébauche osseuse, elles se complètent en avant de façon à ce que l'ouverture pyriforme se trouve couverte et que l'accès du nez se trouve réduit aux ouvertures relativement petites des deux narines. Ce complément concerne aussi bien la cloison que les parois et se trouve réalisé en partie par des pièces cartilagineuses, en partie par la peau extérieure. Il constitue dans son ensemble la masse molle du *nez extérieur*.

Cartilages du nez. — Parmi les cartilages du nez extérieur, il y en a de deux sortes à distinguer qui présentent des caractères essentiellement différents. L'une des deux espèces de cartilages prend place parmi les éléments de la charpente osseuse, l'autre espèce parmi les parties accessoires de la peau extérieure.

Les cartilages de la première espèce sont les restes du *crâne primordial*. On désigne sous ce nom la première ébauche du crâne qui offre la même forme essentielle que le crâne complètement développé, mais qui, au lieu de se composer, comme celui-ci, de plusieurs pièces différentes, ne se trouve constitué que par un seul morceau de cartilage. Ces diverses parties osseuses qui composent le crâne entièrement formé proviennent de points d'ossification isolés qui se présentent les uns comme ossification des parties correspondantes du crâne primordial, les autres comme couches superposées du périchondre. Il reste de ce crâne cartilagineux primordial, à l'extrémité antérieure des fosses nasales, une partie non ossifiée qui se rattache aux pièces osseuses adjacentes de la même manière que les cartilages des côtes se rattachent aux côtes dont ils ne sont que la partie restée non ossifiée. La partie cartilagineuse des parois du nez forme, comme annexe de la partie osseuse, une lame médiane qui constitue, en avant, la partie inférieure de la cloison, et deux lames latérales en prolongement des os du nez. Bien que ces trois lames ne constituent qu'un seul cartilage, on désigne la lame du milieu prise à part sous le nom de *cloison cartilagineuse* et les deux lames latérales plus petites rattachées par la lame médiane au dos du nez, sous le nom de *cartilages triangulaires*.

La cloison cartilagineuse fait saillie au dehors de l'ouverture pyriforme, de manière à soutenir le dos du nez extérieur, mais elle ne s'étend ni au bout du nez, ni même jusqu'au bord inférieur de la cloison qu'on voit entre les narines. Elle forme ainsi un complément, sinon entier, au moins très considérable de la cloison osseuse. — Les cartilages latéraux n'ont, au contraire, que très peu d'importance et ne complètent que dans une faible mesure les faces latérales du nez extérieur. Ce qui manque pour l'achèvement de la forme bien connue du nez est fourni par la peau du visage, laquelle se relie avec la muqueuse dont les fosses nasales sont revêtues à l'intérieur.

Le bord inférieur de la cloison, formé simplement de peau, est, quoique court, doué naturellement d'une certaine mobilité; aussi l'appelle-t-on *septum mobile* (cloison mobile). La partie latérale du nez extérieur formée de la même manière est relativement assez étendue et se trouve suspendue comme un rideau libre entre la peau des joues et le dos du nez. On l'appelle même pour cela *aile du nez*.

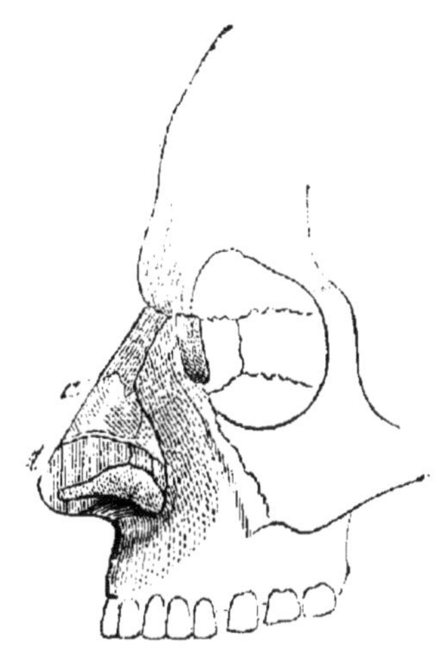

Fig. 34. — Cartilages du nez extérieur. *a*, Cartilage triangulaire. — *b*, Cartilage des ailes du nez indiqué par des hachures verticales.

Ce caractère de mollesse et de mobilité de l'aile du nez est, il est vrai, en contradiction avec le principe posé précédemment que la voie aérienne doit essentiellement avoir des parois rigides. La disposition même de la partie du nez dont il s'agit est l'un des faits les mieux appropriés à démontrer combien ce principe est important et fondamental. Si l'on restreint, en effet, l'entrée de l'air en appuyant légèrement le doigt sur les narines et si l'on fait une inspiration profonde, l'aile du nez s'abaisse fortement ; elle en arrive, quand l'appel d'air est énergique, à s'appuyer sur la cloison du nez de façon à intercepter plus ou moins complètement le passage de l'air. Cette expérience montre toutefois, en même temps, que, malgré le défaut de résistance de l'aile du nez, il n'y a pas à redouter le danger d'un arrêt de respiration quand celle-ci est normale et calme. D'un autre côté, la mobilité de l'aile du nez offre un grand avantage en ce qu'elle permet de régler l'entrée de l'air dans les fosses nasales, comme on le fera voir ci-après. Mais les narines présentent encore une disposition qui assure l'entrée de l'air sans compromettre la mobilité de l'aile du nez. On trouve à la périphérie de la narine et jusqu'au point où celle-ci vient s'appuyer sur l'ouverture pyriforme, un anneau cartilagineux enchâssé dans le repli de peau dont la narine est formée et qui soutient celle-ci pour la tenir ouverte. La pièce principale de cet anneau est le *cartilage de l'aile du nez*, lame relativement large, mince, placée dans le bord inférieur de l'aile du nez très près de l'extrémité du nez. Elle se recourbe au bout du nez en une apophyse mince, placée dans le repli de peau de la cloison mobile. Par derrière, la lame principale, placée dans l'aile du nez, est complétée par quelques petites lames cartilagineuses alignées les unes à la suite des autres et dont la série s'étend jusqu'à l'ouverture pyriforme. Ce sont les *cartilages sésamoïdes*.

L'extrémité du nez est donc formée par les places de courbure des deux cartilages de l'aile du nez, celui du côté droit et celui du côté gauche. Les apophyses courbées en dedans de ces deux cartilages pénètrent dans la cloison mobile. Ce mode de formation de l'extrémité du nez est souvent indiqué d'une manière évidente par une gouttière verticale peu profonde qui s'y trouve et mieux encore lorsque l'un des cartilages fait plus saillie que l'autre en avant, ainsi qu'il arrive quelquefois.

Les muscles du nez. La mobilité de la partie des parois des fosses nasales qui se trouve le plus près des narines, spécialement des ailes du nez, présente, nous l'avons dit, un très grand avantage en ce qu'elle permet de régler l'accès de l'air dans cette cavité. Cette disposition intéresse surtout l'organe de l'odorat; mais elle a aussi une certaine importance au point de vue de la quantité d'air qui entre. Naturellement, ce sont des muscles qui font apparaître cette mobilité comme mouvements réalisés et ils sont arrangés de manière à produire soit un changement dans l'étendue de l'ouverture des narines, soit une modification dans sa position. Là encore, c'est avec peu de moyens que se trouvent atteints les résultats les plus complets, n'y ayant que quatre muscles, dont l'activité réalise tout le nécessaire. A la vérité, quelques autres muscles encore, plus petits et placés sur les faces du nez, se joignent aux premiers, mais ils sont beaucoup trop peu importants pour exercer une action qui mérite d'être mentionnée, même lorsqu'ils seraient normalement développés, ce qui n'arrive que dans des cas tout à fait rares. Il n'y a lieu d'en parler que parce qu'ils tiennent la place de muscles semblablement disposés chez les animaux, mais beaucoup plus forts et doués par suite d'une efficacité plus grande.

Des quatre grands muscles, le plus grand est celui qui dilate la narine par l'élévation de l'aile du nez. Il prend son origine sur le côté extérieur de la charpente osseuse du nez près de l'angle interne de l'œil, descend droit dans l'angle que forment l'aile du nez et la joue et là se termine en partie dans l'aile du nez par quelques-unes de ses fibres, en partie, par d'autres fibres qui s'étendent un peu plus loin, dans la lèvre supérieure. Quand il agit, il tire en haut l'angle dont nous venons de parler et, en dilatant la narine, il élève l'aile du nez ainsi que la partie avoisinante de la lèvre supérieure. On l'appelle, pour cette raison, *élévateur commun de l'aile du nez et de la lèvre supérieure*. On le voit en activité dans les inspirations très profondes, dans les cas de dyspnée où son emploi permet de donner un accès plus facile à une plus grande quantité d'air.

Son antagoniste est un muscle qu'il recouvre en partie et qui, prenant son origine au bord des dents, au dessus de l'incisive extérieure, monte de là à l'angle de l'aile du nez et de la joue. Il se termine en partie sur ce point et, pour une autre partie, s'étend en s'élargissant notablement, avec une aponévrose en forme d'éventail, par-dessus tout le dos du nez, spécialement par-dessus la partie qui n'a point de charpente osseuse. La première des deux branches de ce muscle est un *abaisseur de l'aile du nez*. Par une fausse idée de son arrangement et de l'action qui en dépend, on le décrit habituellement comme un élévateur de l'aile du nez. La seconde branche, grâce à son élargissement en forme d'éventail sur la partie la plus mobile du dos du nez, peut tirer celle-ci en bas et prend pour ce motif le nom de *compresseur des narines*. Les deux muscles contribuent à modérer l'entrée de l'air dans les fosses nasales, ce qui n'a, il est vrai, aucune importance pour l'acte de la respiration proprement dit, mais ce qui a, au contraire, pour l'exercice du sens de l'odorat, un intérêt qu'on aura à expliquer plus tard.

Les deux muscles dont il vient d'être parlé sont les plus importants et ceux dont l'action peut avoir la plus grande puissance. A côté d'eux se placent encore deux autres muscles plus petits dont on peut décrire l'action comme dirigée sur l'extrémité du nez. De ces deux muscles, l'un joue le rôle d'élévateur, l'autre, le rôle d'abaisseur.

L'élévateur de l'extrémité du nez (*muscle pyramidal du nez*) est constitué par un faisceau pair de muscles qui, sans prendre une origine bien déterminée à partir d'une surface osseuse, descend comme un prolongement de quelques faisceaux du muscle frontal sur le dos du nez et quelquefois jusque sur le bout de cet organe. Il ne s'étend pas d'ordinaire en longueur au delà du bord inférieur de l'os du nez. Comme il finit par se perdre dans la peau, il peut tendre quelque peu vers le haut la peau du dos du nez et, par suite, relever un peu l'extrémité du nez.

En opposition avec ce muscle se trouve l'*abaisseur de la pointe du nez*. Celui-là aussi ne prend aucune origine déterminée à partir d'un os, mais il est constitué par quelques faisceaux du sphincter de la bouche qui montent et finissent à la cloison du nez. Leur action peut abaisser la cloison du nez dans les conditions de mobilité de celle-ci et, en même temps, abaisser avec elle l'extrémité du nez.

Résumé. Si, avant de passer à une description plus précise des parois des fosses nasales, nous jetons en arrière un rapide coup d'œil sur les faits que notre étude a mis jusqu'ici en lumière, en ce qui touche la forme de la cavité nasale, nous pouvons résumer ces faits comme suit :

1° La cavité nasale constitue une cavité qu'entourent entièrement, à l'exception d'une partie du nez extérieur, des parois osseuses,

— cavité qui, par devant, communique avec l'air extérieur par une ouverture étroite placée dans le visage et qui, par derrière, communique avec la partie supérieure du pharynx par une ouverture étroite aussi.

2° Une cloison, composée de même, pour la plus grande partie, de substance osseuse et placée dans le plan médian du corps, sépare complètement la cavité nasale en deux moitiés, l'une à droite, l'autre à gauche, à partir de l'ouverture antérieure jusqu'à l'ouverture postérieure.

3° On distingue dans chacune de ces cavités deux régions d'inégale étendue dont la limite commune serait un plan à peu près horizontal, un peu descendant pourtant d'avant en arrière.

4° La région inférieure, plus vaste que l'autre, est la voie aérienne proprement dite. Elle est limitée latéralement par les maxillaires supérieurs et par les apophyses ptérygoïdes du sphénoïde avec l'os palatin qui relie ces deux apophyses. Son plancher est formé par la voûte palatine à laquelle se rattache immédiatement par derrière le voile du palais. Elle est recouverte en arrière par la face inférieure du corps de l'os sphénoïde, en avant par la face inférieure du labyrinthe de l'ethmoïde.

5° La région supérieure, moins étendue, est l'organe de l'odorat. Elle se présente comme une étroite anfractuosité de la voie aérienne, dirigée en haut en forme de fente, limitée latéralement par le cornet du labyrinthe. Elle atteint en haut jusqu'à la lame criblée de l'ethmoïde. Par derrière, elle est limitée par la face antérieure du corps du sphénoïde, en avant par l'os du nez. En bas, sa limite correspond à un plan dont il a été parlé au n° 3, plan qui irait, en prolongement de la face inférieure de l'os sphénoïde, rejoindre l'os du nez. Elle est encore un peu agrandie vers le bas, mais sans préjudice pour la voie aérienne, par le cornet moyen. Ce point sera développé avec plus de détails dans ce qui va suivre. On n'en parle ici que pour ne pas schématiser d'une manière trop absolue la séparation des deux cavités.

6° Le nez extérieur, aussi loin que s'étend sa partie dépourvue de charpente osseuse, doit être considéré, comme formant plus particulièrement la partie antérieure de la voie aérienne. Il est constitué en partie par des pièces cartilagineuses en continuité avec les os du nez, en partie par des replis de peau que soutiennent autour de l'orifice de chacune des narines des intercalations cartilagineuses.

7° La cloison du nez, dans toute la partie qui correspond à celle du nez extérieur indiquée au numéro précédent, et même plus loin à l'intérieur des fosses nasales, est formée par des cartilages.

8° La partie non osseuse du nez extérieur peut être mise en mouvement par des muscles disposés par paires et qui élèvent ou abaissent soit l'aile du nez, soit l'extrémité du nez.

9° Toute la cavité nasale est tapissée par une membrane muqueuse qui se trouve en continuité avec la peau extérieure à l'orifice des narines et avec la muqueuse du pharynx à l'ouverture postérieure des fosses nasales. Dans la fente olfactive, cette muqueuse présente une organisation spéciale qui la rend propre à servir d'organe de l'odorat.

LES PAROIS INTÉRIEURES DES FOSSES NASALES

Comme on l'a montré dans ce qui précède, la cavité qu'on désigne sous le nom de fosses nasales est, à proprement parler, une cavité double; mais ces deux moitiés restent à tout instant dans les mêmes rapports avec le courant d'air qui les traverse et fonctionnent comme un seul tout. Pour les décrire d'une manière précise, il est nécessaire de maintenir la division en deux cavités et de distinguer dans chacune d'elles une cloison latérale interne et une autre externe, la première étant formée par la cloison du nez, l'autre par le maxillaire supérieur et par l'os ethmoïde.

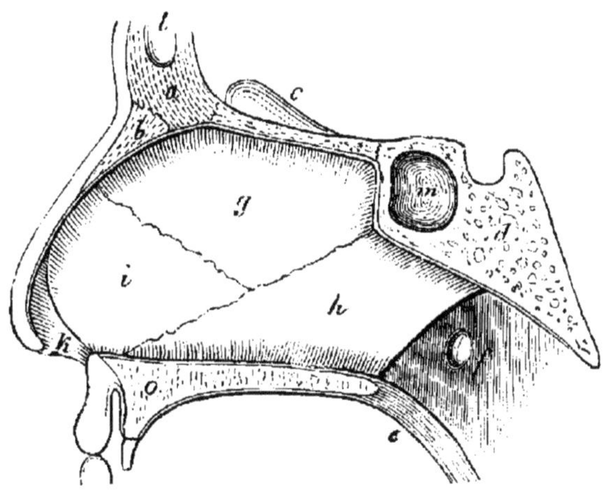

Fig. 35. — La cloison du nez. — *a*, L'os frontal avec le sinus frontal. — *b*, Os du nez. — *c*, Apophyse crista galli avec la lame criblée. — *d*, Os sphénoïde avec le sinus sphénoïdal (*m*). — *o*, Voûte palatine. — *e*, Voile du palais. — *f*, Embouchure de la trompe d'Eustache. — *g*, Lame perpendiculaire de l'ethmoïde. — *h*, Vomer. — *i*, Cloison cartilagineuse. — *k*, Cloison mobile.

La *face latérale interne* formée par la cloison du nez offre peu de chose qui soit digne de remarque, n'étant qu'une surface lisse et plane, le long de laquelle se montre seulement le bourrelet de muqueuse déjà mentionné, qui contribue à rétrécir l'entrée de la fente olfactive. Sa charpente solide est formée par deux minces lames osseuses et par une lame cartilagineuse, toutes trois réunies entre elles par leurs bords de manière à constituer une lame unique. En réalité, toute la cloison du nez ne forme aussi dans le crâne primordial qu'une seule lame cartilagineuse, et les deux lames osseuses dont il s'agit ne sont que des parties ossifiées de cette lame primitive. Les deux lames osseuses sont : la *lame perpendiculaire de l'os eth-*

moïde et l'*os vomer*. Ce dernier se trouve entre la face inférieure du corps de l'os sphénoïde et la face supérieure de la voûte du palais, sa limite supérieure étant indiquée par une ligne qu'on tirerait à partir de l'arête antérieure et inférieure du corps de l'os sphénoïde jusqu'à la partie antérieure de la voûte palatine.

La lame perpendiculaire de l'ethmoïde s'articule en avant avec les os du nez, en haut avec la lame criblée, en arrière avec la face antérieure du corps de l'os sphénoïde, en bas avec la moitié postérieure de la ligne qui vient d'être indiquée comme limite supérieure du vomer. Un cinquième bord plus libre part du milieu du vomer pour aboutir à la partie inférieure de l'os du nez. Entre ce bord et la moitié antérieure du bord supérieur du vomer se trouve inséré le *cartilage de la cloison*, qui se termine entre l'extrémité inférieure de l'os du nez et l'extrémité antérieure de la voûte palatine par un bord recourbé faisant saillie en dehors de l'ouverture pyriforme. La partie restante de la cloison du nez jusqu'aux narines est formée par le repli de peau qui a déjà été mentionné sous le nom de *cloison mobile*.

Il arrive assez souvent que la cloison du nez est rendue dyssymétrique parce qu'elle est pressée d'un côté dans son milieu et que, par suite, elle forme un renflement à l'intérieur de la fosse nasale de l'autre côté à la place correspondante.

Il y a plus de complication dans la *paroi latérale* de chacune des fosses nasales, car on trouve dans cette paroi toutes les particularités qui sont liées avec le passage du courant d'air dans le nez.

C'est le long de cette paroi que commence à apparaître clairement la division entre la fente olfactive et la voie aérienne. On y voit en effet (se reporter à la figure 32, page 62) deux feuillets en forme de conque recourbée, disposés horizontalement et faisant saillie en dedans avec la concavité tournée en dessous. Ils se composent de lames osseuses minces recouvertes par la muqueuse qui tapisse les fosses nasales. De ces deux feuillets appelés *cornets*, l'inférieur peut être négligé provisoirement, mais celui qui se trouve au-dessus mérite un intérêt plus sérieux. On l'appelle du nom de *cornet moyen*, dénomination tout à fait mal choisie parce qu'elle implique l'existence d'un autre cornet qui serait le cornet supérieur. On trouve bien au-dessous de ce cornet moyen une petite lame osseuse semblable qu'on appelle cornet supérieur, mais c'est une formation de nature si distincte et qui a d'autres rapports si différents qu'on ne saurait lui assigner un rôle analogue à celui du cornet moyen. A vrai dire, le cornet inférieur a aussi de tout autres rapports que le cornet moyen et, à raison de cette différence, il conviendrait de même de ne pas le rapprocher, par la dénomination du cornet moyen. Toutefois, il a au moins avec celui-ci une ressemblance extérieure qui ferait mieux admettre un rapprochement.

Le cornet moyen sépare la voie aérienne de l'organe de l'odorat. C'est une extension de la face latérale interne du labyrinthe de l'ethmoïde, se dirigeant vers le bas, laissant entre elle et la cloison du nez un espace en forme de fente, prolongation immédiate de la fente olfactive vers le bas; mais, en même temps, il reste entre ce cornet et le maxillaire supérieur un intervalle qui est la partie supérieure de la voie aérienne (fig. 33). Ainsi la partie supérieure de la voie aérienne et la partie inférieure de la fente olfactive, séparées seulement par le cornet moyen, se trouvent à la même hauteur l'une près de l'autre, en sorte que la fente olfactive prend son point de départ à la partie supérieure interne de la voie aérienne. Comme on a déjà eu occasion de le dire, l'accès de la fente olfactive est encore rétréci par l'effet d'un renflement en forme de bourrelet que présente le bord inférieur du cornet moyen et auquel correspond en vis-à-vis un renflement semblable de la cloison du nez. La fente olfactive, assez étroite à son origine entre ces deux renflements, devient seulement un peu plus large en montant.

La forme du cornet moyen est à peu près celle d'un triangle rectangle. Son bord inférieur commence, en arrière, un peu au-dessous et en avant de l'arête inférieure du corps du sphénoïde et court parallèlement au plancher des fosses nasales, se dirigeant horizontalement en avant jusque sous l'extrémité supérieure des os du nez. Juste à ce point, le bord antérieur monte en se recourbant à angle droit jusque dans le voisinage du toit des fosses nasales. L'hypothénuse qui correspond à ces deux lignes marque la place à laquelle le cornet s'attache au labyrinthe de l'ethmoïde. Cette ligne se trouve précisément dans le plan idéal que nous avons indiqué ci-dessus comme prolongement de la face inférieure du corps du sphénoïde et comme limite supérieure de la voie aérienne. Il est évident que ce plan monte d'arrière en avant et qu'ainsi la voie aérienne, déterminée par la face inférieure du cornet, doit être plus haute en avant qu'en arrière. L'utilité de cette disposition est moins peut-être de hâter le courant d'air par le rétrécissement qui se fait en arrière que d'introduire le plus possible dans la voie aérienne, grâce à l'élargissement qui se présente en avant, tout le volume d'air pénétrant par la narine, et de l'écarter ainsi de l'accès direct dans la fente olfactive (voir fig. 32, page 62).

Cette opinion peut s'appuyer sur la constitution du bord antérieur du cornet et sur la manière dont il se rattache à la paroi latérale des fosses nasales. En effet, la partie antérieure de celles-ci, correspondant au nez extérieur à partir de l'ouverture pyriforme, est très étroite, mais, plus en arrière, la face interne du maxillaire supérieur s'écartant fortement, les fosses nasales deviennent notablement plus larges pour se rétrécir de nouveau près de leurs débouchés postérieurs dans le pharynx. C'est justement la partie élargie qui est couverte par le cornet. Le bord antérieur de celui-ci passe par-dessus la partie rétrécie en se recourbant en dehors et en avant. Il parcourt alors en descendant, sous forme d'un bourrelet plat (*digue du nez*), un certain espace parallèle au dos du nez pour se perdre en s'aplatissant dans le voisinage de la narine. L'espace renfermé sous le cornet a donc en avant la forme d'un pavillon de trompette, spécialement appropriée à recueillir la plus grande partie de l'air inspiré pour le conduire dans la voie aérienne, une faible partie seulement de cet air pouvant pénétrer dans la gouttière molle entre le dos du nez et la digue du nez et pénétrer directement par cette voie dans la fente olfactive. Celle-ci ne se remplit donc guère que par l'expansion de l'air dont le courant traverse la voie aérienne.

Ces dispositions expliquent très bien aussi les rapports de l'action des muscles du nez extérieur avec l'acte de l'olfaction. Le muscle compresseur des narines agissant conjointement avec l'abaisseur de la pointe du nez doit, en effet, mettre obstacle à l'accès de l'air dans cette gouttière conduisant à la fente olfactive. Aussi employons-nous cette activité musculaire pour nous soustraire le plus possible aux odeurs désagréables. D'autre part, l'élévation de l'aile du nez accompagnée d'un peu d'abaissement de la cloison mobile doit conduire le courant d'air plus en dedans du côté de la cloison du nez et par suite faciliter son introduction sous le bord inférieur du cornet pour aboutir à la fente olfactive. On réussit surtout à obtenir ce résultat en faisant en même temps une inspiration lente, de façon à ce que l'air ne soit pas emporté en arrière dans la voie aérienne aussitôt après son entrée par la narine. Celui qui veut savourer une impression olfactive élève les ailes du nez et attire l'air très lentement avec un léger mouvement de respiration.

Au milieu de la hauteur de la voie aérienne, nous trouvons dans la partie la plus élargie de celle-ci une seconde lame en forme de cornet placée parallèlement au plancher des fosses nasales. Elle est formée par une pièce osseuse spéciale (*os turbinatum, cornet inférieur*) qui est attachée à la paroi interne du maxillaire supérieur. Elle divise l'anfractuosité latérale ci-dessus décrite en deux parties, l'une supérieure, l'autre inférieure, et se rapproche de la cloison du nez presque autant que le fait le cornet moyen. On a coutume d'appeler *méat inférieur* et *méat moyen du nez* les deux parties entre lesquelles la voie aérienne est partagée par ce cornet. On décrit aussi un *méat supérieur* placé sous le *cornet supérieur*, mais il n'y a pas plus de raison pour classer ce *méat supérieur* dans la même catégorie que les deux méats inférieurs qu'il n'y en a pour classer le *cornet supérieur* dans la même catégorie que les deux cornets inférieurs.

Il est malaisé de déterminer bien précisément le rôle qu'on peut assigner au cornet inférieur. Ce qu'il y a de plus probable est que sa destination consiste à réchauffer l'air inspiré avant que celui-ci ne pénètre plus loin à l'intérieur. On peut alléguer à l'appui de cette manière de voir que la muqueuse du cornet inférieur est extraordinairement riche en vaisseaux, au point de représenter presque un tissu spongieux rempli de sang. La vitesse du courant d'air doit, d'après les lois ordinaires de la physique, se ralentir dans la partie élargie de la voie aérienne où le cornet inférieur est placé. L'air, en le traversant avec lenteur, peut trouver le temps de s'y réchauffer au contact du sang constamment renouvelé dans les vaisseaux de la muqueuse. Ce phénomène devant, dans tous les cas, se produire, on peut sans difficulté y voir le but de l'arrangement que présente le cornet inférieur et, ce qui confirme encore cette opinion, c'est la disposition qu'il offre chez beaucoup de mammifères. Chez ceux-ci, en effet, il est souvent autre chose qu'une simple lame recourbée et constitue un organe compliqué qui remplit toute la voie aérienne. Les deux formes fondamentales qu'on rencontre en pareil cas sont : 1° une lame qui, près de la place d'attache, se partage en deux autres lames qui se roulent en spirale sur elles-mêmes, l'une dans la direction d'en haut, l'autre dans la direction d'en bas ; 2° une lame qui se dédouble, comme il vient d'être dit, et dont les parties se dédoublent à leur tour pour donner naissance à une série de dédoublements successifs semblables, en telle sorte que la coupe de ce système de lames présente un dessin élégamment ramifié. Dans l'un et l'autre cas, il ne peut être question d'une séparation de la voie aérienne en deux passages, mais le courant d'air qui traverse la voie aérienne se divise nécessairement beaucoup en se faisant passage à travers ces lames, et le grand développement de la surface de frottement doit l'échauffer au contact de la muqueuse riche en sang, de même que l'air inspiré se réchauffe contre les fils métalliques d'un *respirateur* [1].

LES ARRIÈRE-CAVITÉS DES FOSSES NASALES.

Les *arrière-cavités* constituent une dépendance des fosses nasales très digne d'attention. Ce sont, d'une manière générale, des excavations plus ou moins étendues existant dans les os qui avoisinent

1. Petit instrument que l'on a coutume de placer devant la bouche, dans certains pays froids, pour éviter le contact d'un air glacial contre les lèvres, les dents, le fond de la bouche.

les fosses nasales et mises en communication avec celles-ci par des ouvertures relativement étroites. Dans chacune des fosses nasales on trouve trois arrière-cavités séparées l'une de l'autre : le *sinus sphénoïdal*, le *sinus du maxillaire supérieur*, le *sinus ethmoïdal*[1].

Le *sinus sphénoïdal* est une cavité arrondie qui se trouve dans le corps du sphénoïde et qui est séparée de la cavité symétrique de l'autre côté par une cloison osseuse. Cette cavité débouche par une petite ouverture ronde à la face antérieure du corps du sphénoïde, dans le *recessus sphéno-ethmoïdal*, situé à la partie postérieure des fosses nasales (Voy. fig. 32).

Le *sinus du maxillaire supérieur* consiste dans une excavation de tout l'os du maxillaire supérieur. C'est une très vaste cavité qui débouche par une étroite ouverture ronde dans la partie supérieure de la voie aérienne sous le cornet moyen, à peu près au milieu de la longueur de ce cornet.

Le *sinus ethmoïdal* est une cavité très étendue, pleine de boursouflures pour la plus grande partie, et dont la constitution se rattache à ce que le caractère de formation bulleuse, déjà signalé pour le labyrinthe de l'ethmoïde, se propage sur les bords de cette pièce osseuse et s'étend plus ou moins profondément aux os contigus. L'expansion de cette formation bulleuse est moindre dans l'os sphénoïde, dans l'os palatin, et dans le maxilliare supérieur; mais elle est très prononcée dans les bords inférieurs des voûtes orbitaires et spécialement dans la partie de l'os frontal qui forme le front, à tel point que l'on décrit communément cette expansion comme une arrière-cavité spéciale (*sinus frontal*). Le système des cellules de l'ethmoïde possède deux débouchés dans les fosses nasales. Par l'un d'eux, la *gouttière ethmoïdale supérieure*, communément nommée *méat supérieur*, les cellules postérieures débouchent dans la partie postérieure de la fente olfactive. Par l'autre, la *gouttière ethmoïdale inférieure*, les cellules antérieures et les sinus frontaux débouchent sous le cornet moyen, à peu près à la même place que le sinus maxillaire. Leurs embouchures ont la forme d'une crevasse.

Au nombre des arrière-cavités du nez l'on peut bien compter aussi la cavité du tympan appartenant à l'organe de l'ouïe, qui débouche par la trompe d'Eustache dans la partie la plus reculée de la voie aérienne, tout près des ouvertures postérieures des fosses nasales. Mais, comme cette cavité et le conduit qui les met en communication avec les fosses nasales se trouvent en relations très précises et plus

1. La dénomination de *cavités accessoires* ou *annexes* du nez serait plus exacte que celle d'*arrière-cavités* et rendrait mieux l'expression « Nebenhöhlen », employée par l'auteur; il a paru toutefois difficile de s'écarter de la terminologie généralement usitée en France. (*Note du traducteur.*)

importantes avec l'organe de l'ouïe, on n'a pas coutume de la comprendre au nombre des arrière-cavités du nez, malgré le caractère de parenté que lui donne avec celles-ci l'ensemble de son arrangement considéré par rapport à la voie aérienne.

Pour être complet, mentionnons encore ce fait que le *canal lacrymal*, servant à l'écoulement du liquide des larmes, débouche dans les fosses nasales dans la partie tout à fait antérieure du cornet inférieur. Les larmes, après avoir baigné l'œil, sont détournées dans les fosses nasales où elles sont soumises à l'évaporation résultant du passage du courant d'air. Dans les cas seulement où cette sécrétion se manifeste abondamment et où le canal lacrymal ne suffit plus à la dérivation, une partie des larmes débordant alors par-dessus la paupière inférieure, la vaporisation ne suffit pas non plus à se rendre maîtresse de la grande quantité de liquide pénétrant dans les fosses nasales. Alors aussi les larmes coulent en dehors par les narines ou sont entraînées en arrière dans le pharynx par de courtes inspirations répétées. Ces courtes inspirations sont produites ou volontairement, ou comme partie du phénomène du sanglot, qui résulte d'une contraction spasmodique du diaphragme.

Quelle utilité peuvent bien avoir les arrière-cavités des fosses nasales? L'expérience établit suffisamment qu'elles ne sont point en relation avec la fonction olfactive des fosses nasales; car, dans des cas où, par quelque accident, une blessure par exemple, des arrière-cavités plus accessibles que les autres, comme le sinus frontal ou le sinus maxillaire, se trouvaient ouvertes, on a pu constater que leur muqueuse ne transmet aucune impression d'odorat.

Les arrière-cavités doivent donc être en rapports plus intimes avec la voie aérienne, et en étudiant la manière dont elles débouchent dans les fosses nasales, nous pouvons arriver à présenter à cet égard des vues ayant au moins un caractère de probabilité.

Nous ne trouvons en effet dans les fosses nasales que deux débouchés, dont l'un conduit dans le sinus sphénoïdal et dans les cellules ethmoïdales postérieures, l'autre dans les cellules ethmoïdales antérieures et dans le sinus frontal. Or, la forme de ces deux ouvertures est telle que le courant entrant doit passer par devant elles, le courant d'air de l'expiration pouvant, au contraire, s'y engager et pénétrer dans la cavité.

C'est ce qu'on peut reconnaître très aisément au débouché qu'abrite le cornet moyen et qui conduit dans le sinus maxillaire, dans les cellules antérieures de l'ethmoïde et dans le sinus frontal. C'est en effet une gouttière peu profonde en arrière à son origine et qui se creuse de plus en plus à mesure qu'elle chemine en avant jusqu'au point où elle conduit à un canal montant dans l'os ethmoïde et dans le sinus frontal. Une ouverture arrondie met la gouttière en communication avec le sinus maxillaire.

Il n'y a pas plus de difficultés à se rendre compte des conditions dans lesquelles se présente le second débouché. En effet, l'extrémité postérieure du cornet moyen se trouve très peu éloignée en bas et en avant de l'arête inférieure du corps du sphénoïde (3 millimètres environ). Le chemin tracé par cet intervalle se partage aussitôt en deux branches. L'une d'elles monte le long de la paroi antérieure du corps du sphénoïde et finit en cul-de-sac à la lame criblée. Elle constitue un espace assez profond en forme de gouttière (*sinus sphéno-ethmoïdal*) dans la paroi postérieure duquel s'ouvre le sinus sphénoïdal. L'autre branche montant obliquement en avant creuse dans l'ethmoïde une entaille profonde et devient un canal qui pénètre dans les cellules ethmoïdales postérieures. Elle ne s'enfonce pas perpendiculairement à la surface de la lame du cornet du labyrinthe, mais en montant obliquement en dehors. Son bord inférieur est donc sensiblement plus rapproché de la cloison du nez et son bord supérieur apparaît comme une lame mince proéminente dirigée vers le bas. Cette entaille (*gouttière ethmoïdale supérieure*) est le troisième méat ou « *méat supérieur* » suivant la désignation courante, et son bord supérieur est le « *cornet supérieur* ». (Fig. 6, *s*.) Parfois il est double, deux entailles de cette sorte pénétrant parallèlement l'une à l'autre dans l'os ethmoïde.

L'exposé que nous venons de faire suffit pour démontrer qu'il n'y a nullement lieu à établir une connexité entre l'existence de ce que nous avons appelé la *gouttière ethmoïdale supérieure* et le fait de la division de la voie aérienne en deux régions, séparées l'une de l'autre par le cornet moyen; qu'ainsi les noms de « *cornet supérieur* » et de « *méat supérieur* » sont tout à fait mal justifiés ; que, pour en indiquer exactement le caractère, le seul rapprochement convenable à faire est le rapprochement avec la *gouttière ethmoïdale inférieure*.

La conformation des deux gouttières montre qu'elles ne peuvent laisser entrer que l'air *expiré* dans les cavités auxquelles elles conduisent et que l'air *inspiré* ne doit faire que les frôler en passant. Le renouvellement de l'air dans les arrière-cavités ne peut donc résulter que de l'effort que fait l'air expiré pour y pénétrer. Qu'il y ait d'ailleurs en général un renouvellement d'air dans les arrière-cavités, c'est ce que prouve l'exemple de la caisse du tympan où l'on observe incontestablement ce renouvellement d'air dont l'importance pour l'organe de l'ouïe est suffisamment reconnue. Tous ces faits néanmoins ne nous apprennent encore rien qui puisse nous renseigner au degré voulu sur l'utilité des arrière-cavités. Il faut que nous recherchions si l'on ne pourrait pas en déduire quelques vues acceptables.

L'air expiré est soumis, comme tous les courants fluides, à une certaine poussée latérale. Il n'a pour s'écouler que l'orifice étroit des narines, tandis que l'accès dans les fosses nasales est donné par les ouvertures postérieures relativement larges. Il doit se produire par suite un certain arrêt du courant d'air et, avec cet arrêt, une augmentation de poussée latérale. Celle-ci se fera sentir dans les fosses nasales et y comprimera l'air avec une force correspondante à l'intensité de la pression. L'expiration doit donc remplir les arrière-cavités d'air chaud comprimé. A la cessation du mouvement d'expiration, cet air doit, par son expansion consécutive et nécessaire, rentrer en partie dans les fosses nasales, mais, avec l'inspiration, l'expansion de l'air dans les arrière-cavités s'accroît et amène une raréfaction. Par conséquent une ventilation des arrière-cavités doit s'établir constamment par le nez sous l'influence du courant d'air. Or, s'il est établi, comme nous l'avons fait précédemment, que le cornet inférieur est destiné au réchauffement de l'air inspiré, que la ventilation des arrière-cavités n'introduit pas seulement dans les fosses nasales avant l'inspiration une provision d'air échauffé, mais que, de plus, dans le mouvement d'inspiration, un afflux d'air échauffé prend son cours à partir des arrière-cavités et se mêle à l'air inspiré, on trouvera justifiée cette conception : que les arrière-cavités, de même que le cornet inférieur, doivent servir d'appareil destiné à l'échauffement de l'air inspiré.

Il est possible aussi qu'en ce qui touche la formation de la parole, il y ait à leur reconnaitre une certaine importance pour la résonnance dans les fosses nasales.

Il reste enfin à appeler l'attention sur la disposition de la gouttière ethmoïdale par rapport à la fente olfactive. Le fait que cette gouttière montant devant le corps du sphénoïde traverse le cornet ethmoïdal tapissé par la muqueuse de l'odorat constitue une contradiction apparente avec la thèse, ci-dessus formulée, de l'isolement de la fente olfactive par rapport au courant d'air passant par le nez; mais, si l'on étudie d'une manière plus précise les dispositions de ces parties, on constate justement que l'arrangement de la gouttière assure aussi l'isolement. En effet, la gouttière reçoit cette petite partie de l'air expiré, qui pénètre dans la direction de la fente olfactive par-dessus la racine postérieure du cornet moyen. Or ce courant secondaire ne peut jamais atteindre la fente olfactive, car il est conduit par la gouttière dans le sinus sphénoïdal et les cellules postérieures de l'ethmoïde. Quant à la partie du courant qui n'arrive pas à pénétrer dans ces cavités, elle est rejetée, par suite de la position rampante de la gouttière, dans le courant d'air principal. Ceci s'accorde complètement avec le fait que l'on sent moins bien les odeurs arrivant dans le nez par les ouvertures postérieures que celles qui entrent par devant, avec l'air inspiré par les narines.

Les résultats de l'étude que nous venons de faire peuvent se résumer dans les propositions suivantes :

1° Des deux parois qui limitent chacune des fosses nasales, celle qui est constituée par la cloison du nez est, dans sa forme, tout à fait indifférente, car elle n'offre qu'un plan uni à l'exception du bourrelet qui sert à rétrécir l'entrée de la fente olfactive.

2° Au contraire, la paroi extérieure, formée par le maxillaire supérieur et par l'os ethmoïde, présente toutes les configurations qui révèlent les diverses utilités des fosses nasales. Elle offre en effet :

A. dans sa partie supérieure, une face plane placée près de la cloison, face qui est la paroi externe de la fente olfactive et dont la communication avec l'ouverture de la narine ne s'établit que par une gouttière peu profonde régnant le long du dos du nez.

B. dans sa partie inférieure — la plus étendue des deux — la voie aérienne recouverte en partie par le cornet moyen, dont la hauteur est à l'origine antérieure, presque égale à celle du nez extérieur et qui finit en arrière, aux ouvertures postérieures des fosses nasales, avec une hauteur réduite environ de moitié.

3° La voie aérienne est rétrécie en travers, tant en avant qu'en arrière, mais elle s'élargit au milieu. La partie la plus large est divisée par le cornet inférieur en une moitié supérieure et une moitié inférieure.

4° La voie aérienne communique avec les arrière-cavités par deux fentes étroites dans lesquelles peut entrer l'air expiré, mais non pas l'air inspiré.

5° L'utilité probable du cornet inférieur et des arrière-cavités est de constituer un appareil destiné à réchauffer l'air inspiré.

6° L'existence des arrière-cavités doit avoir aussi, sans aucun doute, une influence sur la résonnance dans les fosses nasales.

Diversités individuelles dans les fosses nasales. — Les fosses nasales, comme toutes les parties du corps, présentent, suivant les individus, beaucoup de différences qui sont sans doute insignifiantes au point de vue du rôle à remplir par les fosses nasales dans les actes de la respiration et de l'olfaction, mais qui ont de l'importance au point de vue du rôle assigné à cette cavité dans l'acte de la parole; car leur résonnance est essentiellement influencée par ces particularités individuelles que nous avons à considérer et dont les unes se rattachent à l'âge, tandis que les autres se rencontrent chez les personnes parvenues à l'âge adulte.

Si nous comparons le visage d'un enfant du premier âge avec celui d'un individu adulte, nous trouvons, de l'un à l'autre, des différences très essentielles dans les rapports des diverses parties. En effet, le visage de l'enfant est coupé dans le milieu de sa hauteur par une ligne qui passe par la fente des paupières. La hauteur depuis la racine du nez jusqu'au menton est donc égale à la hauteur du front et, dans la moitié inférieure du visage, la moitié de la hauteur à peu près appartient à son tour au nez, l'autre moitié aux alentours de la bouche. Dans le visage de l'adulte, au contraire, nous trouvons que l'horizontale déterminée par la fente des paupières détache la hauteur du front comme tiers supérieur du visage, que le second tiers est formé par la hauteur du nez et le dernier tiers par la hauteur de la région de la bouche jusqu'au menton.

Cette différence de proportions est due exclusivement aux changements que subissent les os de la face proprement dite pendant leur développement jusqu'à la forme complète. En ce qui concerne la région de la bouche, on voit immédiatement que l'entier développement des arcades dentaires et la pousse des dents doit amener une élévation notable de cette partie qui prend une hauteur égale à celle de la région du front.

La région du nez, au contraire, ne doit son accroissement de hauteur qu'à la dilatation et à l'achèvement des fosses nasales. Dans la paroi latérale de celles-ci, ou retrouve chez le nouveau-né toutes les formes particulières qui la caractérisent chez l'adulte, mais elles sont comprimées à un degré surprenant dans la direction de haut en bas. Les cornets se montrent d'une façon évidente, mais les espaces intermédiaires n'apparaissent que comme des fentes étroites, bien que l'embouchure antérieure du cornet inférieur, en forme de pavillon de trompette, se présente déjà dans sa forme caractéristique nettement indiquée. L'ensemble de la cavité apparait comme un canal très bas et très long par rapport à sa faible hauteur, mais de plus, la paroi latérale est refoulée contre la cloison en sorte que la cavité apparait aussi comme très étroite dans le sens transversal. Il n'y a pas trace d'ailleurs des arrière-cavités. — Ces circonstances expliquent suffisamment pourquoi le catarrhe du nez chez les petits enfants entraine une si grande difficulté de respiration. La tuméfaction de la muqueuse résultant de cet état maladif ferme nécessairement cet étroit espace d'une manière presque complète, et le peu qui reste encore ouvert est obstrué par la sécrétion catarrhale dont l'enfant ne peut se débarrasser, faute de pouvoir déterminer des courants d'air énergiques.

A mesure que se fait la croissance, ces rapports changent en ce sens que les fosses nasales se déplient en quelque sorte en hauteur et en largeur et que les arrière-cavités se forment.

Le corps du maxillaire supérieur gagne notablement en hauteur par suite du développement simultané du sinus maxillaire qui n'existe pas encore chez le nouveau-né. Le plancher et le toit des fosses nasales s'écartent l'un de l'autre, de sorte que la cavité prend beaucoup de hauteur et que, par suite, les parois latérales peuvent se déplier peu à peu pour parvenir aux formes que nous rencontrons dans l'état de développement complet. Le développement des rangées de dents pousse aussi le maxillaire supérieur en arrière, par quoi les fosses nasales gagnent encore en profondeur. Cette dimension de la profondeur reçoit en outre son complément dans la partie antérieure par suite du développement du nez extérieur, auquel le grossissement et l'élévation des os du nez donnent la forme saillante qui le distingue du nez camard des petits enfants.

En même temps que se produisent ces modifications, le sinus sphénoïdal qui n'existe pas encore chez le nouveau-né se forme, aussi bien que les cellules ethmoïdales encore peu marquées dans la première enfance et, en connexité avec elles, on voit se développer les sinus frontaux.

Vers la vingtième année la marche de ce développement progressif peut être considérée comme arrêtée. Il est facile de reconnaître que cette évolution ne se prononce pas à un degré semblable pour tous les individus, ne fût-ce qu'en constatant les différences si grandes qu'offre le nez extérieur, depuis le petit nez camard arrondi jusqu'au nez aquilin hardiment projeté en avant. La ressemblance marquée d'un visage à nez camard avec un visage d'enfant démontre immédiatement aussi que le développement des fosses nasales en avant s'est fait en pareil cas d'une manière moins complète qu'il ne se serait fait avec un grand nez extérieur.

C'est un phénomène digne d'attention que cette diversité de développement observée dans ses principaux types. Le développement faible ou considérable se rattache moins à quelque chose d'accidentel dans l'individu qu'à l'existence de certaines formes typiques de tête. Les formes de tête présentent en effet deux types fondamentaux qu'on distingue sous les noms de *brachycéphale* (tête courte) et de *dolichocéphale* (tête longue). La première d'entre ces formes typiques se caractérise par la rondeur de la périphérie horizontale du crâne, tandis que dans l'autre la périphérie est un ovale dont le plus grand diamètre est dirigé d'avant en arrière. Cette différence ne dépend point du développement individuel, elle se marque déjà de la manière la plus évidente dans les crânes de nouveau-nés, comme l'établissent des mesures comparatives précises. C'est une caractéristique absolue de race. On constate en général comme une loi constante que, chez les brachycéphales, le développement des fosses nasales et des arrière-cavités est moins complet que chez les dolichocéphales. Aussi la forme du visage présente-t-elle, d'un de ces types à l'autre, des différences tout aussi caractéristiques que la forme du crâne.

La tête longue offre, en effet, en même temps qu'un crâne plus allongé, un visage allongé aussi dans lequel la partie supérieure du front est projetée fortement en avant par suite du grand développement des sinus frontaux. Par suite, les yeux, plus couverts par en haut, paraissent plus enfoncés; entre les yeux se détache un nez long et haut dont le dos est le plus souvent courbé; du côté du menton, le profil se renfonce un peu.

Dans la tête courte, le front est droit, à raison de la formation incomplète ou même du manque absolu des sinus frontaux. Le nez est court et bas avec un dos droit, souvent même déprimé légèrement. Les yeux sont moins enfoncés et le menton ne se retire pas autant en arrière par rapport au nez.

Ainsi le front fuyant en apparence est caractéristique de la tête longue. Il ne faut pas le confondre avec le front fuyant des têtes d'idiots, chez lesquels cette particularité résulte d'une dépression du cerveau dans la partie frontale antérieure. Au contraire, chez les dolichocéphales, l'apparence fuyante du front tient à ce que les sinus frontaux font saillie dans la région inférieure du front.

La cavité buccale.

Comme on l'a déjà fait discerner, la cavité buccale n'appartient pas, dans le groupement naturel des organes, à la voie aérienne, mais bien aux voies digestives. Elle renferme les appareils mécaniques nécessaires pour la division des aliments solides. C'est là que débouchent les glandes salivaires dont la sécrétion humecte les aliments pendant la trituration et prépare à l'avance leur dissolution. Nous trouvons aussi dans la bouche les mécanismes au moyen desquels le bol alimentaire, une fois formé, est projeté dans l'œsophage en passant par le pharynx. Toutefois la cavité buccale, étant mise en communication libre avec le pharynx, peut être utilisée à l'occasion comme voie aérienne, aussi bien dans l'inspiration que dans l'expiration. Cet emploi qu'on en fait ainsi intervient encore régulièrement dans les cas où se produit un plus grand besoin de respiration, dans l'essoufflement, dans la dyspnée causée par quelque maladie (comme l'asthme) et de même dans les cas où un état de faiblesse générale ne permet pas les mouvements de respiration plus énergiques que nécessite l'attraction de l'air par le nez. C'est pour cela que les phthisiques ont toujours la bouche légèrement ouverte afin de respirer avec moins de peine.

Les divers mécanismes en rapport avec l'emploi naturel de la bouche permettent d'ailleurs à celle-ci de prendre un grand nombre de formes différentes dépendant en partie de son degré d'ouverture, en partie des variations de forme de sa cavité intérieure. Suivant la nature de ces formes momentanées, l'air passant au travers de la cavité buccale peut produire des bruits divers qui leur correspondent. De plus, lorsque le courant d'air arrive sonore dans la cavité buccale, il doit, pour une même forme momentanée de celle-ci, donner une résonnance différente. L'emploi de la cavité buccale pour la parole a pour fondement cette diversité de dispositions, de bruits, de résonnances fournissant les éléments simples de la parole articulée. Il n'exige toutefois aucun appareil spécial autre que les mécanismes dépendant de la cavité buccale au titre naturel de partie du canal digestif. Il convient donc de l'étudier d'abord, à ce point de vue, avec quelques détails.

La *cavité buccale* est une cavité assez large limitée latéralement par les joues, ayant pour voûte le palais et pour plancher une membrane muqueuse commençant à la lèvre inférieure et s'étendant jusqu'au bord supérieur de l'os hyoïde. Cette membrane trouve arrêt et soutien au bord supérieur du maxillaire inférieur sur lequel elle repose et auquel elle est solidement fixée. De cette manière, la cavité buccale a, tant à la voûte qu'à son plancher, une attache osseuse qui lui donne, au moins en partie, une disposition invariable. La cavité buccale s'ouvre en dehors en avant par la fente des lèvres. En arrière, elle communique librement avec le pharynx par un passage rétréci, l'*isthme du gosier*. A partir du bord de la voûte du palais et du bord supérieur du maxillaire inférieur, les rangées de dents des mâchoires supérieure et inférieure pénètrent dans l'intérieur de la bouche en perçant la muqueuse. La partie de muqueuse placée le plus près des dents et qui est solidement liée aux bords osseux qui supportent ces dents prend le nom particulier de *gencive*. Les rangées de dents établissent à l'intérieur de la bouche une séparation incomplète en deux parties, savoir : le *creux de la bouche proprement dit* et l'espace compris entre les rangées de dents et les joues, le *creux des joues*.

Les dents. — La rangée de dents de l'une et de l'autre mâchoire se compose de 16 dents placées suivant une courbe qui représente un arc fortement tendu. On trouve au sommet de l'arc 4 dents incisives et près de celles-ci, de chaque côté, une dent canine. Sur les côtés allongés de l'arc dirigés en arrière se placent d'abord près de la canine 2 molaires à deux couronnes et, à la suite de celles-ci, 3 molaires à quatre couronnes. Chaque arcade dentaire va donc en s'amincissant de dehors en dedans jusqu'à son sommet, en harmonie avec la forme connue des couronnes de dents. Son épaisseur augmente progressivement dans la direction d'avant en arrière jusqu'aux molaires à quatre couronnes qui, dans le sens indiqué, sont les unes et les autres de même largeur.

Une différence digne de remarque entre les deux rangées de dents consiste en ce que le sommet de l'arc est plus aplati dans la rangée de dents de la mâchoire inférieure, que dans celle de la mâchoire supérieure, d'où il suit que, lorsque les mâchoires sont fermées, les incisives supérieures débordent un peu sur les incisives inférieures. En même temps, il arrive d'ordinaire qu'elles chevauchent un peu sur ces dernières par en bas. Ainsi, quand les incisives des deux mâchoires sont placées les unes sur les autres, il existe un intervalle entre les rangées de molaires de l'une et de l'autre mâchoire. Ainsi surtout, la voûte du creux de la bouche limitée par les incisives supérieures s'étend un peu plus en avant que la partie à recouvrir. Un indice essentiel de cette dernière disposition résulte de ce que les incisives de la mâchoire supérieure, notamment les deux du milieu, sont plus larges et plus longues que les incisives inférieures correspondantes.

Les mécanismes de la cavité buccale. — Pour étudier avec ordre les différents changements que peut subir la cavité buccale, il convient de séparer les uns des autres et d'examiner à part les divers mécanismes qui peuvent avoir une influence à ce point de vue.

Le mécanisme qui, tout d'abord, appelle le plus l'attention est celui qui met en mouvement la mâchoire inférieure. Celle-ci remplit, au cours des opérations relatives à la digestion, l'office important de la trituration, de la division des aliments en petits morceaux. L'utilité de ce mécanisme pour la parole consiste en ce qu'il sert à éloigner et à rapprocher tour à tour le plancher de la cavité buccale de la voûte du palais, la position de la mâchoire déterminant, en d'autres termes, le degré d'ouverture de la cavité buccale.

Un second mécanisme est celui qui meut les lèvres et détermine par suite la forme de la fente de la bouche. Au point de vue des fonctions de la digestion, il constitue le moyen de réception des aliments dans la cavité buccale. Au point de vue de la parole, il détermine les variations de forme de la fente de la bouche qui, à son tour, influe de la manière la plus diverse sur la production du son articulé.

Un troisième mécanisme est celui qui fonctionne dans le voile du palais. Au point de vue de la digestion, il sert à la déglutition. Au point de vue de la parole, c'est de lui que dépendent le degré d'isolement des fosses nasales par rapport à la cavité buccale, la mesure dans laquelle le courant d'air est forcé de passer par cette cavité. A ce mécanisme se trouve lié celui qui agit par les *constricteurs du pharynx*.

Le quatrième mécanisme est le muscle complexe, qui se trouve placé dans le plancher de la cavité buccale et qu'on appelle la *langue*. Au point de vue des fonctions de la digestion, cet organe concourt à la préhension des aliments, à la mastication, à la déglutition. Au point de vue de la parole, la langue a la propriété de changer de tant de manières différentes la forme de la cavité buccale qu'elle exerce par ce moyen la plus grande influence sur la formation des sons articulés.

Le mouvement des machoires.

L'une des deux mâchoires, la mâchoire supérieure, est fixe et liée d'une manière invariable au reste du crâne. Au contraire, la mâchoire inférieure est articulée avec le crâne. Aussi, lorsqu'on parle d'un mouvement des mâchoires, il ne peut s'agir que des mouvements de la mâchoire inférieure, par lesquels celle-ci peut être portée dans diverses positions par rapport au crâne, spécialement par rapport à la mâchoire supérieure solidement liée à celui-ci.

Les mouvements de la mâchoire inférieure sont, comme tous les mouvements de parties de la charpente osseuse, réalisés au moyen d'activités musculaires. Or le genre de résultat provenant de l'intervention d'une activité musculaire est toujours déterminé par le caractère de l'articulation dans laquelle ce mouvement est exécuté et, sous ce rapport, l'articulation de la mâchoire inférieure présente précisément des particularités, qui la différencient beaucoup des autres articulations. Ces particularités ont une très grande importance au point de vue de la part que prennent à la parole les mouvements des mâchoires.

Les mouvements de la mâchoire inférieure s'effectuent par sa partie postérieure qu'on nomme *branche ascendante*. La partie principale qui porte les dents (corps de la mâchoire) se recourbe, comme on sait, en arrière, sous un angle qui dépasse un peu l'ouverture de l'angle droit pour se porter brusquement en haut. Cette partie postérieure dirigée en haut est ce qu'on appelle la branche ascendante. On remarque au bord supérieur de cette branche deux apophyses séparées l'une de l'autre par une échancrure profonde en forme de croissant. Celle de ces apophyses qui se trouve le plus en avant, l'*apophyse coronoïde*, est pointue et sert de point d'attache à des muscles. L'apophyse postérieure (*condyloïde*) est, au contraire, élargie et prend à son extrémité supérieure la forme d'un bouton. C'est par elle que se fait l'articulation avec l'os temporal du crâne.

Le condyle de cette dernière apophyse présente à peu près la forme d'un cylindre placé en travers. A l'état de repos, il se trouve logé dans une dépression de l'os temporal (*cavité glénoïde*), immédiatement en avant du conduit auditif externe. Quand la mâchoire inférieure s'écarte, il se produit d'abord un mouvement de rotation des deux condyles, celui du côté droit et celui du côté gauche, autour d'un axe horizontal passant par ces deux condyles, dans les profondes surfaces d'articulation qu'offre à cet effet l'os temporal; il n'y a toutefois que les animaux carnivores chez lesquels ce mouvement soit assez puissant pour que toute l'évolution de la mâchoire inférieure tendant à ouvrir la bouche repose sur lui. Chez l'homme, l'écartement complet de la mâchoire inférieure par rapport à la mâchoire supérieure dépend d'un autre mécanisme entièrement différent : en avant de la cavité glénoïde du temporal se trouve un bourrelet arrondi placé en travers (*tubercule articulaire*), sur lequel glisse en avant le condyle de la mâchoire inférieure dans le mouvement d'ouverture de celle-ci. Dans ce cas, les deux corps en forme de cylindre se trouvent l'un près de l'autre, et entre eux deux peut s'exécuter un mouvement très étendu. La sûreté que réclame ce mouvement est garantie par un disque bi-concave (*ménisque*), fibreux, placé entre les deux surfaces articulaires et qui, lié plus étroitement au condyle du maxillaire inférieur, glisse en avant avec celui-ci et revient en arrière avec lui dans la cavité glénoïde au moment du repos. On peut constater fort aisément ce déplacement du condyle en avant chez les personnes maigres. On voit sur ces personnes une dépression se produire en avant de l'oreille quand la bouche s'ouvre, dépression provenant de ce que l'air extérieur refoule la peau dans la cavité vide de l'articulation. Quand la bouche se ferme et que le condyle revient remplir la cavité glénoïde, la fossette au devant de l'oreille disparait.

Une question qui paraît simple, mais à laquelle il est, sous bien des rapports, difficile de répondre, est celle des forces qui mettent en mouvement la mâchoire inférieure. La réponse n'est point malaisée, il est vrai, en ce qui touche les forces qui pressent la mâchoire inférieure contre la supérieure et qui ferment la bouche, car nous connaissons divers muscles puissants qui remplissent cette fonction; mais, en ce qui touche les forces qui abaissent la mâchoire inférieure et qui ouvrent la bouche, on éprouve un grand embarras, en ce sens qu'on ne saurait désigner un muscle particulier qui puisse être considéré comme abaisseur de la mâchoire inférieure à aussi bon droit que peuvent l'être pour la fonction inverse les muscles attracteurs de cette mâchoire.

Nous pouvons bien donner des indications sur l'action combinée de forces musculaires qui concourent à l'abaissement de la mâchoire inférieure, mais nous ne saurions méconnaître qu'on est en droit d'attribuer aux muscles dont il s'agit une destination plus immédiate pour d'autres fonctions. Aussi est-il à conjecturer que d'autres forces encore que des actions musculaires directes doivent intervenir pour abaisser la mâchoire inférieure et nous trouvons justement une force de ce genre dans la pesanteur. Le fait peut paraitre surprenant. Il se montre toutefois bien vite avec un caractère d'évidence pour peu que l'on examine au préalable quelles sont les forces qui retiennent la mâchoire inférieure appliquée contre la supérieure dans l'état de repos. Si nous comparons les lois habituelles d'après lesquelles le maintien des positions se réalise principalement pendant la vie, nous constatons qu'en dehors des divers éléments statiques, l'action qui se fait sentir en cela est due à la *tonicité musculaire*. On entend par ce nom un état chronique de contraction dans lequel persiste un muscle au repos et dont le degré d'énergie correspond au degré d'exercice que le muscle en question a pu atteindre. Nous n'éprouvons donc aucune difficulté à attribuer à la tonicité des muscles qui ferment les mâchoires, le maintien en position de la mâchoire inférieure. On ne peut perdre de vue, en outre, que cette tonicité agissant pour maintenir la position de fermeture est contrebalancée par le poids de la mâchoire inférieure. Si les mâchoires restent fermées, c'est donc en vertu de l'équilibre qui s'établit entre le poids de la mâchoire inférieure et la tonicité des muscles attracteurs. Si cet équilibre n'existe pas à raison d'un excès d'énergie des muscles, la position fermée se conserve, seulement les dents seront un peu plus serrées; si, au contraire, l'action musculaire est trop faible, la pesanteur l'emportera et la mâchoire inférieure descendra. Cette position pendante de la mâchoire inférieure et l'ouverture de la bouche qui en résulte sont, par suite, des phénomènes très caractéristiques de faiblesse générale ou d'états passagers de paralysie causés par la crainte, la surprise, etc. L'expression communément employée dans la langue familière : « rester la bouche béante d'étonnement » tire son origine de cette observation. L'ouverture de la bouche peut donc évidemment s'expliquer d'une manière suffisante en la rapportant à l'influence du poids de la mâchoire inférieure; il reste seulement à savoir s'il dépend aussi de notre libre volonté de laisser agir la pesanteur, ou, en d'autres termes, de faire cesser la manifestation de la tonicité. S'il n'y a aucune espèce de doute à avoir sur la possibilité de relâcher volontairement des muscles qui se trouvent dans un état effectif de tonicité, il est difficile de dire comment on y arrive. On doit pourtant reconnaître comme une cause probable de la tonicité une influence psychique s'exerçant inconsciemment sur les nerfs du mouvement, influence par laquelle se traduisent aussi les états psychiques dans le maintien en position de tout le corps, déterminé par la tonicité musculaire générale. C'est pour cela que les positions du corps et du visage ont une expression qui permet de se faire quelque idée de la vie psychique des individus. En cet état de choses, nous pouvons reconnaître la possibilité où nous sommes d'exercer une action sur la tonicité musculaire de la même façon que nous pouvons faire cesser une contraction musculaire déterminée par la volonté. Ce n'est pas ici le lieu de donner plus de développement à ces considérations. Il doit nous suffire de savoir que nous avons le pouvoir de faire prédominer le poids de la mâchoire inférieure sur la tonicité musculaire des attracteurs de celle-ci pour arriver à ouvrir la bouche.

La mâchoire inférieure pendant librement dans une pièce anatomique est portée par les deux *ligaments latéraux* et suspendue à ceux-ci. Le point d'attache de ces deux ligaments se trouve à peu près, pour chacun d'eux, sous le condyle de son côté, à la surface extérieure de l'apophyse condyloïde. C'est dans la verticale de ce point que tombe le centre de gravité de la mâchoire inférieure. Dans cette position, le corps tout entier du maxillaire bascule en bas et en arrière, mais, par là même aussi, le condyle placé au-dessus du point de suspension se trouve porté en avant et arrive ainsi sur le *tubercule articulaire*. Le glissement en avant du condyle sur le tubercule articulaire est conséquemment le résultat accessoire nécessaire du mouvement de la mâchoire inférieure s'écartant en la manière indiquée de la mâchoire supérieure. Que si, pour un instant, nous supposons le point de suspension maintenu dans une position fixe, une traction exercée de l'avant sur le condyle communiquerait à la mâchoire inférieure le même mouvement que lui imprime sa retombée. Or, le condyle peut être soumis à une traction de ce genre sous l'influence d'un muscle court et puissant (*muscle petit ptérygoïdien* ou *ptérygoïdien externe*), qui prend son origine de l'apophyse ptérygoïde du sphénoïde, sur la face externe de la lame supérieure de cette apophyse, et s'attache à la face antérieure du condyle. On ne peut méconnaître que ce muscle ne soit propre à aider à l'écartement de la mâchoire inférieure, et chacun peut expérimenter qu'il est bien effectivement mis en action quand la bouche s'ouvre fortement, car c'est à la contraction spasmodique de ce muscle qu'est due la désagréable impression, qui se produit au devant de l'oreille quand on bâille et spécialement quand on cherche à étouffer un bâillement.

Remarque. En ce qui touche les activités musculaires qui peuvent aider à l'abaissement de la mâchoire inférieure, il faut mentionner encore que l'ouverture énergique de la bouche peut aussi se réaliser avec le concours d'un groupe de petits muscles situés à la partie antérieure du cou, dont nous aurons bientôt à nous occuper et dont on doit chercher la destination dans la mise en mouvement de l'os hyoïde et du larynx. La forte contraction de ces muscles se fait sentir, dans le bâillement, à la face antérieure du cou.

Après que la mâchoire inférieure s'est écartée de la mâchoire supérieure en la manière indiquée, on revient à la position de fermeture de la bouche en mettant en jeu les muscles déjà plusieurs fois mentionnés, qu'on a coutume de désigner comme muscles de la mastication parce qu'ils déterminent le mouvement de frottement des molaires les unes sur les autres. On est, du reste, dans l'habitude de compter au nombre de ces muscles le petit ptérygoïdien, ce à quoi l'on est complètement autorisé à raison du mouvement latéral de frottement qu'il réalise.

Les muscles qui agissent comme attracteurs de la mâchoire inférieure constituent, à proprement parler, une masse musculaire séparée, qui prend son point d'attache sur les côtés interne et externe de la branche montante du maxillaire inférieur. Si l'on prolonge en bas la ligne des bords antérieur et postérieur de l'apophyse coronoïde sur les faces interne et externe de la branche montante, on obtient sur chacune de ces faces le dessin d'un triangle dont le sommet est la pointe de l'apophyse coronoïde, et dont la base est formée par la ligne suivant laquelle le bord inférieur du corps du maxillaire inférieur s'infléchit pour passer au bord postérieur de la branche ascendante. Ces deux faces sont occupées par l'insertion de la masse musculaire dont il s'agit; il ne reste à la partie supérieure de la face interne qu'un intervalle situé juste au point où se montre l'ouverture par laquelle pénètre le nerf desservant les dents de la mâchoire inférieure avec l'artère correspondante; la masse musculaire prend son origine sur le côté inférieur du crâne, partie en dehors, partie en dedans de l'apophyse coronoïde du maxillaire inférieur. On doit considérer comme centre du groupe le *muscle temporal*, qui prend son origine de toute l'étendue de la fosse temporale et qui s'attache à la face interne et à la face externe de l'apophyse coronoïde. L'*arcade zygomatique*, qui longe en dehors la fosse temporale, donne naissance à la partie des muscles de la mastication désignée sous le nom de *muscle masseter*, et ce dernier s'attache à la partie que laisse libre le muscle temporal dans le triangle, dont on a ci-dessus indiqué le tracé, à la face externe de la branche montante. La partie intérieure du groupe, quelque peu séparée du reste, le *muscle grand ptérygoïdien* ou *ptérygoïdien interne* part de la fosse qui sépare les deux lames de l'apophyse ptérygoïde du sphénoïde et vient s'insérer à la partie inférieure du triangle, sur la face interne de la branche montante, au-dessous du trou du nerf ci-dessus indiqué.

En même temps que ces muscles attirent le maxillaire inférieur pour le rapprocher du maxillaire supérieur, ils déterminent un mouvement de recul du condyle du maxillaire inférieur de manière à le faire rentrer en glissant dans la cavité glénoïde; mais avec ce mouvement de recul, il se produit aussi un changement dans la position réciproque des incisives supérieures et des incisives inférieures, ces dernières étant ramenées en arrière des premières. Ceci arrive notamment lorsque le maxillaire n'a pas été, à proprement parler, abaissé de la manière qui a été précédemment expliquée (en conservant un léger contact), mais a été seulement projeté en avant.

Les lèvres.

Les lèvres sont deux replis de peau placés en travers qui marquent l'entrée de la cavité buccale par dehors. Elles circonscrivent la fente de la bouche placée en travers dans l'état de repos. Quant à la bouche, ce n'est, à proprement parler, dans sa constitution fondamentale, qu'une ouverture pénétrant de dehors en dedans dans la cavité buccale, ayant par conséquent à traverser la muqueuse de celle-ci aussi bien que la peau du visage. La face externe des lèvres est donc constituée par la peau du visage, la face interne par la muqueuse de la cavité buccale. La structure des deux peaux est très semblable et la différence principale ne consiste que dans la finesse et la douceur plus grandes de la muqueuse. La transition de l'une à l'autre aux bords de l'ouverture peut donc se faire d'une manière imperceptible. La région de transition qui se présente sous la forme du bord rouge des lèvres a plutôt le caractère d'une muqueuse plus épaisse et la limite du bord rouge prend assez vite le caractère de la peau extérieure.

On sait que dans l'état de repos les lèvres sont serrées l'une contre l'autre et que, sous l'influence d'une activité volontaire, elles peuvent exécuter un grand nombre de mouvements qui font prendre à l'ouverture de la bouche les formes les plus diverses. C'est à cet emploi que servent un grand nombre de muscles dont les uns se trouvent dans les lèvres mêmes, dont les autres arrivent aux lèvres de divers côtés, mais qui sont tous si solidement liés à la peau de la lèvre que leurs mouvements doivent se faire sentir immédiatement dans celle-ci. Il y a tant d'espèces de fibres qui se rendent et qui se réunissent à l'intérieur de chaque lèvre qu'il est à peine possible d'isoler un faisceau d'avec un autre et de les rattacher à des groupes déterminés de tractions musculaires. Aussi est-ce également une question bien controversée que celle de savoir combien il y a de muscles à considérer comme appartenant en propre à la bouche, et quels sont ces muscles.

Nous serions entraînés à de longs développements si nous devions poursuivre l'examen précis et l'analyse exacte de la musculature des lèvres. Il suffira de fournir à cet égard un aperçu d'après un tracé d'ensemble auquel nous donnerons ici le caractère le plus général.

D'après ce tracé d'ensemble, nous avons à distinguer deux couches dans la musculature de la bouche, une couche profonde et une couche superficielle.

La *couche profonde* n'est pas spéciale à la bouche ; ce n'est qu'une partie d'un épanouissement musculaire développé en surface et ayant plus d'étendue qu'on n'en peut attribuer à sa partie principale, le *muscle buccinateur*. En effet, toute la cavité buccale, avec la partie du pharynx qui se trouve derrière elle, est revêtue d'une couche plate de muscles dont les fibres courent en direction horizontale. (Comp. fig. 36.) Cette couche est à sa plus grande largeur dans les joues et la partie des joues qu'elle occupe est ce qu'on appelle le muscle buccinateur, du mot *buccina* (trompette) parce que sa contraction sert, lorsque l'on sonne de la trompette, à expulser l'air amassé dans les joues. Cette couche est en forme d'anneau et, par conséquent, traverse les lèvres d'un côté à l'autre en continuité non interrompue, formant ainsi la base de la musculature des lèvres.

La fente de la bouche, en tant qu'elle emprunte de cette musculature pour se former, n'est qu'une fente entre deux faisceaux du tissu musculaire. Toutefois les faisceaux musculaires ne semblent pas se rendre tous directement aux deux bords de la fente, car un entre-croisement de faisceaux de fibres paraît s'opérer aux coins de la bouche. Ainsi, tels faisceaux qui, en ligne directe, devraient courir à travers le bord supérieur de la lèvre inférieure, effectuent leur trajet à travers le bord inférieur de la lèvre d'en haut; de même, tels autres faisceaux, qui devraient prendre leur cours dans le bord inférieur de la lèvre d'en haut, passent à l'autre côté par le bord supérieur de la lèvre d'en bas. Ces deux séries de faisceaux doivent donc s'entre-croiser aux coins de la bouche et, par suite, dessiner d'une manière plus aiguë les extrémités latérales de la fente de la bouche.

A l'extérieur de cette couche, se trouve une couche de muscles qu'on a coutume de diviser en deux systèmes antagonistes, dont l'un détermine le rétrécissement de l'ouverture de la bouche et l'autre son élargissement. Le système des dilatateurs rayonne de divers côtés vers la fente de la bouche et peut amener, en directions différentes, l'écartement réciproque de ses bords. En opposition à ce système, il existe comme système constricteur une couche entourant en forme d'anneau l'ouverture de la bouche et désignée sous le nom de *muscle sphincter de la bouche*, bien que ce ne soit nullement une couche simple et qu'elle renferme au contraire des éléments dont l'espèce présente des différences considérables. Néanmoins, restons-en préalablement à la conception de cette couche annulaire considérée comme constituant un muscle simple en forme d'anneau, et examinons d'abord les dilatateurs de l'ouverture de la bouche disposés en forme rayonnée. Les modifications qu'il y aura lieu d'apporter à la conception que nous nous serons faite du muscle sphincter apparaîtront bien d'elles-mêmes à la suite de cette étude.

Les muscles qui agissent *pour dilater la fente de la bouche* sont disposés d'après un plan général très simple et s'attachent en partie à la lèvre elle-même, en partie aux coins de la bouche. Chaque lèvre a son élévateur et son abaisseur, de même que chaque coin de la bouche. Ces muscles étant pairs, nous trouvons un total de huit muscles agissant ainsi sur la fente de la bouche. Ils sont accompagnés d'un muscle qui descend obliquement vers le coin de la bouche (*muscle zygomatique*) et habituellement aussi d'un autre muscle (*muscle risorius*), qui monte obliquement vers le coin de la bouche. En tout, dix à douze muscles pour dilater la fente de la bouche.

Reste à étudier maintenant ces divers muscles, séparément, au

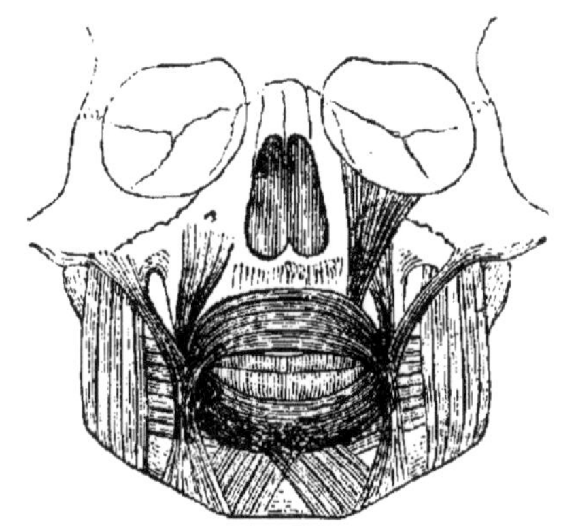

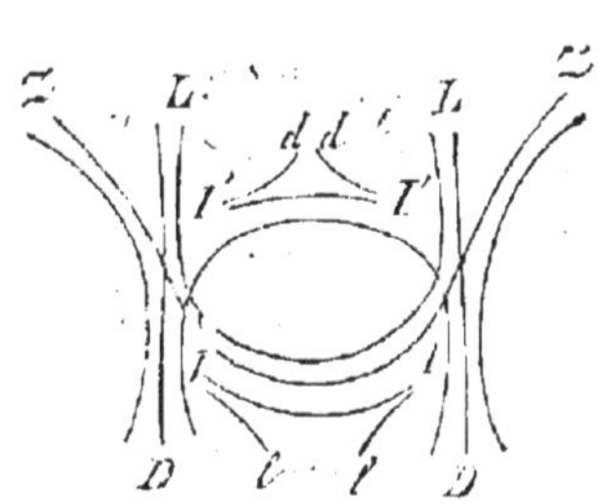

Fig. 36 et 37. — Les muscles de la bouche. Le tracé explicatif (fig. 37) montre en même temps comment ces muscles forment un sphincter annulaire de la bouche par le fait que leurs fibres s'entre-croisent en partie.

L, Muscle élévateur du coin de la bouche. — D, Abaisseur du coin de la bouche. — Z, Muscle zygomatique. — *l*, Muscles incisifs inférieurs, se mêlant en partie au sphincter de la bouche et contribuant en partie (*l*) à élever le menton. — *l'*, Muscles incisifs supérieurs se mêlant en partie au sphincter de la bouche, formant en partie des abaisseurs de la cloison du nez (*d*).

Dans la figure achevée, on voit à gauche l'élévateur du coin de la bouche recouvert en partie par l'élévateur de la lèvre supérieure. Entre les abaisseurs des coins de la bouche se trouvent deux muscles carrés s'entre-croisant en partie; ce sont les abaisseurs de la lèvre inférieure. De chaque côté, on voit disposé verticalement le muscle masseter et disposé horizontalement au fond le muscle buccinateur.

point de vue de leur action et de leurs relations avec la couche annulaire.

On a coutume de décrire de chaque côté comme *élévateurs de la lèvre supérieure* deux muscles dont la séparation n'est pourtant que bien faiblement motivée. Il existe en effet une très large lame musculaire qui prend naissance à partir de la moitié interne du bord inférieur de la cavité orbitaire et dont l'origine se prolonge jusque sur la face latérale du nez osseux près de l'angle interne de l'œil. Cette lame musculaire descend en se resserrant et se perd dans la lèvre supérieure. Néanmoins les fibres intérieures n'atteignent pas jusqu'à ce point et se terminent dans le repli de peau entre l'aile du nez et la joue. On se prévaut d'une interruption de la ligne d'attache à l'origine, interruption qui se produit tout près de l'angle interne de l'œil et que détermine la traversée d'un petit rameau nerveux dirigé vers la paupière inférieure, pour distinguer deux parties dans cette masse musculaire. Les faisceaux qui se trouvent en dedans de l'intervalle sont désignés sous le nom d'*élévateurs de la lèvre supérieure et de l'aile du nez*, parce que c'est d'eux aussi que dépendent les fibres qui se terminent dès en arrivant près de l'aile du nez et qui peuvent soulever celle-ci. La partie musculaire restante, la principale et qui prend son origine en dehors de l'intervalle en question, reçoit le nom d'*élévateur propre de la lèvre supérieure*. Cette distinction est évidemment artificielle et l'on a le droit de considérer les deux muscles comme n'en formant qu'un seul : l'*élévateur de la lèvre supérieure*, bien que quelques faisceaux ne soulèvent pas directement la lèvre supérieure, mais produisent seulement cet effet par l'intermédiaire de l'aile du nez. Pour faire une division artificielle, il y aurait plus de motifs de considérer à part ces faisceaux comme formant l'*élévateur de l'aile du nez*.

En opposition avec ce muscle, et comme analogue, on trouve l'*abaisseur de la lèvre inférieure* ou *muscle carré du menton*. Celui-ci prend son origine sur le maxillaire inférieur, à partir de la fosse placée près de la saillie du menton. Il monte en dedans et se perd dans la lèvre inférieure après s'être croisé avec le muscle symétrique de l'autre côté. Son action doit abaisser la lèvre inférieure, de telle sorte toutefois que la traction s'exerce sur des points placés au delà de la ligne médiane et attire la lèvre inférieure pour lui faire dépasser cette ligne. Les deux muscles, celui du côté droit et celui du côté gauche, abaissent ainsi la lèvre inférieure de façon à la pousser en avant en forme de gouttière.

L'*élévateur du coin de la bouche* prend son origine suivant une ligne transversale au-dessus du coin de la bouche, à la surface du maxillaire supérieur et sous le bord de la cavité orbitaire, pour se rendre en s'amincissant au coin de la bouche.

En opposition avec ce muscle, on trouve l'*abaisseur du coin de la bouche*, ou *muscle triangulaire du menton*, qui prend son origine sur une longue ligne située à la partie antérieure du bord inférieur du maxillaire inférieur et se rend en s'amincissant au coin de la bouche.

Il y a de plus le *muscle zygomatique*, prenant son origine à l'os malaire et qui d'en haut et de dehors se rend au coin de la bouche.

Sous le nom de *muscle risorius de Santorini* on désigne des faisceaux inconstants et irréguliers qui, de derrière et d'en bas, se rendent au coin de la bouche, mais qui, dans le plus grand nombre des cas, ne sont que quelques faisceaux du grand muscle peaucier du cou.

Les muscles qu'on vient de nommer en dernier lieu sont en relations spéciales avec la couche annulaire, *sphincter de la bouche*. En effet, le muscle *abaisseur du coin de la bouche* ne se termine pas au coin de la bouche ou tout au moins ne s'y termine que pour partie. Sa portion la plus considérable traverse en forme d'arc la lèvre supérieure pour passer dans les muscles semblables de l'autre côté. Aussi n'est-il pas seulement abaisseur du coin de la bouche, mais, en même temps, abaisseur de la lèvre supérieure. C'est ainsi que se comportent vis-à-vis de la lèvre inférieure, le muscle *élévateur du coin de la bouche* et le muscle *zygomatique*, ces muscles traversant la lèvre en forme d'arc pour se rendre dans les muscles correspondants de l'autre côté et devenant ainsi élévateurs de la lèvre inférieure. — Des faisceaux isolés appartenant aux deux muscles en question passent aussi devant le coin de la bouche et arrivent en s'attachant au muscle *abaisseur du coin de la bouche* jusqu'au point d'origine de celui-ci. Ils forment donc du côté de ce coin de la bouche une anse convexe qui, pendant la contraction musculaire, doit tirer en dehors le coin de la bouche.

Remarque. — On fait intervenir aussi dans la description habituelle un second muscle zygomatique qui, sous le nom de *petit zygomatique*, prend place à côté de l'autre qu'on appelle *grand zygomatique*. Toutefois ce muscle n'est qu'une anomalie d'une partie du grand zygomatique et aussi du muscle élévateur du coin de la bouche, anomalie qui ne présente quelque régularité ni dans son apparition, ni, quand elle existe, dans son arrangement. Comme d'ailleurs ce muscle n'introduit pas un nouveau principe dans les forces motrices de la bouche, il y a lieu de le faire disparaître de la série des muscles typiques de la bouche et de le rejeter dans la classe des anomalies.

On peut maintenant reprendre la question de la *couche musculaire, sphincter de la bouche*, et en examiner de plus près les parties constitutives.

Nous avons déjà reconnu comme parties constitutives de cette couche les portions du muscle buccinateur qui la traversent et les anses arquées se détachant des trois muscles du coin de la bouche. Nous avons à nous demander maintenant s'il n'y a pas d'autres éléments entrant dans le système des fibres en forme d'anneau du sphincter.

Si nous considérons que les éléments déjà étudiés sont bien en état de presser les lèvres l'une contre l'autre, mais non pas de les tirer en dedans pour donner une forme ronde à l'ouverture de la bouche, la question aura déjà reçu une réponse, en ce sens qu'il doit se trouver encore dans les lèvres d'autres éléments auxquels incombe cette fonction ; une analyse plus détaillée de la musculature des lèvres constate d'ailleurs qu'il en est ainsi.

Avant tout, on trouve dans les lèvres une couche fermée en forme d'anneau qui correspond ainsi complètement au type d'un sphincter et qu'il faut désigner par conséquent comme le *sphincter de la bouche* proprement dit. La plus grande partie de cette couche annulaire se trouve d'ailleurs si fortement attachée à la peau sur les deux côtés avoisinant la commissure des lèvres que la continuité directe des fibres en paraît interrompue. Si l'anneau se trouve ainsi partagé en deux moitiés d'anneau placées l'une dans la lèvre supérieure, l'autre dans la lèvre inférieure, le caractère fondamental de sphincter n'en subsiste pas moins; la fonction de ces muscles, consistant à tirer conjointement les coins de la bouche, n'en est que plus nettement marquée et il s'ensuit la possibilité d'une activité isolée s'exerçant par l'un ou par l'autre des demi-anneaux.

Deux masses musculaires concourent encore au rétrécissement de l'ouverture de la bouche. Elles présentent un arrangement assez compliqué et reçoivent le nom de *muscles incisifs*. L'une de ces masses (*muscle incisif supérieur*) est placée contre le maxillaire supérieur, l'autre (*muscle incisif inférieur*) contre le maxillaire inférieur.

Le *muscle incisif supérieur* a son origine au-dessus de l'incisive extérieure et de la canine de la mâchoire supérieure. Les fibres qui prennent naissance à cette origine se rendent : 1° en haut, au nez comme muscle *abaisseur de l'aile du nez;* 2° en bas, dans la lèvre supérieure qu'elles élèvent; et 3° en travers contre le coin de la bouche, où elles se perdent dans la peau. — Cette dernière portion tire le coin de la bouche en dedans et soutient ainsi l'activité du sphincter de la bouche.

Le *muscle incisif inférieur* se comporte de même. Il prend son origine entre l'incisive extérieure et la canine de la mâchoire inférieure et se partage aussi en trois portions analogues à celles de l'incisif supérieur : une portion (spécialement décrite comme *élévateur du menton*) descend dans la peau du menton et élève conséquemment cette partie. Il s'ensuit une projection en haut de l'attache de la lèvre inférieure et un renversement de la lèvre en dehors ; une seconde portion rayonne dans la lèvre inférieure et abaisse celle-ci; la troisième portion se rend en travers près du coin de la bouche pour se perdre dans la peau aux alentours de ce point. L'action de cette dernière portion est donc la même que celle de la portion analogue du muscle *incisif supérieur*. Seulement elle tire en dedans le coin de la bouche plus en bas, pendant que le muscle incisif supérieur le tire en dedans, mais plus en haut.

Ainsi, la couche en forme d'anneau, qui rétrécit l'ouverture de la bouche se compose des éléments ci-après :

1° Une partie du muscle buccinateur ;

2° Un véritable sphincter;

3° Des anses formées par les muscles du coin de la bouche ;

4° Des parties des muscles incisifs.

La grande multiplicité des forces musculaires agissant sur la fente de la bouche explique suffisamment la mobilité extraordinairement grande dont celle-ci est douée, et le pouvoir qu'elle a de prendre des formes si diverses, ayant toutes une importance plus ou moins marquée pour la formation des sons articulés. Nous examinerons dans une section spéciale de cet ouvrage les relations étroites qui existent entre les formes prises par l'ouverture de la bouche et les sons articulés, dont l'espèce dépend en partie de ces formes.

La langue.

Il est difficile de dire ce qu'est à proprement parler la langue, car il n'est pas possible de l'isoler de ce qui l'entoure comme un organe distinct, comme l'on peut isoler et décrire à part tel ou tel os, tel ou tel muscle. Tout ce que nous pouvons en dire, c'est que la langue est un renflement très mobile qui remplit à peu près tout le plancher de la cavité buccale; nous disons mobile tant parce que la langue peut subir en elle-même de très nombreuses modifications de forme que parce qu'elle peut subir des modifications de position relativement considérables.

Si nous recherchons quelles sont les conditions qui déterminent ce renflement, nous trouvons que la langue est formée de fibres musculaires entre-croisées dans tous les sens et d'un peu de graisse étendue entre ces fibres. En suivant le trajet de ces fibres musculaires, on arrive de chaque côté à trois muscles distincts qui se rendent à certains points osseux comme à leur origine, et l'on reconnaît alors que le renflement du plancher de la cavité buccale, que l'on nomme la langue, résulte de ce que trois muscles de chaque côté, soit en tout six muscles, convergent de divers côtés en ce point, pour se lier étroitement par leur extrémité. Ils forment ainsi un nœud de substance musculaire qui pénètre dans le plancher de la cavité buccale, de façon à former dans cette cavité ce bourrelet qu'on appelle la langue. Indépendamment des éléments qui appartiennent à ces trois muscles, nous trouvons encore dans la langue, bien qu'en moindre quantité, des fibres qui lui sont propres, qui commencent, s'étendent et finissent dans celle-ci.

Dans son apparence extérieure, telle qu'elle se montre dans la cavité buccale, la langue offre un corps allongé, aplati, ayant la forme d'un cône, et qui est implantée pour la plus grande partie d'une de ses faces sur le plancher de la cavité buccale, pendant que l'autre face, le *dos de la langue*, est libre et tournée vers le haut, la *pointe* libre par en haut et en bas étant dirigée en avant. Son extrémité postérieure (*racine de la langue*) confine à l'épiglotte, et il part de ce point un petit repli de muqueuse dirigé d'avant en arrière (*repli glosso-épiglottique* ou *frein de l'épiglotte*) qui s'attache à la face supérieure de l'épiglotte et contribue à maintenir celle-ci dressée. Un repli analogue de la muqueuse (*frein de la langue*) descend de la face inférieure de la pointe de la langue jusqu'au plancher de la cavité buccale, à l'endroit où la langue s'en dégage.

On doit considérer comme fondement de la structure de la langue, ainsi qu'on l'a déjà expliqué, trois muscles disposés par paires qui prennent leur origine à partir de points fixes et dont les terminaisons se rendent après un trajet libre plus ou moins court dans le corps de la langue. Le plus important d'entre ces muscles, et qui a aussi le plus d'influence sur la forme de la langue, est le *muscle génio-glosse*. Il prend son origine à la petite pointe osseuse qui se trouve dans la concavité de l'angle du menton formé par le maxillaire inférieur (*apophyse géni*). Son trajet s'effectue d'abord un peu en arrière et rayonne ensuite en haut et en arrière dans toute la longueur de la langue, de façon que celles de ses fibres qui s'étendent le plus en haut finissent à la pointe de la langue et que celles qui s'étendent le plus en bas finissent à la partie la plus reculée en arrière du dos de la langue, au bord supérieur du corps de l'os hyoïde. Les deux muscles génio-glosses, le droit et le gauche, sont placés très près l'un de l'autre dans la partie médiane du corps; ils figurent en quelque sorte le noyau de la langue, en ce que, d'une part, ils constituent une portion notable de la substance de la langue et en ce que, d'autre part, ils servent comme d'un point d'appui central au reste des muscles de la langue.

Il y a d'abord le muscle *hyo-glosse*, qui s'appuie sur lui. Ce muscle prend son origine du bord supérieur de la grande corne de l'os hyoïde, puis se dirige en avant, en se tenant étroitement accolé à la paroi latérale du pharynx au-dessus de l'os hyoïde, pour arriver à la face extérieure du muscle génio-glosse dans la langue et pour finir dans celle-ci par les irradiations de ses faisceaux.

Le troisième muscle est le *stylo-glosse*. C'est un renflement long, mince, arrondi, qui prend son origine à l'apophyse styloïde de l'os temporal et qui descend dans un trajet libre près de la partie supérieure du pharynx. Au-dessus de l'os hyoïde il se tourne en avant pour se diriger le long de la face externe du muscle hyo-glosse jusque vers la pointe de la langue.

Les masses musculaires qui se trouvent comprises entièrement dans la substance de la langue sont les suivantes :

1° Le muscle *lingual longitudinal inférieur*, faisceau de muscles arrondi, qui court entre le muscle génio-glosse et le muscle hyo-glosse dans toute la longueur de la langue ;

2° Le muscle *lingual longitudinal supérieur*, couche mince de fibres musculaires qui se trouve au dos de la langue sur toute sa longueur en dessous de la muqueuse;

3° Le muscle *lingual transverse*, assemblage d'un très grand nombre de faisceaux musculaires isolés, qui traversent la langue dans toutes ses parties et dans une direction oblique par rapport à la longueur.

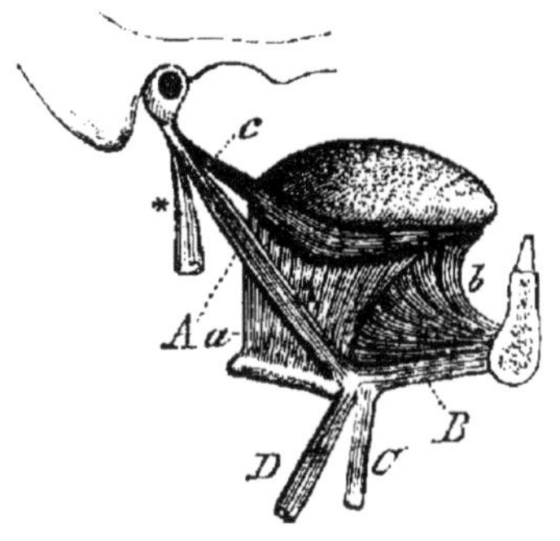

Fig. 38. — Muscles de la langue et de l'os hyoïde. — A, Muscle *stylo-hyoïdien*. — B, Muscle *génio-hyoïdien*. — C, Muscle *sterno-hyoïdien*. — D, Muscle *omo-hyoïdien*. — *a*, Muscle *hyo-glosse*, — *b*, Muscle *génio-glosse*. — *c*, Muscle *stylo-glosse*. * Elévateur du pharynx (muscle *stylo-pharyngien*). — Les muscles C, D, sont figurés coupés.

En ce qui touche *l'action de ces muscles*, on doit reconnaître que les trois muscles qu'on vient de décrire et qui constituent la seconde catégorie des muscles de la langue, ne peuvent exercer d'influence que sur la forme de celle-ci. Les trois muscles de la première catégorie, au contraire, qui déterminent un changement de place du corps de la langue, peuvent en même temps amener en outre une modification de forme.

En étudiant d'abord les muscles de la seconde catégorie, nous trouvons que les deux muscles longitudinaux doivent réaliser par leur contraction un *raccourcissement du corps de la langue*, à quoi est lié nécessairement un *épaississement* et un *élargissement*, de même que dans un muscle isolé, par exemple dans le fléchisseur de l'articulation du coude placé sur le côté antérieur du bras, on peut observer la liaison de l'épaississement et du raccourcissement. Il y aura néanmoins une différence selon que l'un ou l'autre des deux muscles, le longitudinal supérieur ou le longitudinal inférieur, agira seul ou que tous deux agiront ensemble. En effet le premier ne peut produire qu'un raccourcissement dans la partie supérieure de la langue; et comme la partie inférieure reste alors en repos, ce raccourcissement doit se manifester par une forme concave que prend la langue ou par un soulèvement de la pointe de celle-ci. Pareillement, le muscle longitudinal inférieur ne contracte que la partie inférieure de la langue, tandis que le dos de la langue reste à l'état de repos. Par là le dos de la langue prend une forme voûtée avec la convexité en dessus et la pointe de la langue est dirigée en bas. Si les deux muscles longitudinaux, inférieur et supérieur, agissent ensemble, ils raccourcissent toute la langue. Si cette contraction ne se produit que d'un côté, la langue n'est aussi raccourcie que d'un côté et sa pointe est dirigée de côté, plus ou moins en haut ou en bas, suivant que le plus fort des muscles est le supérieur ou l'inférieur.

Le *muscle transverse*, placé transversalement comme son nom l'indique, rapproche l'un de l'autre les bords latéraux de la langue et produit ainsi un rétrécissement de la langue lié avec l'allongement de celle-ci et avec son épaississement dans le sens de la hauteur.

Parmi les muscles de la première catégorie, le muscle *génio-glosse* a, comme étant le plus grand et le plus puissant, l'action la plus marquée. Il tire en avant tout le corps de la langue, de telle façon que la pointe de la pointe de la langue est projetée au dehors jusque par-dessus les incisives et par-dessus la lèvre inférieure (*action de tirer la langue*).

Au contraire, le muscle *hyo-glosse* tire le corps de la langue en arrière et en bas de telle façon que la partie postérieure du dos de la langue se recourbe en voûte et se trouve pressée contre le pharynx. Le muscle *stylo-glosse* tire de même en arrière le corps de la langue, mais vers le haut, de manière à le presser contre le palais. En même temps, il élève le bord de la langue de son côté et par là roule quelque peu la langue autour de son grand axe. Si les deux muscles agissent simultanément, ils donnent à la langue par suite de l'élévation des deux bords du dos une forme de gouttière.

Ces explications doivent suffire pour faire saisir clairement sur quoi se fonde l'extraordinaire mobilité de la langue. Les actions simples des divers muscles offrent déjà, par elles-mêmes, une grande variété et cette variété peut encore se multiplier à l'infini par l'action simultanée de plusieurs muscles, par la succession de diverses actions simples ou composées.

Il y a trois espèces de mouvements de la langue qui sont principalement mis au service de l'appareil de la digestion : 1° le mouvement alternatif, consistant à tirer la langue et à la ramener en arrière pour lécher; 2° des mouvements divers, spécialement des mouvements élévatoires latéraux ayant pour but de recharger sur les molaires de la mâchoire inférieure les aliments qui tombent dans la bouche entre les divers temps de l'acte de la mastication; le muscle buccinateur rend le même service pour les aliments qui tombent dans le creux des joues; 3° l'élévation en arrière en vue de la déglutition.

On exposera spécialement dans une section ultérieure quelle application trouvent les mouvements de la langue pour la formation des sons articulés.

L'OS HYOÏDE.

Les mouvements de la langue qui viennent d'être décrits ont tous pour base les muscles qui pénètrent dans la langue elle-même ou qui se trouvent dans la langue. On peut les désigner comme mouvements actifs de la langue, mais il s'y rattache encore toute une série qu'on peut désigner par le nom de mouvements passifs, parce qu'ils résultent seulement de ce que la langue subit dans son ensemble un changement de situation. Ces mouvements lui sont seulement communiqués comme à une partie du plancher de la cavité buccale et, pour cette raison, l'on ne doit à proprement parler les considérer que comme des mouvements de ce plancher. Ils ont d'ailleurs une importance capitale pour la formation de la parole, attendu qu'ils déterminent en même temps des changements de position du larynx, principalement vers le haut ou vers le bas, de façon que le porte-vent de l'appareil vocal du larynx se trouve raccourci ou allongé.

Il faut considérer comme base de cette classe de mouvements la fermeture diaphragmatique de la cavité buccale.

Le diaphragme offre le type le mieux caractérisé de ce qu'il faut entendre par une fermeture diaphragmatique et de la manière dont elle se réalise. Le diaphragme est, comme on sait, un muscle plat attaché dans toute la périphérie à la cage de la poitrine et dont les fibres courent à partir de cette attache comme de leur origine pour se rendre en forme de rayons à un point central, de façon que, si l'on prend toujours ensemble deux fibres courant à l'encontre l'une de l'autre, les directions des fibres suivent tous les diamètres allant d'un point de la périphérie au point opposé. Toutes les fibres étant attachées d'une manière invariable à leurs points extrêmes, il leur est impossible de rapprocher l'une de l'autre ces deux extrémités par un effet de contraction, ainsi qu'il arrive pour d'autres muscles. Cet effet de la contraction doit donc être recherché dans un autre sens et on le trouve réalisé comme suit : la plaque musculaire que présente le diaphragme est placée entre les organes de la poitrine et les intestins; la pression qu'elle subit de la part de ces derniers comme contre-coup de la pression des parois abdominales est plus forte que la pression exercée sur le diaphragme par les organes placés dans le thorax; elle se trouve par suite repoussée à l'intérieur de la cavité thoracique. Or, lorsqu'elle se contracte, elle s'aplatit et vient exercer à son tour une pression sur les intestins. Si l'on veut généraliser cette idée, il faut concevoir le muscle diaphragmatique comme une plaque musculaire tendue entre des points d'attache fixes, plaque délimitant une cavité du corps, de forme concave dans son état de repos sous l'influence d'une pression qui se fait sentir d'un côté, s'aplatissant dans la période d'activité et exerçant ainsi une pression vers le côté d'où elle reçoit elle-même la pression dans l'état de repos.

Une disposition de ce genre se montre, indépendamment du diaphragme lui-même, dans le bassin. Elle nous est offerte par l'*élévateur de l'anus*. Un autre diaphragme encore ferme en bas la cavité buccale dont elle constitue le plancher. C'est sur quoi nous avons à porter maintenant un examen plus précis.

Nous devons considérer comme partie principale de la *fermeture diaphragmatique de la cavité buccale* par le bas un muscle plat qui, dans la terminologie courante, porte le nom mal choisi de muscle *mylo-hyoïdien*, mais dont le vrai nom est *diaphragme de la bouche*, parce qu'il joue par rapport à la cavité buccale le rôle d'un diaphragme et que ses rapports avec l'os hyoïde ne sont qu'accessoires. On voit, à la face interne du maxillaire inférieur et de chaque côté, un petit filet osseux (*ligne oblique interne*) partant de l'*apophyse géni* ci-dessus mentionnée et montant en arrière, le long du corps du maxillaire inférieur. Or, le muscle en question s'étend en travers avec son système de fibres par-dessus ces lignes et de l'une à l'autre, délimitant ainsi par en bas la bouche proprement dite ou creux de la bouche. Par-dessus encore se trouve la muqueuse qui revêt la cavité buccale ainsi que la langue. Le poids de la langue a pour effet de presser vers le bas la lame musculaire et de lui faire prendre une forme convexe vers le bas. Il est aisé de conclure de cette disposition que la contraction du muscle ne doit pas avoir d'autre but que de soulever le plancher de la cavité buccale et, par là même, de déterminer notamment un soulèvement de tout le corps de la langue.

Le muscle dont il s'agit ne présente qu'une seule direction de fibres, à savoir la direction tranversale. Il faut pourtant, pour constituer le caractère diaphragmatique, une autre direction au moins de fibres croisant la première. Cette direction se trouve effectivement donnée d'une manière complète par le *muscle digastrique de la mâchoire inférieure*. On peut donc, sans difficulté, faire entrer ce muscle dans le système de la fermeture diaphragmatique de la cavité buccale ; mais avant que de pouvoir passer à sa description, il faut examiner les relations qui existent entre l'os hyoïde et le muscle mylo-hyoïdien.

On a déjà décrit la forme et la disposition de l'os hyoïde. Il faut maintenant ajouter à ces détails que le corps de l'os hyoïde s'attache au bord postérieur libre du muscle mylo-hyoïdien en s'intercalant dans des faisceaux postérieurs de ce muscle, dont il interrompt la continuité.

Il en résulte des relations importantes qui sont de deux sortes. D'abord les faisceaux postérieurs du muscle mylo-hyoïdien doivent, à raison de cette liaison, soulever l'os hyoïde et par suite toutes les parties placées dans la dépendance de l'os hyoïde, le larynx notamment. En outre tous les mouvements que peut subir l'os hyoïde doivent exercer de même une influence sur la position du plancher de la cavité buccale. C'est ainsi par exemple qu'on peut obtenir l'abaissement du plancher de la cavité buccale.

Le *muscle digastrique de la mâchoire inférieure* est constitué par deux courts renflements musculaires et par un tendon allongé intercalé entre eux. L'un de ces renflements, le postérieur, prend son origine de l'apophyse mastoïde du temporal derrière l'oreille et se continue bientôt par le tendon allongé qui, descendant vers l'os hyoïde, s'attache à la partie latérale du corps de cet os par un petit ligament raide. De cette place part le renflement antérieur qui suivant le maxillaire inférieur va s'insérer sous le muscle mylo-hyoïdien, au bord inférieur de l'os maxillaire à côté de l'*épine mentonnière interne*, *apophyse géni*. Il n'est pas rare que ce renflement antérieur ait une origine propre contre l'os hyoïde, mais cette circonstance ne change pas l'ensemble de la conformation du muscle. — Ainsi le muscle digastrique va de la base du crâne au maxillaire inférieur en décrivant un arc dont le point le plus bas se trouve à l'os hyoïde. Lorsqu'il entre en action, il doit d'abord se tendre en droite ligne et par suite soulever l'os hyoïde, mais comme le soulèvement de l'os hyoïde entraîne en même temps celui du plancher de la bouche, l'activité du muscle digastrique vient par là au soutien et en complément de l'action du muscle mylo-hyoïdien.

L'os hyoïde se trouvant par ces relations jouer le rôle d'un point central fixe du plancher de la cavité buccale, la position de ce plancher peut aussi être déterminée indirectement par les mouvements ou par les changements de situation qui intéressent d'abord l'os hyoïde. Mais comme la position de l'os hyoïde détermine aussi celle du larynx qui en dépend, les mouvements et les changements de position de l'os hyoïde doivent en outre se transmettre au larynx lui-même.

La *mise en mouvement de l'os hyoïde* est déterminée par un certain nombre de muscles qui, venant de divers points fixes, convergent vers cet os en manière de rayons et s'insèrent sur le corps de l'hyoïde. Le mécanisme qu'offrent ces muscles dans leur ensemble est l'un des plus merveilleux de tout le corps, le petit nombre de quatre muscles de chaque côté assurant le mouvement de l'os hyoïde en tous sens. Le nombre total de ces muscles est donc, à proprement parler, de huit, mais il s'abaisse à six par cette raison que deux des quatre muscles sont immédiatement contigus dans la ligne médiane du corps avec les muscles correspondants de l'autre côté, en sorte qu'ils ne forment avec ceux-ci qu'une unité sous le rapport mécanique.

Les points fixes d'où partent les muscles de l'os hyoïde sont :

L'*épine interne du menton* (*apophyse géni*) du maxillaire inférieur.

La face postérieure de l'extrémité supérieure du sternum.

L'apophyse styloïde de l'os temporal.

Le bord supérieur de l'omoplate en dedans de la petite échancrure (*incisura scapulæ*) derrière l'*apophyse coracoïde* dépassant la surface d'articulation.

Les noms des quatre muscles sont formés d'après la donnée de leurs deux extrémités. On les appelle donc, en suivant l'ordre dans lequel ont été ci-dessus énoncés les points d'origine :

Muscle génio-hyoïdien, sterno-hyoïdien, stylo-hyoïdien, omo-hyoïdien.

En ce qui concerne la position de ces muscles nous n'avons à ajouter qu'un détail particulier, à savoir : que le muscle génio-hyoïdien s'attache étroitement au bord inférieur du *génio-glosse* dont il a été parlé précédemment et qu'il se place au-dessus du muscle mylo-hyoïdien, en sorte que sa face inférieure est couverte par ce dernier. Les trois autres muscles sont libres. (Comp. fig. 38.)

Si l'on examine par devant le groupe des muscles de l'os hyoïde, on constate que le *génio-hyoïdien* descend en ligne droite, que le *sterno-hyoïdien* monte de côté ainsi que l'*omo-hyoïdien*. Par là sont données toutes les directions possibles de mouvement dans un plan transversal. Toutefois ce sont évidemment les directions vers le haut et vers le bas qui sont le plus énergiquement représentées.

Si l'on examine ce même groupe de muscles latéralement, on constate que le *génio-hyoïdien* offre une direction très nettement accusée d'avant en arrière, et que cette direction prédomine considérablement sur sa direction descendante ; réciproquement l'on constate que si le *sterno-hyoïdien* est dirigé d'avant en arrière, il offre surtout une direction ascendante dont l'effet doit prévaloir d'une manière presque absolue. Le muscle *stylo-hyoïdien* et l'*omo-hyoïdien* ont, au contraire, une direction principale bien marquée en avant, le premier venant d'en haut et le second d'en bas. Ces dispositions permettent donc aussi des mouvements en tous sens dans le plan médian du corps.

L'examen fait sous les deux aspects nous montre donc la direction vers le haut représentée d'une manière relativement faible, le muscle *génio-hyoïdien* représentant plutôt la direction en avant, et les mouvements vers le haut à déterminer par les muscles de l'os hyoïde étant réservés de préférence au muscle *stylo-hyoïdien*. Il est donc à penser que ce mouvement est déjà assuré au moyen de l'appareil diaphragmatique de la cavité buccale. En général, l'idée à se faire des muscles associés directement ou indirectement aux mouvements du plancher de la bouche gagnerait beaucoup en simplicité, si l'on considérait le muscle *génio-glosse* et le muscle *stylo-glosse* comme faisant partie de l'appareil diaphragmatique élevant le plancher de la bouche, et si l'on voulait dès lors les rattacher avec le *mylo-hyoïdien* et avec le *digastrique* à un groupe « élévateur du plancher de la cavité buccale et de la langue », auquel on opposerait alors à titre d' « abaisseur du plancher de la cavité buccale et de la langue » un autre groupe formé des muscles *sterno-hyoïdien* et *omo-hyoïdien*. Le premier de ces groupes serait en même temps, par les raisons déjà déduites, élévateur du larynx, et le second abaisseur du larynx.

Le *larynx* n'est pas néanmoins réduit exclusivement, pour ses mouvements d'élévation et d'abaissement, à ceux qui lui sont communs avec l'os hyoïde. Il est soumis encore, sous ce rapport, à l'influence de forces particulières qui se rattachent de la façon la plus étroite au groupe des muscles de l'hyoïde dont nous venons de parler et spécialement au muscle *sterno-hyoïdien.*

On trouve, en effet, couvert par le sterno-hyoïdien un appareil musculaire qui, montant du sternum à l'hyoïde, ne semble guère être qu'une couche profonde de ce muscle sterno-hyoïdien; il s'en distingue toutefois en ce qu'il prend encore une attache au cartilage thyroïde du larynx et par là se divise en deux parties que l'on désigne, d'après leurs points d'attache, sous les noms de muscle *hyoï-thyroïdien* et de muscle *sterno-thyroïdien*. Dans son ensemble, cet appareil musculaire qu'on pourrait nommer aussi *sterno-thyro-hyoïdien*, n'a pas d'autre action que celle du *sterno-hyoïdien*; mais, dans ses parties isolées, son action se divise par rapport au larynx en ce sens que le muscle *hyo-thyroïdien* est élévateur du larynx vers l'os hyoïde, tandis que le muscle *sterno-thyroïdien* est, au contraire, abaisseur du larynx vers le sternum.

L'un de ces deux muscles, l'*hyo-thyroïdien* a, de plus, une très grande importance pour l'acte de la *déglutition*. Car, lorsqu'il concourt à cet acte, il relâche le *ligament hyo-thyroïdien moyen* dont la tension maintient l'épiglotte dressée, et facilite ainsi l'abaissement de l'épiglotte, par lequel l'entrée du larynx est protégée contre l'introduction de parties d'aliments.

LE PHARYNX.

La fermeture postérieure de la cavité buccale du côté du pharynx est réalisée par l'appareil nommé partie molle du palais ou *voile du palais*. On peut décrire d'une manière générale le voile du palais en le représentant comme une soupape molle, qui pend de l'extrémité postérieure de la voûte palatine et qui, suivant la position qu'elle vient occuper, isole du pharynx la cavité buccale ou bien isole la partie du pharynx se rattachant aux fosses nasales de la partie qui se rattache à la cavité buccale. Toutefois cet appareil n'est pas tout à fait aussi simple qu'on pourrait le croire d'après le premier aperçu, et d'un autre côté, la paroi du pharynx joue aussi un rôle dans le mécanisme du voile du palais. Aussi parait-il nécessaire d'étudier d'abord la paroi du pharynx au point de vue des mouvements dont elle peut être le siège.

Le pharynx se distingue du reste du canal digestif, spécialement de l'œsophage dont il forme la partie supérieure, en ce qu'il n'est

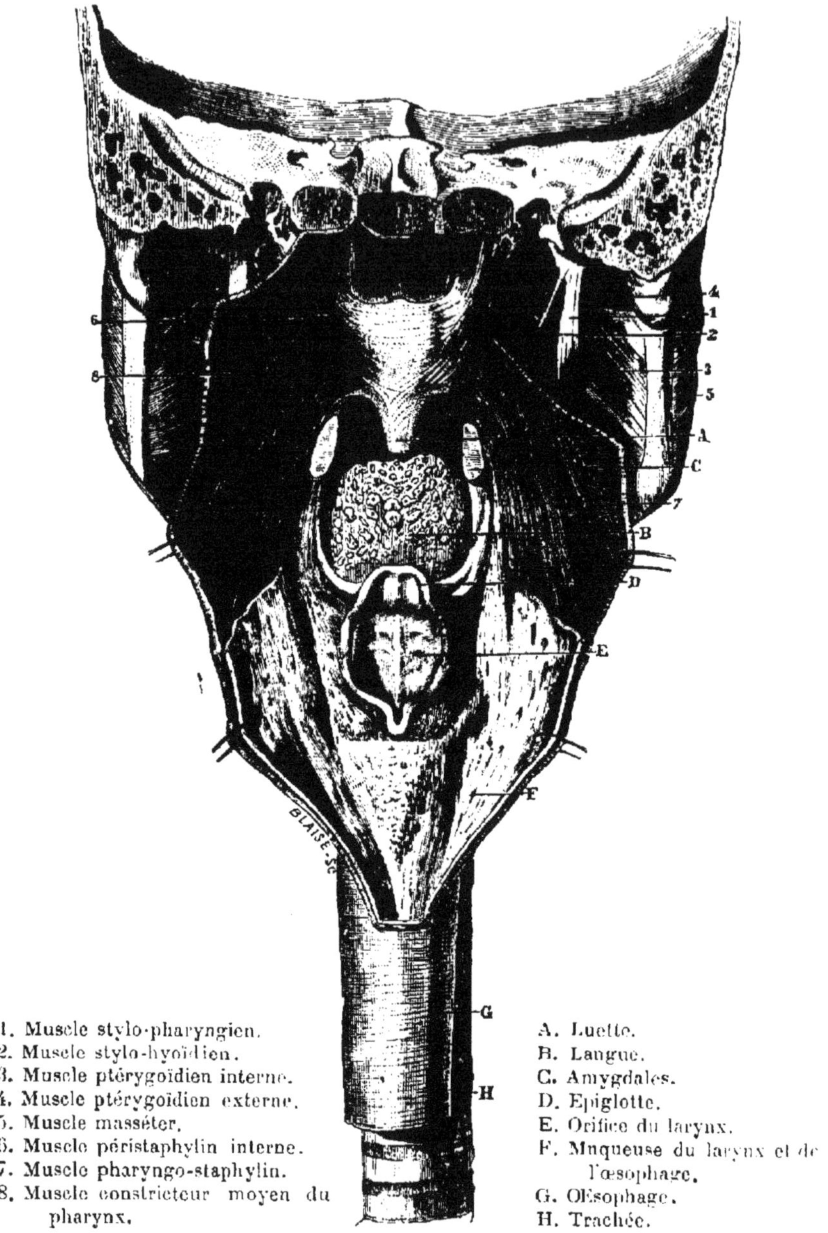

1. Muscle stylo-pharyngien.
2. Muscle stylo-hyoïdien.
3. Muscle ptérygoïdien interne.
4. Muscle ptérygoïdien externe.
5. Muscle masséter.
6. Muscle péristaphylin interne.
7. Muscle pharyngo-staphylin.
8. Muscle constricteur moyen du pharynx.

A. Luette.
B. Langue.
C. Amygdales.
D. Epiglotte.
E. Orifice du larynx.
F. Muqueuse du larynx et de l'œsophage.
G. Œsophage.
H. Trachée.

Fig. 39. — Pharynx et voile du palais.

point comme celui-ci un canal fermé de tous côtés. Il manque, au contraire, complètement de paroi antérieure puisque les fosses nasales, la cavité buccale, la cavité du larynx débouchent sur son côté antérieur. Tout au plus pourrait-on considérer en quelque façon comme paroi antérieure du pharynx les bords les plus reculés en arrière des cloisons qui existent entre ces trois cavités et aussi les bords libres du voile du palais et de l'épiglotte, qui constituent une prolongation de ces cloisons. Ainsi le pharynx n'a qu'une paroi postérieure et deux parois latérales, ces dernières se continuant immédiatement dans les parois des fosses nasales, de la cavité buccale et de la cavité du larynx.

Dans un canal fermé tout autour, on trouve la musculature des parois arrangée de telle sorte, qu'une partie des muscles s'étend sur tout le pourtour du canal comme une couche de fibres disposée en anneau et qu'une autre partie s'étend le long de ce canal comme une couche de fibres longitudinales. Les fibres de la première espèce déterminent en se contractant un rétrécissement du canal, les autres fibres, au contraire, un raccourcissement.

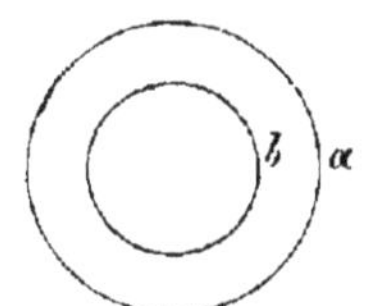

Fig. 40. — Figure théorique d'un sphincter libre. — *a*, Dans l'état de relâchement. — *b*, Dans l'état de contraction.

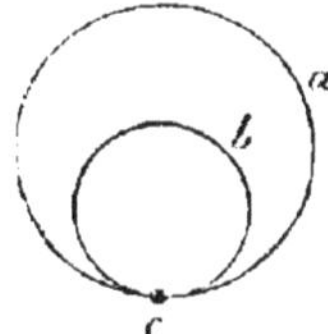

Fig. 41. — Figure théorique d'un sphincter fixé en un point *c* de sa périphérie. — *a* et *b* comme dans la fig. 40.

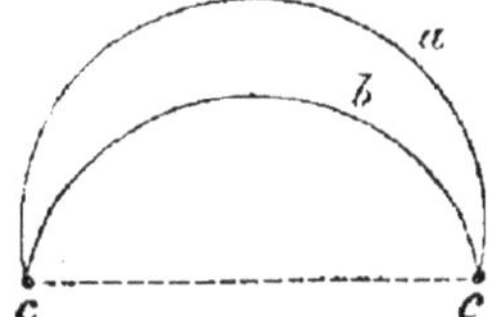

Fig. 42. — Figure théorique d'un muscle en forme d'anse. — *cc*, Points d'attache de l'anse. — *a* et *b* comme dans la fig. 40.

Dans le pharynx, il ne peut pas exister de musculature fermée en forme d'anneau puisqu'il n'y a pas de paroi antérieure. On y trouve cependant réalisés les mêmes mouvements que l'on rencontre dans un canal indépendant, à savoir : rétrécissement et raccourcissement. La possibilité en est donnée par une modification de la musculature typique des tubes, modification qui est en harmonie avec les dispositions du pharynx et qui porte d'abord sur la musculature annulaire. Aussi faut-il étudier en première ligne le type de celle-ci. Quant à la musculature longitudinale, elle est en relation de dépendance étroite avec la disposition du voile du palais et devra être décrite en même temps que cette disposition.

La musculature annulaire d'un canal détermine le rétrécissement en ce que les divers faisceaux musculaires disposés en anneaux, qui la composent, constituent en se raccourcissant la circonférence d'un cercle plus petit et que, par suite, les divers points de la périphérie sont rapprochés également de l'axe du canal.

Mais un rétrécissement tout à fait semblable peut aussi se réaliser lorsqu'un point de la circonférence se trouve fixé. La différence consistera seulement en ce que, dans la contraction, les divers points du cercle ont à se rapprocher du point fixe. La disposition réciproque du cercle correspondant à l'état de repos et du cercle contracté est dans le premier cas celle de deux cercles concentriques, dans le second cas celle d'un cercle plus petit tangent intérieurement à un cercle plus grand.

Une disposition toute semblable à celle qui vient d'être indiquée se manifeste aussi quand deux points d'une circonférence, éloignés par exemple l'un de l'autre d'une demi-circonférence, se trouvent fixés, étant admis naturellement que la partie de circonférence comprise entre les deux points peut se changer en une courbe surbaissée. Le reste de la périphérie se contracte alors de tous côtés vers une ligne joignant les deux points fixes. En pareil cas toutefois, il ne peut plus être question de musculature annulaire. Il faut décrire l'ensemble de la disposition comme une anse ayant deux points fixes ou points de base. C'est précisément cette métamorphose en forme d'anse que présente dans le pharynx la couche musculaire constituée en musculature annulaire dans l'œsophage et montant dans le pharynx, à partir de la hauteur du bord inférieur du cartilage cricoïde du larynx jusqu'à la base du crâne.

Représentons-nous toutefois en premier lieu et avant d'étudier l'arrangement correspondant établi dans le pharynx, le mécanisme d'une pareille anse. Tenons-nous-en pour cela à la figure d'une anse de trois quarts de circonférence et indiquons comme base la ligne idéale de jonction des deux points fixes qui remplace le quatrième quart. Nous pourrons partager l'anse elle-même en trois parties, savoir : le quart de circonférence placé vis-à-vis de la base et deux quarts de circonférence latéraux. Si l'on veut maintenant se faire l'idée la plus simple de la contraction de l'anse, on peut donner la formule de ce mouvement en disant que la contraction tend à rapprocher de la base le sommet de l'anse qui lui fait face et à rapprocher l'une de l'autre les parties latérales. En appliquant cette formule au pharynx, on exprimerait par là que l'effet de la contraction de la musculature en forme d'anse est de presser la paroi postérieure de manière à ce qu'elle se porte en avant et de presser les deux parois latérales de manière à les porter en dedans.

Les points d'attache des anses musculaires qui entourent le pharynx (*Constricteurs du pharynx*) sont donnés par les trois points de résistance suivants : 1° le larynx ; 2° l'os hyoïde ; 3° le maxillaire inférieur et la base du crâne. De chacun de ces points part une anse embrassant le pharynx. Ces trois anses sont désignées respectivement : ou bien d'après leur situation, comme *constricteurs inférieur, moyen et supérieur du pharynx*, ou bien, d'après leurs points d'origine, comme muscles *laryngo-pharyngien*, *hyo-pharyngien* et *gnatho-pharyngien*.

Chacun des trois constricteurs du pharynx est disposé de telle sorte que son système de fibres, occupant une surface plus étroite à son origine, s'épanouit fortement en se dirigeant en arrière, de sorte que les deux moitiés symétriques se rejoignent sur une ligue relativement longue dans le milieu de la paroi postérieure du pharynx. S'élargissant ainsi notablement en arrière, ces anses doivent se recouvrir réciproquement pour partie sur la paroi postérieure du pharynx, et cela se produit en telle sorte que l'anse inférieure recouvre toujours par son bord supérieur le bord inférieur de l'anse placée au-dessus. Il ne faut pas perdre de vue que la direction oblique assignée à la plupart des fibres, par suite de leur divergence, introduit en même temps dans leur action une composante longitudinale ou raccourcissante, de manière que cet arrangement supplée en même temps au manque d'un système de fibres longitudinales.

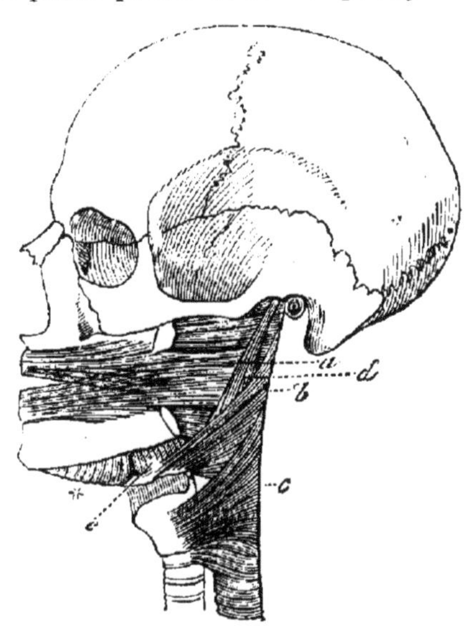

Fig. 43. — Les muscles du pharynx. — *a*. Constricteur supérieur du pharynx passant en avant dans le muscle buccinateur. — *b*. Constricteur moyen du pharynx. — *c*. Constricteur inférieur du pharynx. — *d*. Élévateur du pharynx (*muscle stylo-pharyngien*). — *e*. *Muscle hyo-glosse*. — * Diaphragme de la bouche (*muscle mylo-hyoïdien*).

Le *constricteur inférieur du pharynx* naît, pour une portion inférieure (*muscle crico-pharyngien*), de la face extérieure du cartilage cricoïde et, pour une autre portion, la portion supérieure (*muscle thyro-pharyngien*), d'une ligne oblique se projetant en avant, sur la face latérale du cartilage thyroïde. Le bord inférieur du muscle tout entier est horizontal et se joint immédiatement à la couche de fibres en forme d'anneau de l'œsophage. Le bord supérieur, au contraire, monte fortement par suite de la divergence des fibres et recouvre une grande partie du muscle suivant.

Le *constricteur moyen du pharynx* prend origine, pour sa partie principale (*muscle kerato-pharyngien*), du bord supérieur et de l'extrémité postérieure en forme de bouton de la grande corne de l'os hyoïde. La petite corne forme aussi le point de départ d'une autre petite portion (*le muscle chondro-pharyngien*). Dans ce muscle, le bord inférieur descend faiblement; le bord supérieur, au contraire, monte fortement et recouvre une grande partie du muscle suivant.

Le *constricteur supérieur du pharynx* est une lame musculaire très large. Par une de ses portions (*muscle mylo-pharyngien*), il naît de la face interne du maxillaire inférieur immédiatement en avant de l'attache du muscle grand ptérygoïdien ou ptérygoïdien interne; par une autre portion (*muscle ptérygo-pharyngien*), il naît de la partie inférieure du bord postérieur libre de la lame intérieure de l'apophyse ptérygoïde. Entre ces deux portions, une partie moyenne plus grande, adjacente à la face interne du muscle ptérygoïdien, passe immédiatement dans le muscle buccinateur. Elle forme ainsi avec ce dernier comme un muscle unique auquel on pourrait, à bon droit, donner le nom de *muscle stomato-pharyngien*. Toutefois, dans la conception qu'on expose communément, on se prévaut d'une mince interruption tendineuse de ce muscle qui se produit au point où il se place contre le muscle grand ptérygoïdien, pour appeler : du nom de *muscle buccinateur* la partie qui se trouve en avant de cette place; du nom de *muscle bucco-pharyngien* la partie située en arrière qui se trouve en contiguïté immédiate avec les deux autres portions ci-dessus mentionnées du constricteur supérieur du pharynx. La divergence des fibres n'a pas, dans ce muscle, beaucoup d'importance; cependant son bord inférieur descend d'une façon marquée, tandis que son bord supérieur atteint en montant la base du crâne, à laquelle il est encore fixé par une mince attache.

Malgré une certaine ressemblance dans leur arrangement, les trois constricteurs ont cependant des rôles distincts. En effet, les deux inférieurs servent évidemment à la déglutition en ce que, restant toujours en état de contraction, ils pressent le larynx et les extrémités des grandes cornes de l'os hyoïde contre la paroi postérieure du pharynx et ne peuvent entrer en action que par le passage du bol alimentaire. Mais le constricteur supérieur du pharynx trouve en avant de lui un espace libre et peut par sa contraction rétrécir cet espace. Nous aurons à montrer dans une section ultérieure quelle part peut prendre un mouvement de ce genre à la formation des sons articulés, et comment il en résulte pour le constricteur supérieur du pharynx un caractère marqué de muscle servant à la parole, tandis que les deux autres constricteurs ont le caractère de muscles de la déglutition.

Le voile du palais.

Pour se rendre compte avec précision des dispositions réalisées dans le voile du palais, il faut commencer par abandonner l'idée de soupape. Cette conception donne, il est vrai, une idée commode, exacte jusqu'à un certain point et qui s'adapte spécialement très bien à la représentation en coupe. Toutefois, elle est loin d'expliquer suffisamment le mécanisme du voile du palais. On se fait une idée beaucoup plus vraie sous bien des rapports lorsque l'on considère le voile du palais comme un double appareil constricteur qui, d'une part, sert à isoler la cavité buccale de la partie de pharynx qui se rattache à la bouche et, d'autre part, à isoler la partie du pharynx se rattachant aux fosses nasales de la partie se rattachant à la cavité buccale.

Si nous voulons partir de ce point de vue pour étudier le voile du palais et nous en tenir d'abord dans notre examen au schema le plus simple du muscle constricteur, nous aurions à concevoir pour premier schema concernant cet appareil l'idée de deux cercles qui se

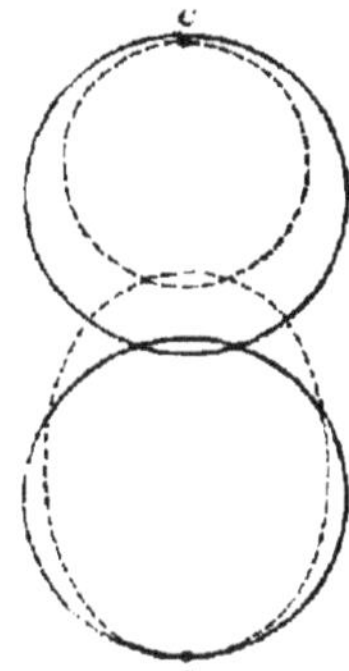

Fig. 44. — Figure théorique de deux muscles sphincters réunis dans une partie de leur périphérie et fixés chacun par un point (c). On a indiqué en lignes ponctuées le changement de forme qu'ils subissent pendant que l'un d'eux (le supérieur dans la figure ci-dessus) se contracte.

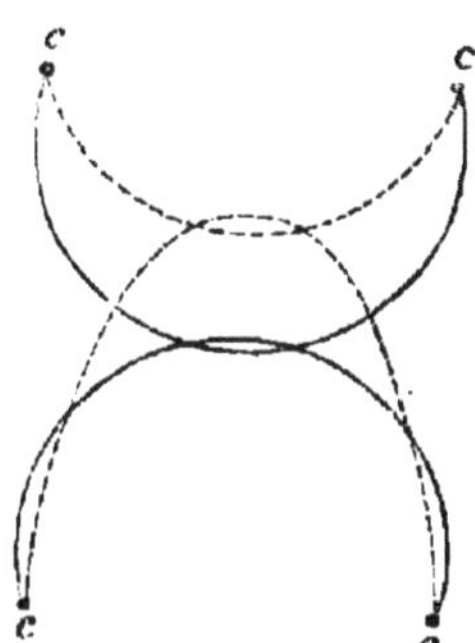

Fig. 45. — La même figure théorique avec transformation des deux muscles annulaires en deux anses avec deux points d'attache.

pénètrent en partie. L'un de ces cercles entourerait l'espace des ouvertures postérieures des fosses nasales. Le second cercle au contraire entourerait l'ouverture postérieure de la cavité buccale. Cette conception dans laquelle nous imaginons que chaque cercle représente un muscle constricteur en forme d'anneau, nous donne les deux idées très exactes 1° que le double appareil peut réaliser, d'une part, une fermeture des fosses nasales et, d'autre part, une fermeture de la cavité buccale; et 2° que lorsque les parties des deux cercles opposés à la place de contact sont fixées, les deux sphincters antagonistes doivent agir en telle sorte que la contraction de l'un ne puisse s'accomplir qu'avec une extension simultanée de l'autre, qu'ainsi l'occlusion des fosses nasales est liée avec l'ouverture de la cavité buccale et réciproquement.

Or le fait de l'existence de points fixes d'attache, qu'on vient de supposer, se trouve précisément réalisé, les deux sphincters n'étant pas de forme annulaire, mais ayant la forme d'anses et les sommets de ces deux anses étant liés entre eux. L'anse supérieure agit comme sphincter pour les fosses nasales, l'anse inférieure comme sphincter pour la cavité buccale. La rencontre des deux sommets d'anse a lieu sur la limite qui sépare la cavité buccale des fosses nasales, c'est-à-dire à l'extrémité postérieure de la voûte palatine, dans le prolongement de celle-ci appelé voile du palais.

Ce qui peut le mieux déterminer la forme de l'appareil du voile du palais, c'est la partie de cet appareil dépendant de la cavité buccale. On doit considérer comme formant sa charpente une anse musculaire (*muscle pharyngo-palatin*), placée immédiatement sur le côté extérieur de la muqueuse du pharynx et, par conséquent, recouverte à l'extérieur par les constricteurs du pharynx. L'anse trouve son point de fixation au bord postérieur du cartilage thyroïde, s'étend en haut en suivant le côté du pharynx et a son sommet dans le voile du palais où se rejoignent ainsi en forme d'arc les branches du côté droit et du côté gauche de l'anse. Comme expression plus visible de la disposition de cette anse, un repli de muqueuse (*repli pharyngo-palatin*) correspondant à sa situation fait saillie dans l'intérieur du pharynx. Ce repli n'est encore que très peu prononcé à son origine, mais au-dessus de l'os hyoïde il fait une saillie très marquée, et il arrive à sa plus grande largeur dans le voile du palais. Si l'on part de cette dernière place, on trouve que le repli décrit, par la réunion de ses deux parties latérales, une courbe en demi-lune dont la partie la plus large située au milieu se termine par deux cornes latérales descendantes. La partie du milieu élargie, qui apparaît comme prolongement mou de la voûte palatine, est appelée proprement voile du palais. Les cornes qui se trouvent en continuité immédiate avec elle portent le nom particulier de *piliers postérieurs du voile du palais*. Ces dernières ne sont pas autre chose que les replis pharyngo-palatins déjà mentionnés ci-dessus. Vis-à-vis de ces piliers sont placés deux replis très minces, *replis glosso-palatins*, qui s'élèvent à partir de la partie postérieure de la langue et convergent avec les piliers postérieurs dans le bord du voile du palais. Dans l'espace triangulaire, qui existe de chaque côté entre les deux piliers et le bord latéral de la partie postérieure de la langue, se trouve un corps glanduleux, arrondi, à peu près de la grosseur d'une noisette, c'est l'*amygdale*. Quant à la forme du bord libre du voile du palais il y a encore à mentionner une saillie en forme de cône qui se trouve au milieu de ce bord; c'est la *luette*.

Ainsi donc le voile du palais se présente, dans cette manière de voir, comme partie d'un repli en forme d'anse qui, soulevée par une anse musculaire à l'intérieur du pharynx, sépare la cavité buccale de la partie du pharynx se rattachant à cette cavité, ce qui indique en même temps d'une manière suffisante le fait et la raison de sa position pendante dans l'état de repos.

Si nous cherchons maintenant à expliquer clairement l'utilité et le mode d'action de cet appareil, nous pouvons d'abord considérer le cartilage thyroïde comme point de départ fixe de l'action. C'est dans la direction de ce point que le sommet de l'anse doit d'abord être attiré en bas pour que le voile du palais s'abaisse; mais, comme à raison de la liaison du voile du palais avec la voûte palatine, cet abaissement doit bientôt rencontrer une résistance, les branches latérales se tendront alors en ligne droite. Par là, les piliers postérieurs se trouveront portés en dedans, au point d'arriver presque à se toucher. La fermeture de la cavité buccale du côté du pharynx se réalise ainsi principalement par le mouvement en avant des piliers postérieurs qu'opère une sorte de mécanisme de coulisse; le voile du palais lui-même ne prend guère plus de part à ce résultat qu'il n'en prend dans sa position de repos.

Mais il faut considérer que le larynx ne possède pas par lui-même une position absolument fixe et que lorsqu'une résistance s'oppose à la continuation de l'abaissement du voile du palais, c'est le voile du palais lui-même qui devient un point d'appui pour l'action ultérieure. Cette action consiste à soulever le larynx et avec lui la partie du pharynx la plus reculée en arrière. Le muscle pharyngo-palatin joue par suite un double rôle dans le phénomène de la déglutition. Il prévient, en fermant la cavité buccale, le retour du bol alimentaire poussé dans le pharynx, et en attirant l'œsophage pour le faire venir à la rencontre du bol alimentaire, il avance le glissement qui doit se faire en bas dans l'œsophage.

L'appareil musculaire en question a ainsi sur le pharynx et sur l'œsophage une influence telle qu'en produirait une musculature longitudinale.

On peut le regarder par conséquent comme une modification de la musculature du canal digestif. Nous sommes d'autant mieux autorisés à admettre cette conception que nous voyons une partie de l'appareil placé sous la muqueuse, sans attache au cartilage thyroïde, comme une couche musculaire libre — non longitudinale, il est vrai — mais oblique. C'est donc cette partie qui soulève la paroi postérieure du pharynx à partir du voile du palais pris comme point fixe. Mais le caractère de muscle longitudinal de ce même muscle se manifeste encore plus évidemment, lorsque nous voyons que deux de ses parties s'attachent à la base du crâne et qu'elles n'agissent à partir de ce point d'attache que pour élever le pharynx.

A l'une de ces attaches correspondent divers faisceaux musculaires du muscle pharyngo-palatin qui, au lieu de passer dans le voile du palais, montent encore un peu plus haut et s'attachent à la trompe d'Eustache (*muscle salpingo-pharyngien*).

La seconde attache s'effectue par un faisceau arrondi, relativement puissant, qui se détache à la limite entre les constricteurs du pharynx moyen et supérieur et sort entre ces deux muscles pour monter en trajet libre près du pharynx et s'attacher à l'apophyse styloïde du temporal (*muscle stylo-pharyngien*).

L'anse musculaire supérieure, faisant fonction du sphincter par rapport aux fosses nasales, a une position oblique semblable à celle de l'anse inférieure, trouvant comme celle-ci son point de fixation

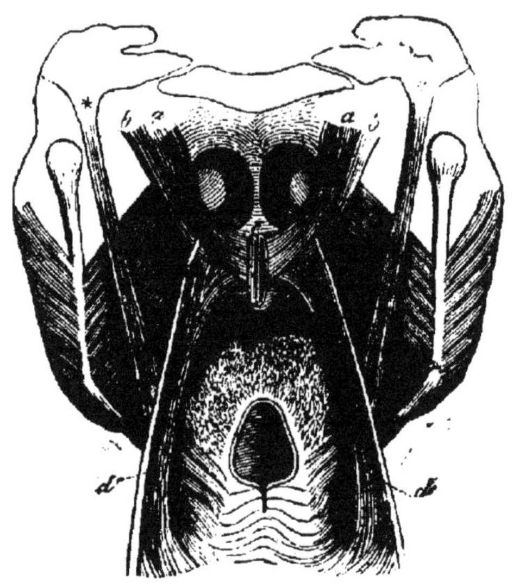

Fig. 46. — Muscles du voile du palais. — *a*, Elévateur du voile du palais. — *b*, Tenseur du voile du palais. — *c*. Elévateur de la luette. — *d*, Muscle pharyngo-palatin. — * Elévateur du haut du pharynx (muscle stylo-pharyngien).

plus près de la colonne vertébrale et descendant ensuite en avant en trajet oblique jusque dans le voile du palais. On doit considérer comme l'élément dont l'influence est prédominante dans cette partie de l'appareil du voile du palais le *muscle élévateur du voile*. Il prend son origine à la base du crâne à partir de la pyramide de l'os temporal et du bord de la trompe d'Eustache qui se trouve tout près. A ce point d'origine, il est placé précisément à la face externe de la muqueuse du pharynx qui se joint là, comme voûte du pharynx, à la base du crâne. Continuant à suivre cette surface, il descend dans le voile du palais, et se trouve recouvert extérieurement, dans ce trajet, par le constricteur supérieur du pharynx comme le pharyngo-palatin. Dans le voile du palais, il converge après s'être élargi, avec le muscle semblable de l'autre côté, en une anse qui se trouve derrière l'anse semblable du muscle pharyngo-palatin. Cette position sur le côté nasal du voile du palais caractérise complètement l'anse dont nous parlons comme sphincter du nez, tout aussi bien que la position de l'anse du muscle pharyngo-palatin sur le côté buccal du voile du palais caractérise ce muscle comme sphincter de la cavité buccale.

A raison du trajet que nous avons décrit, le muscle *élévateur du voile*, ou, pour mieux dire, l'anse formée par les muscles de chaque côté, doit soulever en arrière le voile du palais, de façon à ce que le bord inférieur du voile se rapproche de sa paroi postérieure du pharynx. C'est ce qui isole la partie nasale du pharynx de la partie buccale de cet organe.

L'action de cette anse est encore soutenue par le *muscle élévateur de la luette*. Ce dernier est un faisceau musculaire disposé par paire qui prend son origine au bord postérieur du palais osseux et effectue son trajet en bas, immédiatement sous la muqueuse de la face postérieure du voile du palais jusqu'à la pointe de la luette. Son action contribue à élever en haut et en arrière le bord inférieur du voile du palais et en particulier la luette.

En dehors de ces deux élévateurs, il existe encore un muscle particulier, qui se rend d'en haut dans le voile du palais et dans lequel le caractère d'anse élévatrice se trouve modifié d'une manière particulière, c'est le *tenseur du voile du palais*. Il prend son origine un peu plus loin en dehors que l'élévateur du voile, à la base du crâne, à partir de la *lame triangulaire* de la grande aile du sphénoïde et du bord de la trompe d'Eustache placé tout auprès. Il descend le long de la face externe du constricteur supérieur du pharynx, et pénètre de côté par son extrémité tendineuse dans le voile du palais, par l'échancrure qui se trouve en dessus du crochet de la lame interne de l'apophyse ptérygoïde. Son tendon s'épanouit à partir de ce point et rejoint le tendon élargi du muscle symétrique de l'autre côté, formant ainsi une aponévrose, dont le bord antérieur s'attache au bord postérieur du palais osseux. L'action de ces muscles a pour effet de tendre l'aponévrose horizontalement et en travers, et de donner cette même position à la moitié supérieure du voile du palais. Les deux muscles tenseurs du voile du palais forment donc aussi une anse élévatrice bien que modifiée pour le voile du palais, et ils servent à réaliser l'occlusion de la partie du pharynx se rattachant aux fosses nasales.

Résumé.

Si nous jetons un coup d'œil en arrière sur les divers mécanismes et appareils que nous avons étudiés précédemment en ce qui concerne la cavité buccale, nous trouvons que leur disposition est fondée dans son ensemble sur des principes très simples et permettant cependant une incroyable multiplicité d'emplois. Nous pouvons résumer comme suit ces dispositions :

1° La cavité buccale est une cavité très spacieuse dont la voûte est constituée par la voûte résistante du palais qui appartient à la charpente du maxillaire supérieur.

2° Son plancher est formé de parties molles, maintenues seulement par leur liaison avec le maxillaire inférieur.

3° La limite antérieure de la cavité buccale est formée par la fente que circonscrivent les lèvres. Celle-ci peut prendre les formes les plus diverses sous l'action d'un certain nombre de muscles, dont les uns sont renfermés dans les lèvres, et dont les autres y pénètrent. Ces formes sont en particulier les diverses manières et les divers degrés d'ouverture et de fermeture.

4° La limite postérieure de la cavité buccale est déterminée par l'appareil du voile du palais et de ses piliers. Dans cet appareil se trouvent réunis deux systèmes de muscles faisant fonction de sphincters, l'un pour la cavité buccale, l'autre pour les fosses nasales. Le voile du palais proprement dit appartient en commun à ces deux groupes de muscles et peut être utilisé pour isoler la cavité buccale du pharynx, tout comme pour isoler la partie du pharynx qui se rattache aux fosses nasales de la partie qui se rattache à la cavité buccale.

5° L'intérieur de la bouche est divisé par les rangées de dents en deux espaces incomplètement séparés l'un de l'autre, le creux de la bouche et le creux des joues.

6° L'intérieur de la bouche, dans sa partie qui se trouve le plus en avant, peut être agrandi par l'écartement de la mâchoire inférieure et peut être modifié dans sa forme par l'avancement de celle-ci.

7° L'espace qui forme le creux des joues dépend de la distension ou de la constriction du muscle buccinateur.

8° L'action de la langue peut modifier en une foule de manières diverses la forme et l'étendue du creux de la bouche proprement dit.

9° La langue peut opérer ces modifications en changeant elle-même de forme ou bien en changeant de position.

10° Mais la langue est aussi plus passivement liée aux mouvements du plancher de la bouche, qui sont en partie le résultat d'actions élévatoires du diaphragme de ce plancher, en partie le résultat des abaissements provoqués par la traction qu'exerce vers le bas l'os hyoïde.

11° On trouve aussi comme faisant partie du groupe de muscles abaisseurs de l'os hyoïde deux muscles, dont l'un a la propriété d'élever le larynx vers l'os hyoïde et dont l'autre écarte le larynx de cet os.

12° Du reste, l'état d'élévation ou d'abaissement du larynx dépend de la position de l'os hyoïde auquel il est suspendu.

Les nerfs des voies aériennes.

Les voies aériennes dont on vient de donner la description sont, comme toutes les parties de l'organisme, pourvues de nerfs qui sont les uns des nerfs de sensation pour les parties de la peau qui s'y rattachent, les autres des nerfs de mouvement pour les parties musculaires. En tant que les voies aériennes appartiennent au côté animal du corps, ces nerfs déterminent les sensations perçues aux parties correspondantes de la peau et les mouvements soumis à la volonté. Ils prennent dès lors aussi leur origine aux parties centrales du système nerveux animal, c'est-à-dire au cerveau ou à la moelle épinière.

En ce qui concerne d'abord les nerfs qui déterminent la production du courant d'air, il pourrait sembler au premier abord que l'action nerveuse n'aurait point de rôle à jouer dans ce phénomène, le courant d'air respiratoire dont il s'agit pouvant, comme on l'a montré, s'établir sous la seule influence des forces élastiques du tissu du poumon et des cartilages des côtes agissant d'une manière purement physique; mais, par contre, il faut se souvenir que la force d'un courant d'air qui ne s'établirait que de cette manière doit dépendre essentiellement du degré d'énergie de la force élastique, et que ce degré d'énergie doit dépendre à son tour de la dilatation produite antérieurement. Or cette dernière résulte de la force avec laquelle est conduit l'acte de la respiration. Plus l'inspiration est énergique et profonde, plus le courant d'air, qui en est la conséquence, doit être fort et plein. Les nerfs dont dépend l'activité des muscles de la respiration doivent donc aussi exercer incontestablement une influence considérable quoique indirecte sur les propriétés générales du courant d'air de l'expiration. L'inspiration ordinaire, calme, se fait seulement par l'activité du diaphragme. Au contraire, l'inspiration plus énergique, plus profonde se fait à l'aide des divers groupes de muscles ci-dessus décrits, dont l'action est en ceci principalement appliquée à soulever les parois de la cage de la poitrine. Tous ces mouvements s'accomplissent automatiquement, sans le concours de la volonté, mais la volonté peut les modifier en ce sens qu'ils se produisent soit avec une énergie plus considérable, soit avec divers degrés de rapidité au point de vue de chaque acte isolé, avec divers degrés de fréquence dans les limites d'un espace de temps donné.

Nous sommes donc, dans une large mesure, maitres de régler d'après nos besoins le courant d'air de la respiration. Dans l'acte ordinaire de la parole calme, nous voyons la respiration conserver son cours tranquille à peine modifié. Que si l'on parle fort, au contraire, ce qui exige un courant d'air plus puissant, nous constatons une inspiration plus profonde, plus énergique. Dans la parole précipitée, où il faut que dans un court espace de temps beaucoup d'air passe dans les organes, nous remarquons des mouvements d'inspiration multipliés et très courts pour chacun des actes isolés.

Le pouvoir d'action de la volonté pour régler le courant d'air que déterminent les forces élastiques n'est pas limité toutefois aux moyens auxiliaires qu'on vient d'indiquer. Une influence directe s'exerce au moyen des activités volontaires des muscles pour modérer et ménager en vue du meilleur usage possible l'écoulement trop rapide du courant d'air. On se rend compte de la façon la plus claire de la nécessité d'employer ce mode d'action pour régler la parole lorsqu'on observe comment parlent les individus dont les forces sont épuisées. Incapables de régler leur activité musculaire comme il vient d'être dit, ils parlent par secousses parce que le courant d'air leur échappe avec trop de rapidité. Leur parole est par conséquent entrecoupée, l'écoulement trop prompt du courant d'air les obligeant à des inspirations plus répétées, et cette nécessité se faisant sentir en outre d'autant plus que l'inspiration elle-même reste moins profonde à raison de la faiblesse musculaire.

Dans la respiration ordinaire, calme de personnes bien portantes, le ralentissement du courant d'air expiré se produisant pendant l'état de veille est ordinairement tel que la durée de l'inspiration et celle de l'expiration sont à peu près égales. Au contraire, dans l'état de sommeil, l'affaiblissement de cet élément de modification détermine un rhythme différent, savoir une inspiration longue et tranquille et une expiration plus courte. Dans l'acte de la parole, on observe, par des raisons que rend évidentes ce qui précède, un rhythme opposé, c'est-à-dire une inspiration courte et une expiration lente.

Les muscles mis en action pour l'expulsion de l'air contenu dans les poumons sont, dans la respiration calme, ceux de l'abdomen. Dans la respiration plus active, ce sont d'autres muscles encore, muscles de l'expiration agissant d'une manière plus directe sur les parois de la cage de la poitrine. En faisant agir ces muscles, on peut d'une part, augmenter l'énergie et la rapidité du courant d'air et, d'autre part, pousser le « *vidage* » des poumons à un degré que ne pourraient atteindre par elles seules les forces élastiques. C'est l'emploi de ce moyen auxiliaire qui permet à l'orateur ou au chanteur de maintenir accidentellement une certaine prolongation du courant et d'éviter ainsi des arrêts de respiration inopportuns. Il est possible encore de diviser l'acte isolé de l'expiration en temps isolés plus courts, en arrêtant subitement une expiration énergique obtenue par l'activité musculaire, en la reprenant et l'interrompant de nouveau de la même manière. C'est ainsi par exemple que le chanteur peut exécuter des passages en *staccato*, c'est-à-dire en notes nettement détachées l'une de l'autre. Il va de soi qu'un courant de respiration continu peut aussi être rendu alternativement plus fort ou plus faible, plus rapide ou plus lent quand on règle d'une manière correspondante l'activité musculaire; c'est ainsi qu'on arrive à enfler ou à laisser tomber sa voix.

Tous les muscles, qui peuvent amener directement ou indirectement les modifications du courant d'air ci-dessus décrites, sont excités à l'activité par les nerfs du mouvement qui prennent racine à partir de la moelle épinière. On classe ceux-ci en trois groupes dont l'un ne renferme, il est vrai, qu'un nerf isolé :

1° Le nerf du diaphragme.

2° Les nerfs des parois du tronc.

3° Des branches du réseau des nerfs des bras.

Le nerf diaphragmatique, se détachant de la moelle épinière dans la région supérieure du cou, est le nerf du mouvement pour le diaphragme. C'est donc grâce à son activité que s'établit la respiration calme, ordinaire.

Les nerfs des parois du tronc partent de la moelle épinière pour se rendre dans la région thoracique et s'épanouissent dans les muscles intercostaux ainsi que dans les muscles de l'abdomen. C'est conséquemment sous leur influence que s'établissent les inspirations et expirations profondes.

Les nerfs du réseau des bras se détachent de la moelle épinière dans la région inférieure du cou et se divisent entre toutes les parties qui dépendent du bras, arrivant ainsi dans les grands muscles qui vont du tronc au bras et qui, après fixation préalable du bras à un objet extérieur, peuvent, dans les cas d'extrême dyspnée, réaliser un soulèvement plus énergique encore de la cage de la poitrine.

Tant que ces nerfs sont capables d'accomplir leurs fonctions d'une manière normale, les divers actes décrits et leurs modifications s'exécutent sans gêne. Survient-il de la gêne dans le fonctionnement des nerfs, soit par suite d'affection générale de tout le système nerveux, soit par des causes locales, il doit en résulter du trouble dans les activités de la respiration et conséquemment dans la marche du courant d'air expiré, tant à cause de la gêne qu'éprouvent eux-mêmes les nerfs affectés qu'à raison de l'obstacle que rencontre l'influence de la volonté sur ces nerfs. Ainsi de l'excitation générale, violente des nerfs résultent des mouvements respiratoires plus hâtés ou des arrêts spasmodiques de respiration. Dès lors une parole précipitée est la conséquence de cet état, et une part de l'arrêt surve nant en pareil cas dans la parole (*vox faucibus hæsit*) est à mettre sur le compte de la suspension de respiration. C'est encore un fait bien connu que le froid peut produire dans les parois de la poitrine comme dans les mains un état qui a la forme de paralysie, et la conséquence de cet état se traduit à l'observation par des arrêts et par le tremblement de la parole.

Dans l'étude des appareils qui servent en première ligne à la formation des sons articulés, l'attention ne doit pas se porter seulement sur les nerfs du mouvement à l'influence desquels se trouvent soumis les muscles de ces appareils. Elle doit se fixer encore sur les nerfs de la sensation qui rendent capable de sensation la peau dont ils sont revêtus. L'importance de ces nerfs de la sensation par rapport aux appareils dont il s'agit et par rapport à leur fonctionnement, est d'une double nature. Ils ont d'abord la destination de tous les nerfs de la sensation qui s'épanouissent sous la peau, à savoir d'être les intermédiaires par lesquels nous acquérons la notion du contact de la surface de la peau avec des corps étrangers. Par là, ils peuvent, à l'occasion, nous mettre en garde et nous protéger contre des accidents nuisibles. Il existe même dans beaucoup de parties de ces appareils une disposition telle que l'éloignement d'un corps étranger nuisible ou d'une excitation dommageable ne réclame pas, comme condition première et nécessaire, l'intervention du grand circuit de la sensation perçue par la conscience et de la résolution de la volonté à laquelle cette sensation donne occasion de se manifester. Le contact des corps étrangers ou l'excitation agissant sur la surface de la peau suffit pour provoquer des mouvements appelés *mouvements réflexes*, qui ont pour destination d'écarter le dommage à craindre. Ceci est tout spécialement marqué dans les voies aériennes proprement dites et, pour vérifier la justesse de l'observation, il n'y a qu'à se souvenir de la toux violente qu'occasionnent des vapeurs irritantes ou la présence de corps étrangers quand on avale de travers et tout aussitôt que ces corps étrangers pénètrent dans le larynx. Il n'y a qu'à se rappeler aussi l'éternuement, qui est la conséquence de l'irritation de la surface interne du nez. — Le second aspect sous lequel se manifeste l'utilité des nerfs de la sensation, utilité majeure pour les organes de la voix, regarde le contrôle des activités musculaires. En effet, par cela même que ces nerfs font arriver à la conscience comme sensations les excitations constituées par les tensions ou par les plissements de la peau, ils donnent connaissance des activités réalisées par les muscles et, d'autre part, ils donnent encore, dans le cas de contacts recherchés au moyen de mouvements musculaires, la connaissance de la réalisation et du degré de force des contacts demandés. On a vu des cas dans lesquels, par suite de paralysie des nerfs sensitifs de la main, il était impossible aux individus intéressés de tenir solidement un objet parce qu'il leur manquait la notion du contact de la main avec l'objet. Tout le monde connaît aussi l'incertitude que produit dans la marche un pied engourdi, incertitude qui provient de ce que, en pareil cas, on ne constate pas l'appui que prend le pied sur le sol. De même aussi une paralysie des nerfs sensitifs de la langue amènerait l'incertitude de la parole parce que les contacts nécessaires de la langue avec les autres parties de la bouche dans l'acte de la parole, par exemple le contact avec les dents pour la prononciation du *t*, ne seraient pas discernés.

Les nerfs sensitifs ou moteurs des organes de la parole se partagent d'une manière très précise en deux groupes dont le champ d'action est séparé par l'isthme du gosier que délimite le voile du palais. Le groupe antérieur est formé par quatre nerfs dont chacun dessert une région déterminée, à savoir : le *nerf trijumeau*, le *nerf olfactif*, le *nerf facial* et le *nerf crotaphitico-buccinateur*. Le groupe postérieur, au contraire, est composé de quatre nerfs qui sont si étroitement liés ensemble que l'on pourrait presque les considérer comme ne faisant qu'un seul nerf. Ce sont le *nerf vague*, le *nerf accessoire*, le *nerf glosso-pharyngien* et le *nerf hypoglosse*.

Parmi les nerfs du groupe antérieur, l'*olfactif* et le *trijumeau* sont des nerfs sensitifs. Le *facial* et le *crotaphitico-buccinateur* sont des nerfs moteurs.

Le nerf olfactif s'épanouit seulement dans la fente olfactive des fosses nasales et donne la sensation de l'odorat.

Le nerf trijumeau est le nerf sensitif commun de la peau et de la muqueuse de la face. En sortant de la boîte du crâne dans laquelle il prend naissance du cerveau, il se divise en trois branches, ce qui lui a valu son nom. La première branche traverse la cavité orbitaire et se rend dans la peau du front et aussi à la surface extérieure et intérieure du dos du nez. La deuxième branche se rend par le maxillaire supérieur dans la peau du visage, entre la fente des paupières et la fente de la bouche. En dedans, elle dessert la muqueuse de la voie aérienne des fosses nasales, ainsi que la muqueuse de la voûte du palais et le voile du palais. La troisième branche traverse le maxillaire inférieur et dessert la peau du visage en dessous de la fente de la bouche. En dedans, il dessert la muqueuse des joues et du plancher de la cavité buccale avec la langue. Néanmoins dans la partie de la langue la plus reculée en arrière, on trouve encore comme nerf du goût le nerf *glosso-pharyngien* appartenant au groupe postérieur.

Le nerf *crotaphitico-buccinateur* est le nerf moteur pour les muscles dits de la mastication et pour le diaphragme de la bouche, concurremment avec la partie antérieure du muscle digastrique de la mâchoire inférieure.

Le nerf *facial* produit les mouvements des muscles de la peau dans le visage et spécialement des muscles du nez et de la bouche.

Les nerfs réunis les uns avec les autres dans le groupe postérieur ont pour centre le nerf *vague* qui dessert comme nerf sensitif la muqueuse du pharynx, du larynx, de l'œsophage et de la trachée. Dans le pharynx, son action se complète par celle du nerf *glosso-pharyngien* qui s'étend aussi en partie à la langue comme nerf du goût. Aux deux nerfs se mêle comme élément du nerf moteur une partie du nerf *accessoire*, dont les autres parties se rendent dans quelques-uns des muscles du cou. De cette intrication naissent les branches du nerf moteur que le nerf vague envoie aux muscles du pharynx et du larynx.

Le nerf *hypoglosse* est le nerf moteur des muscles de la langue et de l'os hyoïde.

LIVRE DEUXIÈME

LES ORGANES DE LA VOIX DANS LEURS RAPPORTS AVEC LA FORMATION DES SONS

Formes anormales du mécanisme de la respiration.

Pour que l'on puisse émettre la parole d'une façon correcte et normale, il faut absolument que le mécanisme de la respiration fonctionne régulièrement et sans gêne. Il faut faire succéder l'une à l'autre, dans un rhythme aussi égal que possible, une inspiration légère prompte et une expiration prolongée sans effort. Il parait convenable dès lors de jeter encore un coup d'œil sur les états de gêne qui se produisent dans le mécanisme de la respiration et qui font obstacle à la production d'une parole correcte ou même rendent passagèrement la parole impossible. Naturellement, il ne saurait être question des gênes de la respiration qui procèdent de maladies sérieuses, maladies de cœur, de poitrine, etc., mais on peut se borner à mentionner celles qui viennent troubler passagèrement des conditions existantes complètement suffisantes pour l'exercice régulier du mécanisme de la respiration. L'appareil mécanique se trouvant dans de telles circonstances en état normal, il n'est aucun des troubles observés qui ne se rattache exclusivement à la manière dont cet appareil est mis en jeu; mais parler de son emploi, c'est parler de l'application des forces musculaires qui agissent sur lui et, comme l'excitation des muscles dépend toujours de leurs nerfs moteurs, il y a toujours lieu de rapporter l'état de gêne à des excitations extraordinaires ou anormales des nerfs correspondants, soit que ces états d'excitation se trouvent déterminés par la volonté, soit qu'ils se produisent sous l'influence des circonstances accidentelles.

Parmi les états de gêne dont il est question, il faut tout naturellement distinguer les uns des autres ceux dans lesquels l'inspiration ou bien, au contraire, l'expiration prend d'une manière prédominante sinon exclusive une forme anormale.

Comme troubles des formes normales de l'*inspiration*, il y a lieu de compter les phénomènes que l'on désigne respectivement sous les noms de sanglot, de bâillement et de bégaiement.

La plus simple de ces formes est le *sanglot*, qui consiste uniquement dans une inspiration énergique déterminée par une contraction spasmodique du diaphragme. Il est suivi d'une expiration calme. Le courant d'air inspiré peut, dans le sanglot, s'introduire de préférence soit par la bouche, soit par le nez et, suivant que l'un ou l'autre de ces cas se présente, le bruit qui l'accompagne est différent. A ceci se lie facilement un certain rétrécissement de la glotte, et alors les cordes vocales produisent un son clair, strident. Dans tous les cas, le sanglot provient d'une surexcitation des nerfs du diaphragme. On connait comme causes de cette excitation des états psychiques et la trop grande plénitude de l'estomac. L'influence de cette dernière cause dérive sans nul doute de ce que l'estomac trop rempli oppose une résistance plus ou moins grande à la descente du diaphragme. Les contractions du diaphragme doivent par conséquent devenir plus fatigantes et prendre à cette occasion, comme les contractions d'autres muscles surexcités, une forme spasmodique. Mais, très souvent aussi, le sanglot ne survient que comme symptôme d'une irritation générale du système nerveux chez les hystériques, et l'on peut croire qu'il y a lieu de rattacher à la même cause le même phénomène se manifestant chez les individus jeunes, bien portants d'ailleurs, spécialement chez les enfants. L'idée qu'on vient de donner de la production du sanglot comme conséquence d'une contraction spasmodique du diaphragme est encore confirmée par la manière dont on peut l'arrêter. Il suffit en effet de faire succéder à une longue et tranquille inspiration une expiration prolongée le plus possible, aidée vers la fin par des forces musculaires. L'inspiration lente empêche une trop violente excitation des nerfs du diaphragme, surtout quand elle s'exécute principalement par les parois de la poitrine, et l'expiration lente permet à ces nerfs de se reposer quelque peu de la surexcitation éprouvée. On réussit souvent, rien qu'en employant une fois ce moyen, à arrêter des sanglots devenus fatigants.

Le *bâillement* consiste de même dans une marche spasmodique de l'inspiration, moins courte toutefois et moins énergique que dans le sanglot. En outre, il faut compter en première ligne dans le bâillement l'action des muscles qui soulèvent les parois de la poitrine. Une prompte contraction du diaphragme forme alors la terminaison, en suite de laquelle un abaissement assez rapide de la cage de la poitrine amène une expiration prompte. La participation à l'inspiration, demandée de préférence au soulèvement de la cage de la poitrine, est mise spécialement en évidence par ce fait que, dans le bâillement le plus intense, la tête se rejette en arrière et que les épaules sont soulevées, ce dernier mouvement s'accompagnant même quelquefois du soulèvement des deux bras. Durant l'acte d'inspiration qui forme le bâillement, la bouche s'ouvre spasmodiquement, le petit ptérygoïdien et le groupe des muscles de l'os hyoïde attirant la mâchoire inférieure en bas pour l'écarter de la mâchoire supérieure. En même temps, le voile du palais se soulève spasmodiquement aussi et intercepte le passage de l'air par le nez. L'ensemble de ce phénomène imite la manifestation d'un violent besoin d'air. Le fait qu'il se produit dans les circonstances où l'on a coutume d'observer le bâillement, comme l'envie de dormir, l'ennui, s'explique très clairement par cela même que l'inactivité générale du système nerveux coïncidant avec ces circonstances se traduit aussi par une marche plus faible de la respiration, insuffisante dans l'état de veille. Il en résulte qu'au bout d'un certain temps le besoin d'air se fait sentir d'une manière plus ou moins impérieuse. Cette exigence se manifeste alors par le bâillement.

Le vice de parole qu'on désigne sous le nom de *bégaiement* prend de même son origine dans un mouvement spasmodique d'inspiration. Il a une parenté avec le sanglot en ce que, dans l'un comme dans l'autre phénomène, c'est le diaphragme qui est pris d'une contraction spasmodique. Seulement, dans le sanglot, une crampe courte produit une inspiration courte et énergique à laquelle succède une expiration absolument libre; dans le bégaiement, il s'établit une crampe du diaphragme de plus longue durée qui, tant qu'elle se prolonge, empêche l'expiration. La possibilité de parler, qui est fondée sur l'existence d'un courant d'air expiré, disparaît pour celui qui est pris d'une telle crampe. Les efforts infructueux pour articuler, poussés à l'excès par cela même qu'ils sont infructueux, font l'effet de grimaces inquiètes; et cette expression d'inquiétude est encore renforcée parce que l'arrêt de l'expiration amène en plus un manque de respiration et une gêne dans le cours du sang. Toute cette scène disparaît au moment de la terminaison de la crampe, et de la vive expiration qui en est la suite. Les rapports naturels, réguliers se rétablissent jusqu'à ce qu'un nouvel accès spasmodique provoque le retour du phénomène. On désigne celui-ci en tant que vice de parole par le mot de bégaiement, mais le vice de parole n'est qu'un phénomène concomitant avec la crampe du diaphragme et survenant quand on essaye de parler pendant la durée de cette crampe. Le phénomène principal, la crampe du diaphragme, peut survenir accidentellement en dehors de l'effort pour parler. S'il n'y a pas même de tentative faite pour émettre la parole, il passe absolument inaperçu de l'observateur. S'il y a eu tentative et que l'on renonce à des efforts infructueux pour former des sons, il ne se manifeste qu'une impuissance à parler. On sait que de violentes excitations psychiques, la surprise par exemple, occasionnent d'ordinaire des cas de bégaiement, et ces conditions sont aussi celles qui, chez certaines personnes, amènent une impuissance passagère de parler. Le bégaiement n'étant donc, d'après ce qui précède, qu'un symptôme se rattachant occasionnellement à un spasme *tonique* (prolongé) du diaphragme, il est évident que tous les efforts qui tendraient à y remédier en agissant sur les organes de la bouche et du cou doivent être vains. Le traitement efficace de ce vice de parole ne peut être entrepris que d'après les principes qui ont été exposés ci-dessus pour le traitement du sanglot. Il faut, après une inspiration tranquille, produire une expiration lente aussi prolongée que possible, avec ou sans emploi du courant d'air sortant pour parler. C'est le moyen le plus sûr de relever les nerfs moteurs du diaphragme de leur état de surexcitation et de les rétablir dans leurs conditions normales. Il ne faut point, du reste, confondre, comme on le fait souvent, le *bégaiement* avec le *balbutiement*. Chez ceux qui balbutient, le mouvement de la respiration est tout à fait normal et le vice de parole ne résulte que de la maladresse à former les sons. Il se rencontre par suite spécialement chez les enfants, les idiots, les apoplectiques, etc.

Parmi les formes anormales de l'*expiration*, on pourrait être tenté de mentionner en première ligne l'*arrêt d'expiration*. Il n'y a pas lieu pourtant de s'arrêter à ce point de vue. Nous n'avons pas à nous occuper en effet du mode d'arrêt de l'expiration que l'on produit par une occlusion totale et volontaire de la glotte, soit dans le but d'agir sur les intestins par l'intermédiaire du diaphragme pressé de haut en bas, comme dans l'acte de la défécation, soit pour se donner en affermissant la paroi de la poitrine un point d'appui plus solide pour agir dans quelque travail de force, par exemple quand on soulève un fardeau. L'autre mode résulte d'un spasme tonique du diaphragme, et on a eu déjà à en parler comme d'un phénomène secondaire se rattachant à un vice de l'inspiration. Les formes d'expiration altérée que nous avons à étudier sont :

L'éternuement; — La toux ; — Le rire; — Le soupir.

La plus simple de toutes est l'*éternuement*. De même que le sanglot a pour point de départ un spasme unique et violent de l'inspiration, de même l'éternuement se rattache à un spasme unique et violent de l'expiration affectant d'abord les muscles du ventre et aussi, dans les états de violente intensité du phénomène, les autres muscles de l'expiration. Il se produit à titre de mouvement réflexe à la suite d'une excitation de la muqueuse dans les voies aériennes nasales. Les contractions des muscles du ventre, légères au début, sont arrêtées d'abord par quelques inspirations courtes, se succédant rapidement les unes aux autres sans intervalles d'expiration; mais ensuite survient la vive contraction de ces muscles qui chasse violemment au dehors le courant d'air par la bouche et par le nez. Dans le trajet par le nez, cet acte produit un bruit bien connu qui peut bien aussi se lier à un son engendré dans les cordes vocales. On reconnaît dans l'action de se moucher le même phénomène déterminé à un degré plus faible par un acte volontaire.

La *toux* et le *rire* se rattachent de même à une contraction spasmodique des muscles de l'expiration. Là aussi, c'est la contraction des muscles du ventre qui joue le principal rôle. La contraction des autres muscles de l'expiration n'intervient que dans les cas où le phénomène a une grande intensité. La différence avec l'éternuement consiste seulement en ce que chaque acte d'expiration, au lieu d'être comme dans l'éternuement le résultat d'une action unique, violente, est la conséquence d'une série de secousses des muscles de l'expiration entrecoupées par de petites pauses. Dans la toux ou le rire prolongés, de courtes inspirations s'intercalent entre les diverses expirations modifiées comme il a été dit et ces inspirations, à cause de leur brièveté et de leur énergie, peuvent confiner au sanglot. La *toux* est le phénomène le plus voisin de l'éternuement, aussi bien à raison de son mode de production qu'à raison de sa marche. Elle se produit en effet comme un mouvement réflexe à la suite d'une excitation des voies respiratoires, spécialement de la trachée et du larynx, et aussi à la suite d'une excitation du pharynx et des fosses nasales. Les secousses d'expiration liées avec ce phénomène peuvent prendre une grande intensité au point de se rapprocher sous ce rapport de l'expiration unique de l'éternuement. Seulement, dans l'éternuement, le courant d'air s'échappe d'ordinaire par le nez, tandis que, dans la toux, il s'échappe par la bouche que le voile du palais isole des fosses nasales en se soulevant et qu'élargit l'abaissement de la mâchoire inférieure et du plancher de la bouche elle-même, lié avec la projection de la langue en avant. Le courant d'air en traversant la bouche détermine par lui-même un bruit de souffle. Toutefois, ce bruit est d'ordinaire associé avec un son plus ou moins élevé, plus ou moins profond, formé dans les cordes vocales, la glotte étant alors rétrécie spasmodiquement. La toux déterminée par la volonté et plus faiblement apparaît avec le caractère de cette petite toux qu'un orateur fait entendre, pour s'éclaircir la voix, au moment de prendre la parole. Dans le rire, les secousses successives d'expiration sont moins énergiques et le courant d'air s'échappe, soit par la bouche modérément ouverte, soit aussi par le nez la bouche étant fermée. Le courant d'air du rire a par là même un bruit de souffle, mais ce bruit peut aussi s'accompagner d'un son plus ou moins haut ou bas, plus ou moins fort ou faible, formé dans les cordes vocales. Dans le dernier cas, le courant d'air de l'inspiration rapidement intercalé entre les éclats de rire peut prendre, dans la glotte disposée pour résonner, un son clair, sifflant, ainsi qu'il arrive dans la toux.

Le *soupir* se place à la suite de la toux et du rire à cause de la parité dans le mode de gêne du mécanisme de l'expiration. Quand on soupire, l'air contenu dans les poumons est expulsé vivement à chaque acte d'expiration, soit en une seule fois, soit en plusieurs fois successives et peut alors s'échapper ou par la bouche, ou par le nez. Le bruit du souffle qui en résulte s'accompagne volontiers d'un son plus haut, formé dans les cordes vocales et qui, en traversant les fosses nasales, fait entendre une résonnance nasale très marquée. A parler exactement, il y a une différence assez importante entre les deux variétés de soupir qu'on vient de signaler. Le soupir intervenant comme acte isolé, unique dans un même acte d'expiration, est produit moins par une activité des muscles de l'expiration que par un relâchement subit des activités musculaires qui règlent dans le sens du ralentissement la sortie du courant d'air. Les forces élastiques de l'expiration entrent par là sans limités en possession de leurs droits et chassent l'air avec une promptitude plus grande. Lorsqu'au contraire le soupir se répète par secousses successives dans un même acte d'expiration, comme il arrive d'ordinaire dans une crise violente de pleurs, l'expulsion du courant d'air est réalisée par de petites secousses musculaires faibles, ce qui donne au phénomène une ressemblance plus marquée, au point de vue du mécanisme, avec le rire et la toux. C'est pour cela que, chez les enfants qui pleurent et au moment où ils commencent à se consoler, il est difficile de discerner s'ils soupirent, ou s'ils se prennent à rire. Cette ressemblance se manifeste d'une façon encore plus frappante lorsqu'il se trouve que cette sorte de soupir se prolonge pendant quelque temps et s'entrecoupe par de courtes inspirations analogues à celles du sanglot.

En résumé les états de gêne du mécanisme de la respiration, qui rendent difficile ou empêchent l'emploi régulier du courant d'air pour la parole, affectent soit l'inspiration, soit l'expiration normale.

Les états de gêne de l'*inspiration* se manifestent sous forme de sanglot, de bâillement, et de bégaiement, et consistent :

Pour le sanglot, dans un spasme isolé et violent du diaphragme;

Pour le bâillement, dans une activité spasmodique plus faible des muscles de la poitrine et du diaphragme;

Pour le bégaiement, dans un spasme plus prolongé du diaphragme.

Les états de gêne de l'*expiration* se manifestent sous forme d'éternuement, de toux, de rire et de soupir. Elles consistent :

Pour l'éternuement, dans une contraction isolée et violente des muscles de l'expiration ;

Pour la toux et le rire, dans le fractionnement d'un acte isolé d'expiration en une série de secousses d'expiration plus ou moins énergiques ;

Pour le soupir, dans un fractionnement semblable d'un acte isolé d'expiration, sous l'action très faible de secousses successives ou sous l'influence insuffisamment contre-balancée des forces élastiques qui agissent dans l'expiration.

Les bruits de la respiration.

On sait qu'un courant d'air passant à frottement à travers un tuyau ou sur une arête, engendre un son. Ce son, lorsqu'il se rattache à une vibration régulière, rhythmique de l'air ou du corps ébranlé par le courant d'air, est désigné sous le nom de *son musical* ou simplement de *son*. Lorsque la vibration est irrégulière, que des intervalles de temps inégaux séparent ses ondes successives, l'impression produite sur l'oreille prend le nom de *bruit*.

Nous avons dès à présent acquis la notion que l'air, passant à frottement à travers les voies aériennes dans l'acte de la respiration, doit occasionner de même la production d'un son ou d'un bruit, ces voies aériennes étant, soit constituées par des tuyaux plus ou moins élastiques, soit dirigées sur des arêtes saillantes de formes diverses. On voit aussi que cela se réalise de bien des manières, mais qu'il doit y avoir nécessairement plus de bruits que de sons, les conditions de production du son étant plus limitées.

On n'observe pas toutefois de tels bruits chez un individu qui respire tranquillement. La raison en est simplement que des bruits distincts et perceptibles ne peuvent être produits que par un courant d'air assez fort et rapide, soit que ce courant d'air ait par lui-même un caractère d'énergie, soit qu'il ait à passer de force par une ouverture rétrécie. Or, dans la respiration ordinaire, calme, il ne se forme que des courants d'air faibles et lents, traversant des espaces relativement larges, ce qui supprime toute cause de production d'un bruit distinct. Ce n'est pas à dire pour cela que les courants de la respiration s'établissent dans les voies aériennes sans déterminer aucun bruit. Il est facile de se convaincre du contraire en appliquant l'oreille ou le stéthoscope à certains endroits du corps convenablement choisis. On peut par ce moyen entendre, même dans la respiration la plus calme, le murmure des courants d'air inspirés et expirés, soit aux ailes du nez, soit au larynx, soit à la trachée, comme aussi, en appliquant l'oreille sur les parois de la poitrine, on peut entendre le bruit des courants d'air dans les ramifications pulmonaires de la trachée. C'est sur ce fait qu'est fondé l'emploi du stéthoscope dans la main du médecin. La forme des cavités traversées par l'air, leur degré d'accessibilité détermine nécessairement la nature du bruit, ce qui permet réciproquement de conclure d'après la nature du bruit à la forme et à l'accessibilité de ces cavités. Le médecin se trouve par suite en état de déduire des bruits respiratoires perçus à l'aide du stéthoscope des appréciations sur l'état sain ou maladif des poumons, sur les obstacles apportés à l'accès de l'air, les amas de mucosités, la formation de cavernes, etc.

Bien qu'on doive admettre qu'en règle ordinaire la marche de la respiration s'effectue à peu près sans bruit appréciable à une faible distance, il arrive pourtant assez souvent qu'elle s'accompagne d'un bruit très perceptible pour l'oreille d'une personne rapprochée. La respiration précipitée d'un individu violemment excité ou essoufflé fait entendre un bruit de souffle plus ou moins fort, ce qu'on exprime par le mot de *respiration haletante.* Des rétrécissements permanents des voies aériennes déterminent de même aisément des bruits plus forts accompagnant d'une manière permanente et avec une intensité plus ou moins grande la marche de la respiration : ainsi, par exemple, le rétrécissement local de la trachée causé par un goitre. Le même effet se produit comme conséquence d'une gêne passagère dans l'état d'ouverture des voies aériennes, de la présence d'amas de mucosités dans les fosses nasales ou dans le pharynx.

De semblables effets se manifestent encore lorsque l'écoulement de l'air qui constitue la respiration tranquille est gêné par un changement accidentel et passager dans la forme de la cavité. Il faut citer parmi ces modes de formation de bruits, comme les plus connus et appelant le plus l'intérêt, le *ronflement* et le *gémissement.*

Le *ronflement* est un bruit particulier qui accompagne aussi bien l'inspiration que l'expiration et qu'on a coutume d'observer spécialement chez les personnes endormies. Il se produit quand on respire par la bouche, dans une position particulière prise par le voile du palais et par la langue. En effet, le voile du palais peut se soulever ou tomber en arrière de façon à ce que l'accès des fosses nasales par derrière soit sinon complètement fermé, au moins rendu difficile. En même temps, la partie postérieure et moyenne de la langue se trouve retirée si loin ou tellement retombante en arrière qu'il ne reste qu'une fente étroite entre elle et la voûte du palais. C'est l'air comprimé en passant par cette fente qui donne naissance au bruit. De pareils sons se produisent aussi lorsque, la bouche étant fermée, l'air arrive dans les fosses nasales après avoir été comprimé au passage, entre le voile du palais attiré ou retombé en arrière et la paroi postérieure du pharynx. Il est à remarquer que si le courant d'air est énergique et peut-être aussi dans quelque position particulière du voile du palais, il survient un bruit de crécelle qui s'ajoute au souffle rauque du ronflement et qui s'explique par une vibration du voile du palais.

Le *gémissement* est un bruit qui se fait entendre lorsqu'après une occlusion ferme du larynx par le rapprochement énergique des cordes vocales et des cartilages aryténoïdes, — ce qui peut survenir comme phénomène spasmodique ou comme résultat d'une activité volontaire dans le but de retenir la respiration, — l'on donne subitement issue au courant d'air intercepté par la fermeture. Le bruit qui se forme ainsi est constitué par deux éléments qu'il faut nécessairement discerner l'un de l'autre. L'un de ces éléments est un bruit de claquement, l'autre un bruit d'éclat explosif et, dans une certaine mesure, léger. Il n'y a pas lieu d'entrer dans de plus grands développements sur la manière dont se produit ce dernier élément, le bruit d'éclat qui se rattache à l'expansion subite d'une masse d'air comprimé étant un phénomène suffisamment connu. Au contraire, le premier élément, le claquement, doit être étudié d'un peu plus près : lorsque deux corps mis en contact sont brusquement séparés l'un de l'autre, l'air extérieur affluant rapidement de tous les côtés doit remplir l'espace mis entre les deux corps. Ceci se passe sans intervention de phénomène accessoire lorsqu'il s'agit de corps secs qui, dans le contact même, conservent encore entre eux une couche d'air. Il en est autrement pour les objets entre lesquels l'interposition d'une mince couche liquide produit une forte adhérence ou, si l'on veut, un collement. Dans ceux-ci, l'adhérence oppose une résistance qui ne peut être surmontée que par une force suffisante tendant à effectuer la séparation. Au moment où l'adhérence cesse, la séparation que produit l'intervention supérieure de la force contraire est si subite et l'air afflue par suite de tous les côtés avec tant de rapidité que les masses d'air arrivant à l'encontre l'une de l'autre s'entre-choquent avec un son clair. Lorsque la pointe de la langue se trouve ainsi pressée contre la voûte du palais et qu'elle s'en détache brusquement, il se forme un bruit très fort de cette espèce, qu'on appelle claquement. On produit un son analogue en détachant brusquement les deux lèvres l'une de l'autre, lorsque celles-ci, étant un peu humides, ont été pressées fortement l'une contre l'autre. De même aussi en détachant l'un de l'autre les bouts de deux doigts un peu mouillés. On ne peut méconnaître que la séparation respective des cartilages aryténoïdes et des cordes vocales étant effectuée brusquement ne doive produire ce bruit de claquement, puisque les conditions de sa formation se trouvent réunies. Nous avons donc à constater dans le *gémissement* un bruit composé d'un bruit explosif et d'un bruit de claquement. On ne peut, à la vérité, disconvenir que ce second élément n'entre pour une très faible part dans le bruit du gémissement, et que le fait de sa participation ne puisse être facilement démontré expérimentalement; mais il y a un certain intérêt à acquérir, dans cette circonstance, la notion que les sons explosifs analogues, à la formation desquels les organes de la parole peuvent concourir, ne correspondent pas seulement au bruit produit par le jouet d'enfants appelé en France « *canonnière* », qu'ils renferment aussi l'élément de claquement dont il vient d'être parlé.

Pour compléter l'exposition faite ci-dessus, on pourrait ajouter la mention de divers bruits se rattachant aussi aux modifications du mécanisme de la respiration dans l'éternuement, la toux, le sanglot, etc.; mais, comme la production de ces bruits est liée à des conditions anormales, il n'y a pas lieu de s'en occuper ici davantage.

Nous venons ainsi de reconnaitre trois modes de formation de bruits par les organes de la voix, le *halètement*, le *ronflement*, le *gémissement*. La connaissance de tels bruits présente un grand intérêt, car nous voyons chacun d'eux se produire de diverses manières :

Dans le *halètement*, un courant d'air rapide s'établit par les voies respiratoires ouvertes;

Dans le *ronflement*, le courant d'air passe à frottement par un espace rétréci en forme de fente et détermine, dans certaines conditions, une vibration de la paroi, d'où résulte une série de bruits de crécelle formés de petits sons explosifs;

Dans le *gémissement*, le bruit résulte de la mise en liberté soudaine d'un courant d'air complètement intercepté auparavant.

La formation du son dans les voies respiratoires.

L'examen auquel nous nous sommes livrés en dernier lieu nous a prouvé que la marche de la respiration pouvait donner naissance à des bruits de plusieurs sortes et nous avons eu même, en dernier lieu, une démonstration préliminaire de ce fait : qu'une certaine classe de bruits produits volontairement peut servir de base à la formation des sons de la parole. Ces derniers sons renferment toutefois encore un second et très important élément qui caractérise la parole proférée à *haute voix* et qui est le son pris dans le sens musical. Il y a dès lors à rechercher encore à quelles conditions se lie la production du son à l'intérieur des voies respiratoires.

La seule condition que nous puissions espérer rencontrer à cet effet dans les voies respiratoires, c'est le passage à frottement de l'air dans une fente étroite à paroi élastique. Cette condition se trouve tout justement réalisée à quatre places. En allant d'arrière en avant, nous voyons la possibilité de formation de pareilles fentes s'établir :

Entre les cordes vocales du larynx;

Entre le voile du palais et la racine de la langue;

Entre la pointe de la langue et les dents supérieures;

Entre les deux lèvres.

Parmi ces quatre cas de possibilité, celui qui se produit entre le voile du palais et la racine de la langue mérite à peine d'appeler l'attention; car le voile du palais, mou et flasque, n'est pas en état de contribuer à la formation d'une fente aussi nettement limitée qu'il le faut pour la production d'un son pur. Un rétrécissement dans cette région peut bien amener des vibrations du voile du palais, mais ces vibrations doivent à raison de la grandeur, de la mollesse, du défaut d'élasticité du voile du palais, être elles-mêmes grandes, irrégulières, propres seulement à engendrer un bruit de crécelle tel que celui qu'on a observé comme élément du ronflement.

La formation du son par la fente entre la pointe de la langue et les incisives supérieures est plus pure, mieux décidée; il s'y produit des sons d'un caractère musical incontestable. Pour arriver à émettre ces sons, il faut soulever dans son milieu la partie antérieure de la langue, l'appliquer contre la partie antérieure de la voûte du palais en telle sorte que la pointe de la langue se trouve placée en contact léger avec le côté postérieur des dents incisives, qu'elle recouvre jusqu'à leur bord libre. L'air expulsé, suivant la gouttière du dos de la langue, passe alors par la fente qui se trouve entre la pointe de la langue et le bord libre des dents, et il se produit un son sifflant [1], plus élevé lorsque la langue est pressée plus à plat vers le haut, plus profond quand la ligne médiane de la langue s'abaisse en forme de gouttière plus marquée du dos de la langue, les bords latéraux de celle-ci demeurant toutefois en contact avec le palais. Ce son ne peut avoir, il est vrai, aucune importance pour la formation de la parole, parce qu'il manque toujours de force et aussi, comme on l'expliquera plus tard, parce qu'il se trouve formé trop en avant. On ne l'emploie que dans le sifflement et aussi comme un faible sifflet d'appel.

La formation du son par les lèvres s'obtient en allongeant les lèvres en avant, en pressant l'une contre l'autre leurs parties latérales et en faisant sortir l'air entre les parties médianes des deux lèvres placées en simple contact. Il se produit alors un son sifflant, plus élevé quand la mâchoire inférieure est modérément abaissée et la langue élevée, plus profond, au contraire, quand l'abaissement de

1. Il s'agit ici de l'espèce de sifflement que l'on produit en articulant, par exemple, la consonne S.

la mâchoire inférieure est plus grand et que la langue est aussi placée plus bas.

Dans la formation de ce son, comme dans celle qui a été mentionnée plus haut, le courant d'air est amené directement par la conformation du dos de la langue en gouttière jusqu'à la fente où se produit le son. Le son sifflant obtenu de cette manière peut, comme on sait, atteindre un degré notable d'intensité et peut aussi recevoir quelques modifications sous le rapport de la hauteur ou de la profondeur. Toutefois il ne peut pas non plus être utilisé pour la parole, parce que, formé trop en avant, il ne saurait être joint facilement à des sons articulés; parce qu'aussi, par la même raison, il ne peut pas même se lier à la formation de bruits, ce qui est important pour la formation des sons articulés, ainsi qu'on le montrera ci-après. Au contraire, l'on sait qu'on peut très bien employer comme simple signal ce sifflet des lèvres dont nous venons de décrire le mécanisme. On n'ignore pas non plus que le sifflement avec les lèvres sert souvent pour exécuter discrètement des compositions musicales.

Des quatre cas de possibilité indiqués plus haut pour la production du son, il n'en est donc qu'un, celui qui se réalise par les cordes vocales du larynx, dont l'emploi permette la production de sons articulés. Tandis que les sons formés trop en avant ne sont susceptibles, comme on vient de le dire, d'aucune modification plus étendue que celle de l'élévation ou de l'abaissement qui se rattache à leur formation même, le son laryngien produit bien loin en arrière dans les voies aériennes peut recevoir encore des modifications importantes par la résonnance du double tuyau d'embouchure que constituent la bouche et le nez. Il peut aussi, pendant que le courant d'air qui le porte traverse la bouche, se mêler avec les divers bruits qui se forment dans cette région. Dans les deux cas, il devient un élément important pour la formation de sons employés comme sons de la parole.

Le Larynx considéré comme appareil générateur des sons.

Nous avons à étudier d'abord, en prenant pour point de départ la description anatomique précise que nous avons déjà faite du larynx, dans quelle mesure on doit considérer cet organe comme un appareil générateur du son, ou comme un instrument de musique, si l'on veut employer cette expression.

Les *lames vocales* apparaissent comme étant, sous ce rapport, la partie la plus importante du larynx. Convergentes vers le haut en forme de tente, elles produisent un rétrécissement local de la partie supérieure de la trachée. Leurs bords s'étendent horizontalement et reçoivent le nom de *cordes vocales*. Leur surface extérieure est recouverte par le muscle *thyro-aryténoïdien* et par du tissu cellulaire, en telle sorte que la muqueuse qui tapisse la trachée par delà les cordes vocales peut, sur toute l'étendue où celles-ci sont mises en jeu pour la production du son, s'écarter immédiatement en dehors en direction horizontale. La fente qui se trouve entre les cordes vocales, la *glotte*, est donc, à proprement parler, formée par deux bourrelets faisant saillie latéralement, qui, en coupe verticale, présentent une forme triangulaire avec des arêtes aiguës et qui sont placés l'un vis-à-vis de l'autre, de façon à laisser entre eux la glotte. (Comp. fig. 28.) Le passage conduisant d'en bas à la glotte a donc la forme d'un coin; vue d'en haut l'entrée de la glotte paraît, au contraire, une fente placée dans un plan horizontal. Ce qu'on vient de dire ne s'applique qu'à la partie des cordes vocales qui est réellement employée pour la formation du son, c'est-à-dire à la plus grande moitié antérieure; la plus petite moitié postérieure n'est pas libre, mais se joint comme limite de ce qu'on appelle la *glotte respiratoire* à la paroi latérale, verticalement placée, de la cavité supérieure du larynx. L'aspect de la paroi interne du larynx donne la notion la plus nette de cette différence. On voit, en effet, à cette place, au-dessus de la ligne qui marque le bord de la corde vocale la paroi s'élever toute lisse dans la partie postérieure, tandis que, dans la partie antérieure, un renflement profond de la paroi latérale (le *ventricule de Morgagni*) laisse le bord de la lame vocale dans un état de liberté complète. (Comp. fig. 26.)

La substance des lames vocales est un tissu résistant, élastique, qu'on ne saurait mieux comparer qu'à du caoutchouc et qui, par conséquent, est tout spécialement approprié à entrer en vibration sous l'action du courant d'air qui passe en le frôlant. A raison de ce fait, les lames vocales peuvent être comparées jusqu'à un certain point aux anches de certains instruments de musique qu'on nomme d'ordinaire *instruments à anches*, à raison de la nature d'appareil entrant comme partie fondamentale dans leur construction. Il y a cependant une différence importante à remarquer en opposition avec ces instruments à anches. Les anches vibrantes des instruments de musique sont de minces lames de métal ou de bois fixées solidement par une partie étroite de leur bord, et exécutant des vibrations pendulaires dans lesquelles le bord attaché joue un rôle analogue à celui du point de suspension du pendule. Or, on ne peut comparer les cordes vocales à de telles anches, car les unes diffèrent des autres tant par la matière dont elles sont formées que par leur disposition. Les cordes vocales sont formées, en effet, d'une membrane molle, élastique, dont l'élasticité ne peut se manifester comme dans une lame de métal ou de bois lorsqu'une seule de ses extrémités se trouve fixée. Une membrane de cette espèce ne peut agir comme corps élastique et servir à la formation du son que lorsqu'elle est tendue en deux de ses points au moins. On n'emploie pas dans la construction des instruments de musique des membranes ainsi tendues. On s'en sert, au contraire, en dirigeant le souffle à partir de leur arête, parallèlement à leur surface, pour en faire un petit jeu musical à l'usage des enfants. A ceci se rapporte encore l'effet obtenu en soufflant sur une feuille d'arbre ou d'herbe qu'on maintient entre les lèvres. Des lames membraneuses tendues comme le sont les cordes vocales ont plus de ressemblance avec des cordes tendues. On pourrait presque les décrire comme cordes membraneuses et comparer en principe leur façon de résonner à celle d'une harpe éolienne.

Dans les anches, la vibration pendulaire d'une extrémité libre est caractéristique. Si l'on veut appliquer par imitation cette disposition à une matière membraneuse, cela ne peut se faire qu'en assujettissant une membrane élastique, avec la tension nécessaire, de telle sorte qu'elle n'offre qu'un bord libre, en la tendant par exemple au-dessus d'une des moitiés de l'embouchure d'un tuyau. En soufflant perpendiculairement à la surface de la membrane, on peut déterminer dans le bord libre des vibrations, dont le plan est perpendiculaire à celui de la membrane et qui, en cela, sont analogues avec les vibrations d'une anche. Il semble opportun de laisser ici en dehors de l'examen le point de savoir dans quelle mesure le bord libre, fixé des deux côtés, offre en même temps des vibrations de même espèce que les vibrations des cordes. A cause de l'analogie avec une anche, on a coutume aussi de désigner les membranes disposées de cette façon sous le nom d'*anches membraneuses*.

Le moyen le plus aisé d'exposer de telles anches membraneuses à l'action d'une soufflerie est de placer l'une près de l'autre deux membranes de cette espèce, de façon à ce que leurs bords libres soient presque en contact. Le vent qui est chassé par la fente étroite ainsi formée souffle en même temps sur les deux membranes. Il va sans le dire que, pour obtenir un son unique, on doit nécessairement se servir de membranes absolument pareilles sous le rapport de la matière dont elles sont faites et de la tension. C'est aussi par deux anches membraneuses disposées l'une par rapport à l'autre, comme il vient d'être dit, que se trouve formé l'appareil générateur du son du larynx. Aussi imite-t-on d'une double manière et avec succès sa construction. L'un des deux procédés consiste à fermer l'orifice d'un tuyau au moyen de deux lames de caoutchouc rapprochées par leurs bords libres, en telle sorte que la fente, qui les sépare et qui est destinée à imiter la glotte, coïncide avec l'un des diamètres du tuyau. Le second procédé consiste à fixer un tuyau de caoutchouc modérément large, à parois minces, sur un tuyau solide, ouvert, de façon à ce que le premier déborde sur le second d'une longueur de 2 à 3 centimètres. Au moyen d'une traction convenable exercée sur deux points de la circonférence que forme le bord libre du tuyau de caoutchouc, aux deux extrémités opposées d'un diamètre, on change cette circonférence en une ouverture présentant la forme d'une fente. Ce second mode d'imitation est celui qu'il vaut le mieux choisir parce qu'il reproduit aussi la disposition en forme de coin du passage conduisant à la fente dans laquelle le son prend naissance. Toutefois le premier procédé est préférable pour l'étude des lois de la formation du son au moyen de telles anches membraneuses.

On ne saurait, naturellement, employer les lames de caoutchouc dont il vient d'être parlé et, en général, des lames membraneuses élastiques pour la construction d'instruments de musique, qui exige une production de sons durable et assurée. Aussi les instruments établis sur le principe des anches ont-ils toujours des anches de métal ou de bois présentant un caractère de durée et de résistance sur lequel on puisse compter. Néanmoins l'anche membraneuse élastique offre un avantage, qui ne peut jamais être obtenu au moyen des anches métalliques et, en général, au moyen d'anches formées d'une matière ferme. En effet, toute anche métallique ne rend qu'un son et il faut employer dans un instrument à anches autant d'anches que l'instrument complet doit produire de sons différents. La vue d'un harmonica met ce fait en évidence. Au contraire, avec une seule paire d'anches membraneuses élastiques, on peut produire toute une série de sons, une plus forte tension des lames donnant naissance à des sons plus élevés, une tension moindre à des sons plus bas. Or les deux cordes vocales du larynx formant une paire d'anches membraneuses élastiques présentent cet avantage qu'elles permettent de produire une série relativement étendue de sons, par la tension plus ou moins forte que leur peut donner l'activité musculaire. L'échelle des sons que le larynx est en état de produire atteint une étendue de deux octaves à deux octaves et demie. Des personnes exercées reculent même ces limites, et des chanteurs habiles peuvent parcourir un intervalle de deux octaves et demie à trois octaves. La célèbre cantatrice Catalani a dû même pouvoir dépasser les trois octaves et demie.

Pour que le courant d'air générateur soit capable d'exercer une influence puissante sur les bords à mettre en vibration, il faut que l'intervalle qui existe entre ceux-ci soit le plus petit possible. Une large fente laisserait passer trop d'air non utilisé. Pour que le larynx donne naissance à un son, il faut donc, sur toutes choses, que les deux cordes vocales (à prendre le mot dans le sens strict) soient le plus possible rapprochées l'une de l'autre. Deux muscles contribuent à ce rapprochement réciproque en écartant les cordes vocales de la position de repos qui correspond à leur plus grand éloignement respectif pendant la respiration. Ces deux muscles sont le muscle *thyro-aryténoïdien* et le muscle *crico-aryténoïdien latéral*. Tous les deux impriment aux cartilages aryténoïdes un mouvement de rotation qui a pour effet de presser l'une contre l'autre les apophyses vocales de chaque côté. Les cordes vocales, étant fixées à ces apophyses par leurs extrémités postérieures, doivent de même se trouver pressées l'une contre l'autre, car, à leur extrémité antérieure, au point d'attache sur le cartilage thyroïde, elles se trouvent déjà en contiguïté immédiate. Il y a toutefois une différence entre l'action exercée par l'un et par l'autre de ces muscles : le muscle thyro-aryténoïdien, s'attachant plus en haut du cartilage aryténoïde, abaisse plus fortement en avant la partie supérieure de ce cartilage; celui-ci doit, par suite, prendre un mouvement de rotation autour d'un axe horizontal transversal qui presse vers le bas son apophyse vocale ; la glotte, quand elle doit sa disposition à l'activité du muscle thyro-aryténoïdien, se trouve par conséquent placée plus bas que ne le sont les cordes vocales à l'état de repos. Lorsqu'au contraire, la glotte doit sa disposition à l'action du muscle crico-aryténoïdien, elle se trouve élevée, car ce muscle, s'attachant à l'apophyse musculaire du cartilage aryténoïde placée en dehors du cartilage cricoïde, attire cette apophyse en avant et en bas. La partie principale du cartilage aryténoïde placée en dedans du cartilage cricoïde doit donc s'élever sous l'action de ce muscle, et la glotte mise ainsi en place doit s'élever de même. (Comp. fig. 19 et 20.) Il faut bien remarquer toutefois que la position d'abaissement ou d'élévation dont il vient d'être question n'affecte pas toute la glotte vocale, mais seulement sa partie postérieure, le point d'attache antérieur des cordes vocales sur le cartilage thyroïde ayant une position immuable, au moins en tant qu'il s'agit de l'influence des mouvements du cartilage aryténoïde sur les cordes vocales. On pourrait donc, pour parler plus exactement, dire : Le muscle thyro-aryténoïdien met la glotte en place en lui donnant une position inclinée dans laquelle l'extrémité postérieure est plus basse que l'extrémité antérieure ; le muscle *crico-aryténoïdien latéral* lui donne au contraire, en pareil cas, une inclinaison de sens opposé, l'extrémité postérieure étant plus élevée que l'extrémité antérieure. On ignore si ces dispositions différentes ont quelque influence sur le son ; mais on doit bien penser qu'il en est ainsi puisque les deux positions décrites doivent influer en deux manières différentes sur le courant d'air mis en contact avec les cordes vocales. En effet, dans le cas où la glotte mise en place par le muscle crico-aryténoïdien latéral arrive au point de plus grande élévation moyenne, la convergence des parois latérales de la cavité sous-glottique doit se dessiner par une pente douce. Le courant d'air doit donc glisser plus légèrement le long de ces parois et ne plus avoir toute sa force quand il rencontre les cordes vocales. Lorsque la glotte est, au contraire, mise en place par le muscle thyro-aryténoïdien, les parois latérales de la cavité sous-glottique doivent présenter un caractère plus marqué de convergence puisque la glotte prend une position moyenne plus basse et qu'une partie de l'action utile du courant d'air doit dès lors s'exercer sur les parois latérales et sur les lames vocales qui forment la glotte. (Comp. fig. 25.) En second lieu, le courant d'air sortant verticalement de la trachée doit couper la ligne des cordes vocales dans une direction différente suivant que la glotte est mise en place de l'une ou de l'autre manière. Si l'on représente le courant de la trachée montant verticalement par une ligne verticale partant en haut du milieu de la glotte, cette ligne fera un angle aigu avec la moitié antérieure de la glotte dans la disposition donnée à celle-ci par le muscle thyro-aryténoïdien et un angle obtus, au contraire, dans la disposition donnée par le muscle crico-aryténoïdien latéral. Il y a lieu de croire que les différences dans la direction sous laquelle le courant d'air rencontre les cordes vocales ne peuvent être sans conséquence au point de vue de la formation du son.

Pour que les cordes vocales rendent un son, il ne suffit pas toutefois que la glotte soit mise en place. Il faut encore que l'air sortant de la trachée soit forcé de prendre, en passsant par la glotte mise en position convenable, un chemin qui lui permette de rencontrer les cordes vocales avec toute la force de son courant. Pour que ce but soit atteint, il faut que toutes les issues voisines par lesquelles l'air pourrait s'écarter de la glotte soient complètement fermées. Une issue de ce genre se trouve à la *glotte respiratoire* bordée des deux côtés par les cartilages aryténoïdes et qui, au moment de la mise en position des cordes vocales, offre la forme d'un triangle à coins arrondis. Cette ouverture ne peut pas être fermée directement, mais la fermeture s'opère indirectement sans difficulté. En même temps que les *apophyses vocales* se rapprochent, les bords antérieurs des cartilages aryténoïdes se rapprochent aussi dans toute leur étendue et se serrent l'un contre l'autre, ce mouvement étant encore secondé à la pointe du même cartilage par l'action élastique des cartilages de Santorini. D'un autre côté, l'espace, qui existe entre les bords postérieurs des cartilages aryténoïdes, trouve une fermeture dans le *muscle aryténoïdien transverse* et dans la muqueuse qui le recouvre. Il se forme par cette disposition un couvercle en manière de capuchon, qui s'étend sur la glotte respiratoire et qui arrête la sortie de l'air sur ce point. Il est probable aussi que le rapprochement réciproque des cartilages aryténoïdes et peut-être encore une contraction simultanée du muscle aryténoïdien transverse concourent à refouler, dans cette espèce de capuchon, un repli de la muqueuse qui couvre le côté antérieur de ce muscle. Un bouchon se joint ainsi au couvercle. Il ne faut pas perdre de vue que cette fermeture détermine en même temps un rétrécissement de la voie aérienne dans la direction d'arrière en avant, ou, pour parler d'une façon plus précise, qu'elle détermine un raccourcissement de l'orifice d'écoulement de l'air, en telle sorte que la partie restante de cette ouverture, à savoir la glotte proprement dite, doit se trouver en disproportion encore plus grande avec l'ouverture de la trachée. Cette circonstance ne peut manquer d'exercer un supplément d'influence sur la rapidité et, par conséquent, sur la force du courant d'air qui passe à pression à travers la glotte.

La trachée sert de porte-vent à l'appareil générateur du son qui vient d'être décrit. Le tuyau d'embouchure est formé par le pharynx et par les deux cavités de la bouche et des fosses nasales conduisant du pharynx à l'air extérieur. L'appareil générateur du son dans le larynx prend par cette disposition le caractère d'un tuyau d'orgue à anche, muni d'un porte-vent simple et d'un tuyau d'embouchure qui, simple à son origine, se divise bientôt en deux embranchements. Le courant d'air est dirigé à sa sortie par l'action convenablement choisie du voile du palais, de façon à s'échapper soit simultanément par les deux embranchements du tuyau d'embouchure, soit, à volonté, par l'un ou l'autre d'entre eux.

On ne saurait déterminer avec précision la *force du courant d'air* qui fait parler les cordes vocales, faute d'un moyen de mesurer son degré d'énergie au moment du passage à travers la glotte. Il y a lieu toutefois d'estimer que la pression sous laquelle se trouve la colonne d'air dans la trachée doit s'élever notablement à l'instant même du passage à travers la glotte et, qu'en général, la pression à laquelle la colonne d'air se trouve soumise dans la trachée doit s'augmenter pendant que l'on parle puisque l'écoulement du fluide subit un arrêt. Il va de soi, néanmoins, que cette pression ne dépend pas seulement des conditions qui viennent d'être indiquées, mais aussi de la force de contraction des muscles de l'expiration, ce que confirment complètement l'expérience et l'expérimentation.

La force avec laquelle l'air est expulsé des poumons pendant la respiration, la glotte étant ouverte dans toute sa longueur, se décompose, comme on l'a montré ci-dessus, en deux éléments, savoir :

1° La force élastique du tissu pulmonaire dilaté; et 2° l'activité des muscles de l'expiration.

La détermination de la grandeur du premier élément a été obtenue par Donders de la manière suivante : Il introduisit un manomètre dans la trachée d'un cadavre humain, puis ouvrit la poitrine par une incision faite entre les côtes. Le poumon s'affaissant en vertu de son élasticité propre, le mercure monta d'environ 6 millimètres dans le manomètre sous l'action du courant d'air sortant, soit la pression d'une colonne d'eau de 80 à 90 millimètres. Le poumon fut ensuite rempli d'air à partir de la trachée avec autant de force que possible, et l'on observa, à l'aide du manomètre, la force nouvelle avec laquelle l'air fut expulsé de nouveau par l'élasticité du tissu pulmonaire. Le manomètre accusa une pression de 30 millimètres de mercure, soit la pression d'une colonne d'eau de 420 millimètres. Cette expérience fait connaître d'une part le maximum de la pression résultant dans l'expiration de la seule élasticité du poumon et, d'autre part, elle démontre que, même dans l'expiration la plus complète, telle que nous l'observons sur le cadavre, il reste encore dans le poumon une provision de force élastique suffisante pour faire équilibre à une colonne de mercure de 6 millimètres ou à une colonne d'eau de 80 à 90 millimètres. Ces données numériques ne peuvent toutefois être regardées comme une mesure absolument applicable à la respiration ordinaire, celle-ci ne donnant pas lieu à une inspiration qui atteigne le maximum de dilatation des poumons. Quant à l'expiration, si elle ne vide pas le poumon aussi complètement qu'on l'observe sur le cadavre, l'effort musculaire qui se produit chez l'individu vivant peut arriver à expulser l'air avec une énergie plus grande encore.

Valentin a cherché à évaluer la force du courant d'air expiré en expérimentant sur diverses personnes, auxquelles il faisait tenir le nez fermé et pousser le courant d'air de l'expiration dans un manomètre assujetti à la bouche (*pneumatomètre*). Cette expérience montra que le courant léger de l'expiration ordinaire faisait équilibre à une colonne de mercure de 4 à 5 millimètres, ou, en d'autres termes, à une colonne d'eau d'environ 60 millimètres. La respiration énergique fit équilibre à une colonne de mercure dont la hauteur atteignit 10 millimètres (soit une colonne d'eau de 140 millimètres). Le plus grand effort d'expiration fait par une personne assez faible fit monter le mercure à 38 millimètres (soit 532 millimètres pour une colonne d'eau); mais des individus très vigoureux arrivèrent jusqu'à une pression de 266, de 294 et même de 326 millimètres de mercure (soit la pression d'une colonne d'eau de 3 724, 4 116, et 4 564 millimètres). Nous sommes amenés ainsi à reconnaître que dans la respiration ordinaire, aussi bien que dans la respiration un peu plus énergique, nous n'arrivons jamais à la limite de l'élasticité du tissu pulmonaire, le poumon ne se remplissant pas au maximum. En même temps nous constatons que, chez des personnes vigoureuses, l'effort musculaire adapté à l'expiration la plus énergique peut ajouter à la force élastique du poumon une pression qui équivaut à celle d'une colonne d'eau de 3 ou 4 mètres. La force moyenne du courant d'air expiré chez les trois personnes qui atteignirent le maximum correspondait à la pression d'une colonne d'eau de 4135 millimètres. En admettant que ces personnes aient commencé par faire une inspiration aussi profonde que possible, il faut retrancher du résultat une pression de 420 millimètres d'eau représentant l'action de l'élasticité pulmonaire, et il reste comme évaluation de la force musculaire dépensée dans l'expiration, une pression de 3715 millimètres d'eau.

Les lois de la physique indiquent que dans la mise en position de la glotte et dans la production d'un son, la pression de l'air doit s'accroître dans la trachée, mais cette conclusion ne peut point être établie facilement par voie d'expérimentation. Contentons-nous des résultats de l'expérience que Cagniard-Latour a pu instituer sur un individu portant une fistule de la trachée, c'est-à-dire une ouverture anormale de la trachée à la partie antérieure du cou, comme celle que l'on pratique, par exemple, dans la trachéotomie chez les enfants atteints de croup du larynx. Cagniard-Latour introduisit un manomètre dans cette fistule et trouva :

Dans le chant, sur un ton modérément élevé, une pression de 160 millimètres d'eau;

Dans le chant, sur un ton plus élevé, avec la même force de voix, une pression de 200 millimètres d'eau;

Dans le cri d'appel, une pression de 945 millimètres d'eau.

Si l'on rapproche ces nombres du résultat des expériences de Valentin, d'après lesquelles la pression du courant d'air expiré dans l'acte de la respiration calme, s'élève dans la trachée à 60 millimètres d'eau environ, on reconnaîtra :

1° Que, dans la production du son, la pression de l'air dans la trachée s'accroit notablement;

2° Que la pression croit d'autant plus que le son produit est plus élevé;

3° Qu'elle s'accroit aussi lorsque l'on profère le cri d'appel. Dans ce dernier cas, la pression était, comme le montre la comparaison des chiffres, 15 ou 16 fois plus grande que dans la respiration ordinaire.

Degrés de hauteur du son. — Les sons, qui peuvent être émis par le tuyau à anche du larynx, sous l'action du courant d'air passant à frottement par la glotte, peuvent présenter une diversité considérable quant à la hauteur. La série des sons que peut émettre en général le larynx humain comprend à peu près 4 octaves à partir du mi_1 (163 vibrations par seconde environ *) jusqu'à l'ut_5 (2088 vibrations par seconde). Les limites extrêmes que l'on sache avoir été atteintes sont le *fa* (87 vibrations par seconde) donné par un chanteur du nom de Fischer et le fa_5 (2784 vibrations par seconde) donné par une cantatrice du nom de Sessi, un intervalle de 5 octaves séparant ainsi la note la plus grave de la note la plus aiguë. Toutefois le larynx d'un même individu ne saurait jamais avoir une telle étendue. Il est déjà rare de trouver une personne en possession d'une série de sons qui comprenne plus de 2 octaves ou de 2 octaves 1/2. On signale comme des faits très extraordinaires dans l'histoire de la musique les cas où la voix d'une personne ait pu parcourir l'étendue de 3 octaves à 3 octaves 1/2. Chaque individu a une étendue de voix qui lui est propre, occupant une partie de l'échelle de 4 octaves. D'après la place qu'elle prend sur cette échelle, on a établi quatre catégories d'étendue de la voix, savoir :

Voix de basse, de mi_1 (163 vibrations environ par seconde) à fa_3 (696 vibrations) ;

Voix de ténor, de ut_2 (261 vibrations) à ut_4 (1044 vibrations);

Voix de contralto, de fa_2 (348 vibrations à fa_4 (1392 vibrations);

Voix de soprano, de ut_3 (522 vibrations) à ut_5 (2088 vibrations).

D'après une autre classification, la voix de basse s'étend du $ré_1$ (146,8 vibrations par seconde environ) au fa $dièze_3$ (734 vibrations environ); la voix de ténor, de l'ut_2 (261 vibrations) au la_3 (870 vibrations); celle de contralto, du sol_2 (391,5 vibrations) au mi_4 (1304 vibrations); et celle de soprano, d'ut_3 (522 vibrations) à la_4 (1740 vibrations. En donnant cette division, il n'est pas besoin d'ajouter que la voix d'une personne prise en particulier peut, dans son étendue, dépasser en haut ou en bas les limites de la catégorie conventionnelle à laquelle elle appartient.

Les quatre catégories de voix qu'on a établies ne se distinguent pas seulement par la position qu'occupe leur étendue dans les limites des quatre octaves possibles, mais encore par un timbre spécial à chaque catégorie et qu'il y a lieu de faire dériver de la structure correspondante du larynx.

* Les nombres de vibrations, indiqués ici pour ne laisser aucune ambiguïté sur la notation des sons correspondent, suivant l'usage accrédité en France, au nombre des vibrations *simples* exécutées dans l'intervalle de temps d'une seconde. La vibration simple est le mouvement accompli par le corps vibrant pour passer d'une de ses positions extrêmes à la position opposée. Les vibrations *doubles* comprennent au contraire l'intervalle de temps qui sépare deux retours successifs du corps vibrant à l'une de ses positions extrêmes et sont, pour un même intervalle de temps, en nombre moitié moindre que celui des vibrations simples (*Note du traducteur.*)

Les différences dans le degré de hauteur du son dépendent en premier lieu du nombre de vibrations qu'exécutent les cordes vocales dans un intervalle de temps déterminé. Plus le nombre de ces vibrations est grand, plus le son émis est aigu. Pendant que le mi_1 correspond à 163 vibrations (simples) par seconde, il faut, dans la même unité de temps, 2088 vibrations (simples) pour produire l'ut_5. Si donc on demande par quoi est déterminée la hauteur ou la gravité du son on doit, pour répondre à cette question, rechercher dans quelles conditions peuvent se produire le nombre maximum et le nombre minimum de vibrations du corps sonore, des cordes vocales quand il s'agit du larynx.

Or on reconnaît comme déterminant les sons plus ou moins graves, plus ou moins élevés les causes suivantes :

1° Une masse mise en vibration produit un son d'autant plus grave qu'elle est plus considérable et plus dure. Des cordes vocales épaisses et massives doivent donc produire les sons graves comme le font les grosses cordes. On ne peut pas bien constater ce fait par voie d'observation directe, mais on peut mettre à profit pour la démonstration du principe un fait qui se représente souvent, à savoir que, dans le catarrhe du larynx, la voix s'abaisse toujours. L'explication s'en trouve dans le gonflement qui atteint dans cette affection la muqueuse dont sont recouvertes les cordes vocales. Il en résulte pour celles-ci un accroissement de masse. Le manque de pureté, la *raucité* dans le timbre de la voix qu'on observe en même temps, vient de la limitation mal appropriée que donnent à la glotte les bords rendus plus mous, moins unis par la tuméfaction de la muqueuse. Cette condition se réalise d'une manière particulièrement frappante lorsque des catarrhes chroniques ont amené un épaississement et une induration de la muqueuse. En pareil cas, la voix est rauque comme celle d'un ivrogne.

2° Les cordes vibrantes rendent un son d'autant plus grave qu'elles sont plus longues, d'autant plus aigu qu'elles sont plus courtes. Des cordes vocales longues doivent rendre un son plus grave que des cordes vocales courtes. Cette loi se trouve confirmée par le fait bien connu que la voix de l'homme est plus basse que celle de la femme, les voix de basse et de ténor appartenant en règle générale aux personnes du sexe masculin, celles de contralto et de soprano aux personnes du sexe féminin. L'examen comparatif du larynx chez l'homme et chez la femme en donne l'explication, car on constate que le larynx est notablement plus grand chez l'homme que chez la femme, le rapport en longueur étant celui de 3 à 2. Le larynx des enfants n'étant pas encore développé se caractérise en vertu de la même raison par un diapason plus élevé. Lorsqu'arrive l'âge de puberté le développement du larynx commence et s'accomplit avec une rapidité relative. Les irrégularités que l'on observe dans la production des sons au cours de cette période sont bien connues. C'est ce qu'on appelle la *mue* de la voix. Cette période passe beaucoup plus inaperçue chez les filles que chez les garçons, parce que, chez les premières, le larynx, après son développement, diffère proportionnellement moins du larynx de l'enfant, n'étant guère plus grand alors que ne l'est celui d'un jeune garçon avant le développement de la puberté.

Les deux conditions qui viennent d'être indiquées sont celles dont l'influence détermine principalement le diapason du larynx; dans l'intervalle qui sépare les limites de ce diapason, on peut émettre un certain nombre de sons de hauteurs diverses. Aussi devons-nous rechercher encore à quelles conditions se trouve liée, pour une paire de cordes vocales données, la production des sons de hauteur différente. Les lois de la physique nous indiquent tout d'abord que ces conditions doivent être réalisées par les divers degrés de tension des cordes vocales, ce que l'examen du larynx fait sur le cadavre confirme complètement.

La tension des cordes vocales peut se réaliser de deux manières :

1° Par une traction exercée dans le sens de la longueur des cordes vocales, soit que cette traction s'exerce sur les deux extrémités, soit qu'elle s'exerce seulement sur l'une de ces extrémités, l'autre étant fixée ;

2° Par une extension dans une direction perpendiculaire à la longueur de leur axe sous l'action du courant d'air formant la soufflerie.

La tension de la corde vocale est tout d'abord produite à un certain degré par la mise en position de la glotte. Auparavant, la corde vocale s'étend tout entière en ligne droite du cartilage thyroïde au cartilage cricoïde. Après, elle forme au contraire un angle saillant en dedans, dont le sommet se trouve à l'apophyse vocale du cartilage aryténoïde. Cette ligne brisée est forcément plus longue que la ligne droite et, pour arriver à en fournir la longueur, il a fallu que la corde vocale se tendit (Comp. fig. 19 et 20). Or le cartilage aryténoïde ne permet pas, à raison de son manque d'extensibilité, l'extension de la partie de la corde vocale qui le borde ; la partie du bord placée entre les cartilages aryténoïde et cricoïde, communément appelée *ligament crico-aryténoïdien*, est très courte ; au contraire, la partie qui se trouve entre les cartilages aryténoïde et thyroïde, *ligament thyro-aryténoïdien proprement dit*, présente une longueur notable. C'est cette partie qui doit être étendue de préférence pour la formation d'un coude dans la mise en position de la glotte. Si l'on réfléchit en outre que, dans ce mouvement, l'apophyse vocale du cartilage aryténoïde est abaissée par le muscle thyro-aryténoïdien, élevée par le muscle crico-aryténoïdien latéral, on reconnaît que la corde vocale, vue par côté, doit aussi faire un coude dont le sommet regarde en bas dans le premier cas, en haut dans le second cas (Comp. fig. 19 et 20). Les conséquences qui doivent s'ensuivre pour l'extension de la corde vocale proprement dite sont les mêmes que celles qu'on a exposées précédemment en s'en référant seulement à la vue prise d'en haut sur la corde vocale. La mise en place de la glotte renferme donc déjà en elle-même un élément d'extension pour les cordes vocales et ceci en partie par suite du mouvement, qui presse l'une contre l'autre les apophyses vocales des cartilages aryténoïdes, en partie par suite de l'abaissement ou de l'élévation de ces apophyses.

Le muscle crico-thyroïdien exerce toutefois une influence immédiate sur la tension de la corde vocale. En donnant la description anatomique du larynx nous avons montré déjà comment le cartilage thyroïde s'articule par ses deux cornes inférieures avec le cartilage cricoïde, et comment cette liaison peut servir à imprimer d'une part un mouvement de glissement en avant, d'autre part, un mouvement de rotation autour d'un axe maintenu horizontal par les articulations de chaque côté. On a fait voir en même temps comment chacun de ces deux mouvements doit être produit par le muscle crico-thyroïdien et comment chacun d'eux amène la tension des cordes (Comp. fig. 13). Il n'est donc pas nécessaire d'insister plus longuement sur ces deux points, et il suffit de faire remarquer qu'on peut très facilement se convaincre sur l'individu vivant de l'action exercée par le muscle crico-thyroïdien pour tendre les cordes vocales et pour hausser par suite le son produit. En effet, l'abaissement du cartilage thyroïde doit rapprocher le bord inférieur de ce cartilage du bord supérieur du cartilage cricoïde. Comme cette partie du larynx se sent très aisément à travers la peau, on n'a qu'à y placer le bout du doigt pendant que l'on hausse le son. On perçoit alors très distinctement le rapprochement en question et l'on se convainc par là du mouvement de tension qui s'est effectué.

La tension des cordes vocales s'opère encore soit au moyen de la traction qu'exercent respectivement le muscle thyro-aryténoïdien ou le crico-aryténoïdien latéral, soit par le muscle crico-thyroïdien.

Le premier de ces muscles produit la tension par la traction exercée sur l'extrémité postérieure de la corde vocale proprement dite, en attirant en dedans et en bas l'apophyse vocale du cartilage aryténoïde. (Si c'est le muscle crico-aryténoïdien latéral qui agit, le mouvement se fait vers le dedans et vers le haut, ce qui revient au même au point de vue de la tension.) Le muscle crico-thyroïdien, au contraire, opère la tension par la traction qu'il exerce sur l'extrémité antérieure des cordes vocales en tirant en avant et en abaissant le point par lequel elles s'attachent au cartilage thyroïde.

Le second mode de tension des cordes vocales est dû au courant d'air qui constitue la soufflerie. Ce courant d'air, en effet, pressant les cordes vocales de bas en haut, doit les pousser en dehors et les courber en forme de voûte tournant sa convexité vers le haut. L'arc étant plus long que sa corde, la corde vocale se trouve nécessairement étendue et tendue. Plus le courant d'air est énergique, plus la courbure est prononcée et plus forte est la tension qui en résulte. Plus la tension est forte, plus le son est élevé. Ainsi une pression respiratoire plus forte engendre un son plus haut, soit que cette pression dérive d'un état passif, soit qu'elle ait été produite tout exprès en vue de former un son plus haut. C'est pour cela que la voix d'une personne qui parle étant en proie à une violente colère détonne souvent tout à coup en prenant le diapason le plus haut; c'est pour cela aussi que les chanteuses, lorsqu'elles veulent atteindre à toute force des notes élevées, doivent les attaquer d'une manière si énergique qu'elles perdent le pouvoir de modérer la force du son et arrivent si facilement à pousser des *cris de coq* sur ces notes. Nous trouvons là encore l'explication d'un phénomène qui a de l'intérêt pour le chant. Une pression énergique de l'air dans la trachée amène nécessairement un écoulement d'air plus rapide, et celui-ci, à son tour, détermine une dépense plus prompte de l'air emmagasiné. C'est pour cette raison que les sons graves dans lesquels les cordes vocales sont attaquées plus légèrement peuvent être soutenus plus longtemps que ne peuvent l'être des notes aiguës et forcées.

Les lois qu'on vient d'exposer et d'après lesquelles la hauteur et la gravité du son dépendent du degré de tension des cordes vocales sont en accord avec les principes de la physique. Elles n'auraient donc pas besoin d'une plus ample confirmation. Cependant il y a encore intérêt à constater que l'examen direct a établi leur exactitude par rapport au larynx. *Jean Müller*, auquel nous devons de précieux enseignements sur la formation des sons dans le larynx, disposa convenablement un larynx humain disséqué, mit la glotte en place en liant l'un avec l'autre les cartilages aryténoïdes et attacha un cordon au cartilage thyroïde. En faisant passer ce cordon sur une poulie et en suspendant à son extrémité libre un petit plateau de balance, il arrivait au moyen de poids mis dans ce plateau à produire divers degrés de tension dans les cordes vocales. Dans ces divers degrés, l'on apportait le plus grand soin à maintenir dans un même état d'énergie le souffle destiné à produire le son et l'on prenait la précaution d'apprécier la hauteur du son au moyen d'un piano placé près de l'appareil. Nous serions conduit à des développements trop étendus si nous voulions rappeler toute la série des faits relatés par Müller. Il suffira d'en extraire ce qui suit.

En augmentant graduellement les poids qui tendaient les cordes vocales, depuis 7 grammes jusqu'à 540 grammes, il parvenait à élever la série tout entière des tons et des demi-tons, de *la dièse* (229 vibrations simples environ par seconde) à *ré dièse*$_5$ (2447 vibrations simples environ par seconde).

Dans les faibles tensions, de faibles surcharges du poids de 7 gr. 30 suffisaient pour hausser d'un demi-ton.

A de plus forts degrés de tension, il fallait de plus fortes surcharges de poids, s'élevant jusqu'à 43 grammes.

Pour embrasser d'un coup d'œil ces résultats et d'une manière générale les résultats des recherches dont il est question, le mieux est de résumer dans un tableau synoptique les différences qu'il est nécessaire d'apporter dans les poids de tension pour élever le son d'une octave :

Son.	*Tension.*	*Son.*	*Tension.*	*Son.*	*Tension.*
La dièse $_1$....	7 gr.	Ré dièse $_2$...	41 gr.	Si $_1$....	15 gr.
La dièse $_2$....	88 gr.	Ré dièse $_3$...	142 gr.	Si $_2$....	95 gr.
La dièse $_3$....	325 gr.	Ré dièse $_4$...	540 gr.	Si $_3$....	366 gr.

Si, d'un autre côté, l'on compare les degrés de tension et leurs résultats, on trouve que la charge progressive de 277 à grammes a fait monter le son de *la dièse* à *la* $_4$, mais qu'une nouvelle surcharge de 263, portant le poids total au chiffre de 540 grammes, n'a élevé le son que jusqu'à la hauteur de *ré dièse* $_4$.

Des recherches dirigées en sens contraire, c'est-à-dire dans lesquelles le plateau de la balance était chargé de poids de manière à tirer en arrière le cartilage thyroïde et à détendre ainsi les cordes vocales, permirent d'abaisser le son par des relâchements successifs correspondant à des poids de 4 à 56 grammes de *ré dièse* $_2$ jusqu'à *si* en conservant la même énergie à la soufflerie.

Ainsi, en faisant varier seulement la tension des cordes vocales, Jean Müller a réussi à parcourir avec une même force soufflante un intervalle de plus de trois octaves, depuis *si* jusqu'à *ré dièse* $_4$. Il est arrivé de même à démontrer, par voie d'expérience directe, l'influence de forces différentes dans la soufflerie.

Ayant disposé un larynx de la manière indiquée ci-dessus, il y maintint une tension constante des cordes vocales et fit varier seulement l'énergie de l'appel de vent. De cette façon, et dans trois expériences faites chacune avec des tensions différentes maintenues constantes, en augmentant peu à peu la force de la soufflerie il réussit à élever le son de *ré dièse* $_1$ à *la*$_1$, de *sol* $_1$ à *ut dièse* $_2$, de *sol* $_2$ à *mi* $_3$.

Il parvint en d'autres termes à élever de six à neuf intervalles, tons et demi-tons, le son que donnait à chaque degré de tension le souffle calme; du reste, il remarque expressément que ces sons forcés étaient loin de posséder le timbre pur des sons de même hauteur obtenus à l'aide de la tension directe des cordes vocales, et que cette observation s'appliquait spécialement aux sons exigeant le plus fort appel de vent joint à la plus forte tension directe.

D'après la théorie physique, les longueurs différentes du porte-vent et du tuyau de renforcement ou de tous les deux devraient, par la résonnance qui se produit dans cet espace, exercer une influence sur le timbre de la voix. Cette conclusion ne se vérifie point pour l'organe de la voix humaine. Il y a même un fait qui contredit tout justement cette théorie, à savoir que le larynx s'élève quand on attaque des notes plus hautes, ce qui amène l'allongement du porte-vent (la trachée), tandis que, d'après la théorie, l'allongement du porte-vent devrait produire un son plus grave. On peut trouver la solution de cette contradiction en ce que les parties placées à la suite l'une de l'autre dans le larynx, pour jouer le rôle de porte-vent et de tuyau d'embouchure, ont des parois trop molles, qui prêtent trop facilement pour que leur résonnance puisse exercer une influence sensible sur le son des cordes vocales qu'on sait être très fort.

Voix de poitrine et voix de tête.

Il y a à distinguer dans la voix humaine deux modes différents d'émission du son; on les désigne sous le nom de voix de poitrine et de voix de tête (voix de fausset). Cette dernière a en général un diapason plus élevé, mais elle se différencie encore de l'autre par le *timbre*. Comme la formation du son dans la parole doit être rapportée principalement aux cordes vocales du larynx, on est en droit de supposer que la différence provient de ce que les cordes vocales se comportent d'une manière diverse dans l'émission des sons. L'observation immédiate sur le vivant ne peut nous faire reconnaître si cette manière de voir est juste et dans quelle mesure. On constate seulement à ce propos que la voix de poitrine s'accompagne d'une vibration étendue spécialement dans les parois de la poitrine, que dans la voix de tête le larynx est plus élevé et qu'il s'y produit un effort plus considérable. On est donc amené à expérimenter sur le larynx de cadavres, et de pareilles études doivent être regardées comme d'autant mieux appelées à décider la question que d'autres recherches analogues se sont trouvées tout à fait propres à donner l'explication de la formation du son dans la voix, ainsi qu'on l'a exposé précédemment.

Par ces recherches on s'est assuré que les sons de poitrine se produisent toujours quand la totalité des cordes vocales est mise en vibration par l'appel du vent, que les sons de fausset se produisent au contraire lorsque la vibration n'affecte que le bord extrême des cordes vocales. On peut constater ce fait en examinant les cordes vocales au moment où elles émettent le son. Autant que les investigations ont pu nous donner de lumières jusqu'ici, la vibration limitée à la partie la plus extérieure des bords des cordes vocales est déterminée par la forte tension des cordes vocales dans la glotte restant ouverte assez largement. Un énergique appel de vent faisant passer l'air rapidement, le frottement ne met en vibration que les bords, tandis que, dans l'émission de la voix de poitrine, les cordes vocales sont plus relâchées, plus rapprochées aussi l'une de l'autre par leurs bords, de façon qu'elles doivent entrer tout entières en vibration comme des soupapes. Les vibrations plus grandes de la totalité des cordes vocales éveillent à leur tour une plus forte résonnance dans la trachée et dans ses ramifications, d'où le nom de *sons de poitrine*, *voix de poitrine*.

D'après la manière ci-dessus indiquée dont se forme la voix de fausset, la dépense d'air qu'elle occasionne doit être plus grande que pour la voix de poitrine, l'air emmagasiné s'échappant avec plus de rapidité par une plus large ouverture. Ceci concorde avec l'observation que les sons de tête ne peuvent pas être soutenus aussi longtemps que les sons de poitrine, et le fait en question peut à son tour être invoqué très efficacement à l'appui des vues formulées plus haut sur le procédé de formation de la voix de tête.

Le timbre de la voix. — Les sons émis dans le larynx ont, abstraction faite de leur degré de hauteur, de leur caractère de sons de poitrine ou de tête, un timbre spécial qui les caractérise comme sons de voix humaine.

Ce timbre, comme celui de tous les instruments de musique, dépend surtout de la construction de l'appareil tout entier, aussi bien sous le rapport des matériaux que sous le rapport de la forme. La voix de chaque individu doit avoir aussi un timbre particulier suivant la manière d'être de l'un et de l'autre de ces deux facteurs déterminant les conditions de résonnance et leur combinaison pour la formation complète du son, ce qui constitue précisément le timbre.

Les éléments les plus importants dont il y ait lieu de s'occuper ici sont la grandeur des cartilages du larynx et leur qualité : à savoir si la substance de ces cartilages est d'une qualité normale ou si les altérations du tissu cartilagineux que l'on a si souvent occasion d'observer (dégénérescence fibreuse, osseuse, etc.) se rencontrent à un état de développement plus ou moins grand. En outre, la résonnance du porte-vent et du tuyau de renforcement présente une importance absolument décisive, cette résonnance dépendant à son tour de la forme des parois et de l'étendue des espaces circonscrits par les parois. On a déjà donné les éclaircissements nécessaires sur le rôle que joue dans la voix de poitrine la résonnance dans la trachée. Il convient d'ajouter seulement que l'air du tuyau de renforcement exerce aussi par sa résonnance une influence essentielle sur le timbre, le son prenant un timbre différent suivant que l'air s'échappe tout à la fois par les cavités buccale et nasale, ou bien seulement par l'une d'elles. Dans le cas où il ne lui est donné issue que par les fosses nasales, on observe la résonnance nasale, qui tantôt est employée à dessein pour la formation de certains sons de la parole et qui tantôt affecte tous les sons de la parole, ce qui résulte d'ordinaire d'une mauvaise habitude ou d'un vice du palais. La résonnance est différente aussi dans la bouche ou dans les fosses nasales suivant l'étendue de ces cavités ou la forme particulière qu'elles prennent, ou aussi à raison de circonstances relativement peu importantes, l'absence de quelques dents molaires, par exemple, se faisant quelquefois sentir au timbre de la voix.

Il n'y a point de nécessité à exposer jusqu'à épuisement de la matière toutes les influences qui peuvent, de ces divers côtés, modifier le timbre de la voix, et il n'y aurait même aucun intérêt particulier à entreprendre cette étude. Il suffit de savoir que nous avons à rechercher dans les directions indiquées les causes qui déterminent le timbre de la voix humaine en général et le timbre individuel de la voix de chaque personne.

Si l'on réfléchit en outre que la possibilité d'atteindre à un certain diapason est liée à une conformation correspondante de l'appareil générateur du son, et que cette conformation détermine en même temps le timbre individuel de la voix, on comprendra que chacun des quatre diapasons (basse, ténor, contralto, soprano) ne se distingue pas seulement par les deux limites extrêmes de la hauteur du son, mais aussi par un timbre propre à chacun d'eux.

La force de la voix. Crescendo et decrescendo. — La force de la voix dépend d'une part des éléments qui concourent immédiatement à sa production et d'autre part des circonstances accessoires de résonnance. Un son fort suppose des cordes vocales saines, bien vibrantes, un souffle puissant dirigé sur ces cordes. Avec des cordes vocales présentant les mêmes qualités, le son est d'autant plus fort que l'activité de l'expiration détermine un courant d'air plus énergique. C'est ainsi que, dans les expériences de Cagniard-Latour, le manomètre accusait, pour l'air contenu dans la trachée pendant l'appel à haute voix, une hauteur presque quintuple de celle qui se produisait pendant le chant. La résonnance des couches d'air dans les cavités buccale et nasale, la résonnance des parties qui constituent le larynx et les parois des voies aériennes en général sont tout autant de moyens de renforcement du son, et celui-ci doit être d'autant plus fort que ces résonnances se produisent plus complètement. Une poitrine vaste, des fosses nasales développées, un large larynx sont des conditions essentielles pour l'émission de sons forts, en supposant toutes ces parties parfaitement saines.

Une voix faible résulte au contraire d'états maladifs de la muqueuse qui revêt les cordes vocales (le catarrhe par exemple), ou d'une faiblesse des muscles qui interdit une expiration énergique, ou d'états maladifs du poumon qui réduisent la capacité à occuper par l'air et diminuent la propriété de résonnance ; c'est la conséquence générale de toutes les circonstances qui arrêtent l'énergie de la résonnance dans les diverses régions ci-dessus mentionnées.

Il y a encore à traiter une question particulière relative à la possibilité d'augmenter ou de diminuer la force d'un son tenu à la même hauteur. On a indiqué précédemment que la hauteur d'un son dépend d'abord de la tension directe des cordes vocales ; que, pour une tension donnée, un appel de vent léger fait naître un son plus grave, qu'un appel de vent énergique détermine un son plus élevé. Si donc on veut pousser au *forte* un son donné, il faudra, d'après ce qu'on vient de dire, renforcer le courant d'air, et réciproquement il faudra affaiblir ce courant pour le passage du *forte* au *piano;* mais il devrait arriver par là que le son hausse dans le *crescendo* et baisse dans le *decrescendo*. Pour qu'il devienne possible de passer sur un même son du *piano* au *forte*, il est nécessaire que certaines activités viennent compenser les variations de force du courant d'air, et cet effet ne peut résulter que d'activités musculaires se produisant dans le larynx, relâchant les cordes vocales quand la voix passe au *forte*, resserrant au contraire leur tension quand le son passe au *piano*. Les modifications de tension contre-balancent dans les deux cas la faute qu'occasionnent les variations d'énergie du souffle.

Résumé. — Si, pour nous résumer, nous jetons un coup d'œil en arrière, nous devons reconnaître qu'il faut réunir un grand nombre de conditions pour produire dans les voies aériennes le son pris dans le sens musical strict ; mais, de toutes ces conditions, celle de l'émission d'un son dans le larynx est la seule qui puisse être et qui soit en effet d'une application étendue pour la formation de la parole articulée.

Nous avons à constater dans le larynx l'existence d'un appareil musical particulier, que l'on peut comparer d'une manière générale à un tuyau à anche, mais dont la construction s'écarte sur des points très essentiels de celle des tuyaux à anche employés dans les instruments de musique.

L'émission du son dans le larynx est fondée sur l'existence d'une membrane humide formée de tissu élastique (la lame vocale). La marche même de l'échange organique de matière maintient constamment dans cette membrane les propriétés requises pour la formation du son. Elle n'est point lésée par un usage prolongé, comme il en arriverait nécessairement, par exemple, des lames de caoutchouc à l'aide desquelles on peut construire un appareil musical analogue.

Tandis que, dans les tuyaux à anche employés en musique, il faut pour chaque son une anche spéciale, la matière dont sont formées les cordes vocales permet de faire servir le même tuyau à anche pour l'émission d'un grand nombre de sons renfermés dans les limites de deux octaves à deux octaves et demie.

Ce résultat est dû à ce que la partie des lames vocales dans lesquelles le son se forme de préférence (les cordes vocales) peut recevoir divers degrés de tension, soit par l'effort de traction qu'opèrent des forces musculaires dans le sens de la longueur de ces cordes, soit par le degré de force du courant d'air. Les deux modes de tension se complètent réciproquement, de telle sorte que le degré de tension correspondant d'une manière absolue à une hauteur de son déterminée peut être réalisé par une distribution différente des forces qui opèrent la tension. De cette manière, quand l'une des forces (celle du souffle) prend une certaine prépondérance, comme pour arriver au *forte* dans le chant, il est possible de maintenir la même tension absolue en modérant l'autre force (l'activité musculaire) et de conserver ainsi au son la même hauteur.

Le mode d'emploi différent des cordes vocales donne le pouvoir d'émettre le son dans deux *registres*, à savoir le registre des sons de poitrine et celui des sons de tête. Le second a un diapason un peu plus élevé que celui du premier.

La résonnance dans les voies qui amènent l'air au larynx (la trachée, etc.) et dans les voies par lesquelles l'air s'échappe (la bouche et les fosses nasales), en d'autres termes la résonnance dans les parties qui correspondent respectivement au porte-vent et au tuyau de renforcement d'un tuyau à anche, a pour effet tant de renforcer le son que de produire le timbre propre et caractéristique de la voix humaine.

Le timbre de la voix peut recevoir un grand nombre de modifications diverses, à raison des formes différentes du tuyau de renforcement, spécialement à raison des formes très variables de la cavité buccale.

Le larynx prend donc le rang d'un des instruments de musique les plus puissants et les plus variés, malgré sa petitesse et la simplicité de sa construction, et aucun des instruments artificiellement construits ne peut atteindre à exercer la même action. Un intérêt spécial s'attache encore à ce fait que le larynx dans son ensemble, notamment l'espace compris entre les cordes vocales, ne sert le plus habituellement qu'à titre de passage ouvert aux courants d'air de la respiration et qu'un simple petit mouvement musculaire suffit pour mettre la glotte dans la position convenable à l'émission du son, pour transformer en cet incomparable appareil musical la voix aérienne ouverte.

Voix et parole.

Nous avons montré dans les précédentes divisions que l'air, en passant par les voies respiratoires, peut donner naissance à divers sons ayant les uns le caractère d'un bruit et les autres le caractère d'un son proprement dit. Nous avons recherché aussi quelles sont les conditions fondamentales pour la production de ces diverses espèces de sons. Ceux d'entre eux qui sont produits par le courant d'air inspiré sont de beaucoup les moins fréquents et constituent plutôt des phénomènes extraordinaires ou accidentels. Ceux, au contraire, qui sont produits par le courant d'air expiré sont beaucoup plus fréquents et d'espèces beaucoup plus variées. En outre, leur émission est plus facile et plus susceptible de continuité, le courant d'air de l'expiration réclamant moins d'activité directe pour s'établir que n'en réclame le courant d'air de l'inspiration, et s'établissant d'ailleurs dans une certaine mesure sans notre participation et comme réaction faisant suite à l'activité de l'inspiration.

De cette propriété particulière aux sons de l'expiration, il résulte aussi qu'employés dans certaines conditions choisies, ils constituent pour les hommes le moyen caractéristique de s'entendre par la parole articulée. Nous disons : dans certaines conditions choisies, car tous les sons qui peuvent se former par le courant d'air expiré dans la manière indiquée ne servent pas à cet usage. On n'emploie que les sons dont l'émission est relativement aisée et qui présentent l'avantage de pouvoir être associés facilement les uns aux autres pour former les combinaisons de sons appelées *mots*. Ces éléments de la parole ne sont pas non plus choisis de même partout, sur des bases exclusives communes à l'humanité vivante tout entière. Pour la grande généralité, ce sont, il est vrai, les mêmes éléments que nous voyons employés partout pour former la parole. Toutefois nous rencontrons des différences assez sensibles correspondant aux races ou à des groupes plus restreints de l'humanité, et fondées en partie sur des modifications spéciales d'une même langue mère, en partie sur l'emploi de sons spéciaux qui se sont introduits dans diverses langues ou dans divers dialectes. Au premier point de vue, il y a lieu de se rappeler par exemple les innombrables modifications du timbre de l'A que nous offrent les diverses langues et les divers dialectes. Au second point de vue, on peut citer l'extension relativement faible du son que les Anglais traduisent dans l'écriture par TH. Au surplus, les motifs de choix donnés plus haut et reposant sur la facilité d'émission ou de juxtaposition des sons présentent un caractère fort relatif. C'est ce que savent bien par expérience tous ceux qui, en apprenant une langue étrangère, se sont épuisés en efforts pour s'approprier les sons et modifications de sons propres à cette langue. L'usage acquis dès la jeunesse est aussi, en cette matière, comme en d'autres choses, un élément qui influe essentiellement sur la facilité à saisir les nuances de prononciation.

Les sons employés pour la formation de la parole ne sont pas tous, tant s'en faut, ou de purs bruits ou de purs sons. Dans la conversation ordinaire à haute voix, c'est un mélange de bruits et de sons qui constitue la plupart du temps la parole articulée. C'est seulement dans le *chuchotement* que la participation du son proprement dit est nulle ou à peu près. On désigne sous le nom de *voix* la participation des deux éléments à la formation du son articulé. On peut aussi entendre par ce mot de *voix* le timbre que prend le son de la parole. C'est dans cette acception que l'on parle d'une voix sonore, d'une voix forte, etc. La voix, sous ce rapport, est donc quelque chose d'absolument indépendant de la parole et peut aussi bien se révéler dans une vocalise dépourvue de sens que dans le discours le plus pathétique. C'est au point de vue de la voix et de ses modifications que les chanteurs règlent les positions de leur organe, et chacun sait combien il est fréquent qu'un mot chanté ne puisse être compris, sans qu'il y ait lieu pour cela de faire à l'artiste un reproche sévère. C'est dans le même sens que l'on parle de la voix des oiseaux.

La parole consiste au contraire dans des combinaisons de sons produites en vue de la communication de la pensée. C'est, dans un sens plus étendu, la réunion de simples combinaisons de sons qui forment les mots, en vue de former des phrases.

Nous avons désormais à nous proposer pour tâche l'étude des éléments de la parole, c'est-à-dire des sons articulés, au point de vue de leur formation et de leurs rapports réciproques. D'après l'observation faite ci-dessus à propos du mode de choix des sons articulés, nous ne saurions nous en tenir à l'alphabet d'une langue prise en particulier. Autrement, nous tomberions dans la même faute qu'il y aurait lieu de reprocher à celui qui voudrait déduire de l'observation faite sur un invididu isolé le mécanisme de la marche ou du mouvement de préhension. De même que l'étude régulière de la marche et de la préhension doit avoir pour point de départ celle de la jambe et du bras dans leurs diverses articulations, et que l'on doit faire dériver de cette dernière étude toute la série des manières différentes de marcher et de saisir, de même, pour arriver à notre but, nous devons exposer d'une manière générale et claire les divers mécanismes, les diverses dispositions qui peuvent servir à la formation des sons de la parole. Nous aurons ainsi une vue d'ensemble sur la série tout entière des sons possibles, et nous serons en état d'assigner leur place aux sons réellement usités. Nous pourrons toutefois, dans le cours de ce travail, et sans inconvénients véritables, arrêter notre attention sur les langues européennes les plus connues.

Isolement réciproque des fosses nasales et de la cavité buccale.

Des deux routes par lesquelles on peut laisser échapper le courant d'air de la respiration, la route passant par les fosses nasales est celle qui sert le plus normalement au mécanisme simple de la respiration. La cavité buccale sert bien aussi, à titre extraordinaire, de voie respiratoire, mais elle est employée de préférence quand il s'agit d'utiliser le courant d'air pour la formation des sons articulés. Il y a pourtant aussi certains sons articulés dans lesquels le passage du courant d'air se fait par le nez. Nous avons donc à examiner en premier lieu par quels mécanismes on assigne au courant d'air l'un ou l'autre chemin.

Il est très facile de répondre en général à l'une des questions qui se posent à cet égard, en se rappelant la disposition du voile du palais, qui, pendant verticalement à l'état de repos, ferme en arrière la cavité buccale et laisse libre l'accès des fosses nasales. Lorsqu'au contraire le voile du palais est soulevé, il prend une position horizontale et forme le prolongement du plancher des fosses nasales jusqu'à la paroi postérieure du pharynx. Par suite, le courant d'air expiré ne trouve plus accès dans les fosses nasales, tandis que l'accès de la cavité buccale est, au contraire, largement ouvert. Les deux schémas (fig. 6) font comprendre cette disposition avec une clarté suffisante. Dans les deux figures, la lettre *a* désigne les fosses nasales, *b* la cavité buccale, *d* la trachée et *f* le voile du palais. Dans la figure A, le voile du palais est représenté pendant et fermant la cavité buccale. Dans la figure B, on le voit soulevé et fermant les fosses nasales. Cette idée, quelque juste qu'elle soit en général, renferme cependant un *schéma* trop absolu et réclame encore, pour reproduire la nature dans sa réalité, plus d'une correction et plus d'un complément. Si l'on s'y tenait rigoureusement, on aurait beaucoup trop l'image d'une porte allant et venant sur ses gonds, tandis que le voile du palais est un organe mou, non rigide et qui ne saurait en aucune façon clore une ouverture comme on le ferait à l'aide d'une planche résistante.

On trouve dans l'organisme bien des dispositions de soupape analogues appropriées à fermer complètement, dans des conditions données, un passage qui, autrement, resterait ouvert. Leur agencement consiste invariablement en ce qu'elles sont formées par des lames bombées et qui, au moment où l'occlusion doit se faire, viennent presser la partie qui leur fait face en lui présentant le côté convexe de leur courbure, le contact s'effectuant non seulement par leur bord libre, mais sur toute l'étendue de leur surface. L'avantage de cette disposition est que la pression qui s'exerce sur le côté concave doit rendre le contact d'autant plus intime que cette pression est plus forte. On suppose naturellement que les précautions se trouvent prises pour éviter que la soupape ne se renverse en sens contraire, et ces précautions ne sont omises pour aucun des mécanismes à soupape existant dans le corps. Les soupapes que l'on rencontre dans le système des vaisseaux près du cœur et dans les veines nous offrent ce type dans toute la simplicité possible. C'est d'après le même principe qu'est organisé le voile du palais.

Dans le chapitre de cet ouvrage consacré à la description anatomique, on a comparé le voile du palais à un rideau de fenêtre dont la partie supérieure médiane est étendue en largeur et pendante, tandis que les parties latérales, descendant très bas, sont allongées et étroites. Le haut du rideau étendu en largeur est le voile du palais proprement dit; les parties étroites se prolongeant en bas sont ce qu'on appelle les *piliers* du voile du palais. Ces piliers renferment un muscle (le *pharyngo-palatin*) qui sert à abaisser le voile du palais et joue par suite divers rôles très importants. On peut toutefois, sans commettre d'erreur, ne considérer les muscles pharyngo-palatins, dans le cours de la présente recherche, que comme des soutiens empêchant, suivant ce qui a été dit plus haut, le voile du palais de se renverser dans les fosses nasales lorsqu'il est employé à fermer celles-ci.

Pour arriver à une notion tout à fait exacte du mécanisme du voile du palais, nous avons à distinguer l'une de l'autre, dans la partie principale de cet organe, deux parties encore, que l'on peut désigner sous le nom de supérieure et d'inférieure. La première est celle qui se trouve jointe immédiatement au bord postérieur de la voûte osseuse du palais. La seconde au contraire est celle qui se termine par l'extrémité libre. On ne distingue extérieurement à la vue aucune limite indiquant la séparation de ces parties, mais la distinction est suffisamment justifiée par la disposition des muscles. Deux paires de muscles pénètrent en effet par le haut dans le voile du palais, de manière que chacune d'elles, formée d'un muscle du côté droit et d'un muscle du côté gauche, figure une anse dont le sommet, dilaté en largeur, se trouve dans le voile du palais. L'une de ces anses est constituée par le *tenseur du voile du palais*, lequel appartient plus spécialement à la partie supérieure du voile. L'autre anse est constitué par l'*élévateur du voile* et s'étend spécialement dans la partie inférieure du voile du palais en s'unissant avec le muscle pharyngo-palatin dans le pilier.

Le tenseur du voile du palais a une importance capitale pour le mouvement d'élévation de cet organe, bien que les dénominations acceptées dans l'usage courant pour les muscles dont il s'agit soient de nature à éveiller une autre idée.

Le tenseur est disposé d'une manière tout à fait singulière. Il prend naissance par côté près des apophyses ptérygoïdes de l'os sphénoïde placées à la limite des ouvertures postérieures du nez; il passe avec son tendon par une échancrure placée à l'extrémité inférieure de la lame interne de cette apophyse, pour pénétrer dans la partie du voile du palais placée immédiatement au bord postérieur de la voûte palatine et, en s'unissant avec le muscle symétrique de l'autre côté, il forme l'anse ci-dessus mentionnée. La partie de cette anse placée derrière la voûte palatine n'est formée que par les tendons des deux muscles. Ces tendons se réunissent pour former une large aponévrose dont le bord antérieur est solidement attaché au bord postérieur de la voûte osseuse du palais. Lors donc que les deux tenseurs du voile du palais exercent en même temps leur action, cette aponévrose se trouve tendue transversalement et forme le prolongement du plan de la voûte palatine dirigé vers la paroi postérieure du pharynx. Il y a ainsi une sorte de cloison qui se projette pour séparer la partie nasale de la partie buccale du pharynx et qui contribue dans la mesure la plus importante à l'isolement des fosses nasales par rapport au courant d'air. Par suite, il ne reste qu'un intervalle relativement petit entre la paroi postérieure du pharynx placée le long de la colonne vertébrale et la partie supérieure du voile du palais tendue alors horizontalement. L'occlusion de l'intervalle en question résulte de ce que la partie inférieure du voile du palais s'y trouve poussée par l'élévateur du voile. Il se forme alors une voûte dirigée en haut et en arrière qui se place contre la paroi postérieure du pharynx, tandis que le bord libre s'y appliquant moins exactement déborde sur les piliers du voile du palais.

C'est à *Passavant* [1] que revient particulièrement le mérite d'avoir fait remarquer que l'isolement des fosses nasales ne se réalise pas seulement par ce mécanisme, mais que la paroi postérieure du pharynx se rapproche du voile du palais quand celui-ci est soulevé, un bourrelet transversal se formant en pareil cas et venant se placer près du voile. Pour comprendre la formation de ce bourrelet,

1. G. Passavant, *De l'occlusion du pharynx dans l'acte de la parole*, Francfort-sur-le-Mein, 1863, et *Archives de Virchow*, vol. 46, p. 1 à 31 (en allemand).

il suffit de se souvenir que le pharynx se trouve pris entre trois muscles constricteurs placés tout autour de lui en forme d'anses et ayant de solides points d'attache. Celui d'entre eux qui est placé le plus bas part du larynx et celui qui se trouve au milieu part de l'os hyoïde. Tous les deux s'élargissent considérablement en arrière, de façon à recouvrir entièrement par derrière et par côtés la partie du pharynx appartenant au larynx et la partie qui appartient à la cavité buccale. Grâce à cette disposition, ils sont spécialement appropriés à contracter la partie du pharynx que les aliments traversent au moment de la déglutition et par là ils concourent à l'acte de la déglutition. Il en est autrement du constricteur supérieur. Celui-ci prend naissance au bord postérieur de la lame interne de l'apophyse ptérygoïde, par conséquent latéralement à l'ouverture postérieure du nez, et plus loin s'insère à la face interne du maxillaire inférieur sous la molaire postérieure. Entre ces deux portions formant l'origine du muscle s'intercalent, comme portion intermédiaire, des fibres qui sont le prolongement immédiat du muscle buccinateur en arrière. Le constricteur supérieur se comporte tout autrement que les autres en ce sens qu'il ne s'élargit pas comme eux en arrière. Il ne circonscrit la partie nasale du pharynx que sur une largeur de 2 centimètres à peine. Son action ne peut donc se faire sentir que sur cette partie du pharynx, ce qui arrive quand, à la hauteur à peu près du plancher des fosses nasales, ce muscle attire en avant le bourrelet ci-dessus indiqué de la paroi postérieure du pharynx et le fait aussi descendre, attendu qu'une partie de ses fibres courent vers le haut. Il est clair que la partie supérieure du voile du palais tirée vers le haut doit tendre, en s'appuyant sur ce bourrelet, à fermer d'une manière beaucoup plus exacte la partie du pharynx dépendant du nez; on doit reconnaître, en même temps, qu'il n'y aurait pas lieu de comprendre le constricteur supérieur au nombre des muscles de la déglutition, qu'il faut, au contraire, le ranger parmi les muscles employés pour la production de la parole.

La démonstration de ces faits a été obtenue de plusieurs manières :

En ce qui concerne d'abord le bourrelet de la paroi postérieure du pharynx venant à la rencontre du voile du palais, Passavant a établi l'existence du fait sur un individu chez lequel une fente congénitale du palais donnait vue sur le haut de la paroi postérieure du pharynx. Cette circonstance lui permit de mesurer les dimensions du bourrelet et il évalue à 5 ou 6 millimètres son épaisseur au-dessus de la surface de la paroi du pharynx, à 9-12 millimètres sa largeur dans la direction de haut en bas. Il est surprenant que ce fait, si important pour la connaissance du mécanisme de la parole, n'ait pas été jusqu'ici l'objet d'autres observations, bien qu'il ait été publié en 1863.

Le fait de l'occlusion exacte des fosses nasales par le voile du palais lorsque l'on parle a été autrefois l'objet de nombreuses controverses. Czermak [1], le premier, l'a établi d'une manière assurée par voie d'expérimentation. Les recherches ont démontré la réalité de l'occlusion, d'abord dans l'émission des voyelles pures, c'est-à-dire autres que les nasales, puis aussi pour les consonnes, à l'exception, bien entendu, des résonnantes *m*, *n* (*ng* anglais, allemand) comptées encore bien souvent au nombre des consonnes. Il fit voir d'abord que la prononciation des différentes voyelles correspond à divers degrés d'élévation du voile du palais, l'élévation se manifestant au plus haut degré dans la prononciation de l'*i* et diminuant un peu pour les autres voyelles suivant une série décroissante qui correspond aux sons *i*, *ou* [2], *o*, *é*, *a*. Voici le procédé qu'il employa pour en donner la preuve : Un fil de fer mince fut recourbé à angle droit aux deux bouts et dans le même plan. L'un des bouts garni d'une petite boule de cire fut introduit par le nez de façon à ce que la petite boule arrivât à se placer en contact avec la face postérieure du voile du palais. L'autre extrémité pendait en guise d'indicateur au-devant de la bouche. On prononça alors dans l'ordre indiqué les voyelles *a*, *é*, *o*, *ou*, *i* ; l'indicateur s'éleva de plus en plus dans les périodes correspondantes et atteignit pour la voyelle *i* sa plus grande hauteur. On poursuivit l'expérience en prononçant les voyelles dans l'ordre inverse. L'indicateur s'abaissa dans chacune des périodes successives et reprit, quand le son *a* eut cessé de se faire entendre, sa position verticale. Plus tard, il eut l'occasion d'acquérir à ce sujet des notions encore plus précises [3]. Il se trouva qu'à Vienne, dans la clinique chirurgicale du professeur Schuh, l'on pouvait avoir vue sur la face postérieure du voile du palais chez une malade qui venait de subir une grande opération à la face. Czermak examina cette femme en compagnie de Schuh et de Brücke. On constata que, dans l'émission de l'*i*, le voile du palais se soulève au point que sa partie postérieure, devenant dans le mouvement d'élévation la partie supérieure, s'élève en arrière et au-dessus du plan correspondant au plancher des fosses nasales sous un angle d'environ 10 degrés. Pour l'*ou*, la place de contact du voile du palais avec la paroi du pharynx se trouvait

1. *Du rôle du voile du palais dans l'émission des voyelles pures* (*Comptes rendus des Sciences de l'Académie de Vienne. Classe des Sciences mathématiques et naturelles*, t. XXIV, p. 4, mars 1857) (en allemand).

2. La transcription des éléments phonétiques est donnée dans notre traduction d'après l'orthographe française. Les éléments propres aux langues étrangères, ainsi que les mots étrangers cités comme exemples, sont représentés conformément à l'orthographe de ces langues, mais placés entre crochets [ ] ou entre guillemets.

3. Czermak. *Remarques sur la formation de quelques sons articulés* (en allem.).

plus basse de 2 secondes (6 millimètres). Pour l'*o* et l'*é*, de 6 millimètres encore plus basse. Pour l'*a*, on voyait la surface du voile du palais s'abaisser légèrement en arrière.

Czermak a démontré de plusieurs autres manières encore que l'occlusion assurée par l'élévation du voile du palais est complète. Il cite dans son premier mémoire l'expérience concluante que voici : Il se fit verser de l'eau, à l'aide d'un petit tube, dans la partie la plus reculée en arrière des fosses nasales, tout en prononçant la voyelle *i*. L'eau s'arrêta en ce point sans couler dans la partie inférieure du pharynx. Elle s'y arrêta encore durant l'émission des voyelles *o*, *ou*, *é* et ne commença à traverser le bas du pharynx qu'au moment où l'on prononçait l'*a*. La fermeture avait donc été assez forte jusque-là pour contre-balancer le poids d'une certaine quantité d'eau, mais l'occlusion plus faible pour la voyelle *a* devenait impuissante à donner ce résultat.

Passavant [1] démontre d'une autre façon que, même dans ce dernier cas, l'occlusion est complète. Il reprit les expériences de Czermak dans lesquelles il employa toutefois très à propos le lait au lieu de l'eau, la couleur blanche du liquide permettant d'observer facilement son écoulement par le bas. Le résultat de l'expérience fut le même que celui qu'avait obtenu Czermak. Voulant rechercher de plus dans quelle mesure l'on peut dire que l'écoulement par en bas résulte de l'occlusion incomplète dans l'émission de l'*a*, ou bien au contraire qu'il est déterminé par cette circonstance que le poids du liquide triomphe d'une fermeture demeurant suffisante jusque-là, il fit choix d'un autre procédé. Un fil de fer de la force d'un gros fil fut recourbé à angle droit et introduit avec précaution dans le nez, de façon à ce qu'en regardant par la bouche ouverte, l'on vît l'extrémité de l'une des branches déborder sous le bord libre du voile du palais, l'extrémité de l'autre branche restant en dehors des narines. En faisant tourner ce bout du fil de fer, il était facile de déterminer un mouvement latéral de la branche placée dans le pharynx ; mais lorsqu'on fit entendre le son *a*, ce mouvement devint impossible et il fut démontré par là que, même dans l'émission de l'*a*, le voile du palais s'applique si exactement contre la paroi postérieure du pharynx qu'il ne reste pas de place dans l'intervalle pour un fil de fer de la grosseur d'un fil.

Les faits que nous venons de citer suffisent sans doute pleinement pour montrer que les fosses nasales sont complètement fermées à l'air durant l'émission des voyelles pures. Néanmoins Czermak ne jugea pas superflu d'en apporter une preuve expérimentale encore plus étendue. Il soutint devant les narines un miroir ou une plaque

1. *De l'occlusion du pharynx*, p. 13 et 14.

d'acier poli tout en prononçant les voyelles et il ne constata à la surface des miroirs aucune condensation de vapeur d'eau, ce qui prouve qu'il ne sortait point d'air par le nez et qu'ainsi les fosses nasales se trouvaient complètement isolées du courant d'air. Passavant répéta ces recherches et obtint les mêmes résultats.

On ne doit pas, d'ailleurs, négliger de mentionner, d'après les observations de Passavant, qu'on a pu remarquer exceptionnellement chez certaines personnes une petite fente entre le voile du palais et le pharynx, sans que cette anomalie compromît l'émission nette de l'*a*, de l'*o* et de l'*ou*. Nous aurons même à rechercher ultérieurement jusqu'à quel point la condition de l'occlusion complète des fosses nasales, communément réalisée, doit être considérée comme absolument indispensable.

On doit supposer que dans la prononciation des sons ayant le caractère nasal, la cavité buccale doit être, à son tour, isolée du courant d'air. Nous devons, parmi les sons nasalés dont l'usage est le plus courant, reconnaître ce caractère d'une part aux modifications nasales des voyelles, si fréquentes dans la langue française et dans les dialectes allemands et, d'autre part, à ce qu'on appelle les *résonnantes* et aussi bien *demi-voyelles*, à savoir *m*, *n*, [*ng* allem. et angl.]. Le voile du palais se trouvant pendant comme un rideau, à l'état de repos, devant l'ouverture postérieure de la cavité buccale et en contact avec la racine de la langue, il en résulte déjà une fermeture de la cavité buccale et il semble, par suite, qu'il ne soit pas nécessaire de réaliser cette fermeture par un moyen spécial; mais il faut considérer que les sons nasalés ne se présentent que comme sons isolés dans le cours de la parole; qu'ainsi, lorsqu'on parle, le voile du palais est le plus ordinairement soulevé pour fermer les fosses nasales et que, par conséquent, lorsque la cavité buccale doit être fermée pour l'émission d'un son ayant un caractère plus accidentel, une action musculaire particulière doit abaisser le voile du palais afin de lui donner la position qu'il prend à l'état de repos.

Le point de savoir si, dans les sons nasalés, le courant d'air passe ou non dans les fosses nasales ne saurait faire question; mais l'on peut se demander si la fermeture qui isole la cavité buccale s'effectue seulement par le rétablissement passager de l'état de repos, ou si l'on n'observerait pas en même temps quelque action plus caractérisée tendant à l'occlusion. L'examen direct consistant à regarder dans l'intérieur de la bouche ouverte ne peut rien moins apprendre à cet égard parce que les mécanismes nécessaires pour l'émission des sons arrêtent la vue. On est donc obligé de se rejeter sur un autre moyen pour résoudre la question. Nous trouvons ce moyen, en dehors de la connaissance théorique de la possibilité d'actions de ce genre, dans l'observation faite sur nous-mêmes d'abord et complétée ensuite par l'observation faite sur d'autres personnes.

Le sentiment de la contraction musculaire amène à reconnaître dans la formation des sons nasalés, des mouvement de deux sortes, savoir :

1° Un mouvement du voile du palais en bas et en avant.

2° Un mouvement de la langue en arrière et en haut.

L'utilité de ces mouvements est facile à deviner : Le voile du palais abaissé en avant et la racine de la langue élevée en arrière doivent en effet se mettre réciproquement en contact intime et assurer ainsi un isolement complet de la cavité buccale. La réalisation de cette fermeture exacte dans l'émission des voyelles nasales est encore démontrée par la faute que commettent les étrangers en prononçant les voyelles nasales françaises. Cette faute consiste à faire suivre d'un *k* la voyelle correctement émise. Le son *k* étant un son explosif, formé entre la racine de la langue et le voile du palais, son intercalation démontre qu'à la terminaison de la voyelle il y a un contact qui cesse d'exister entre ces deux parties et qui, par conséquent, s'est établi pendant l'émission de la voyelle nasale. La faute consiste seulement à faire entendre la cessation du contact. C'est ordinairement dans la prononciation de l'*a* nasal qu'on la remarque le plus.

Comme ici encore il ne s'agit pas de la formation des différents sons, mais du mécanisme de l'occlusion de la cavité buccale, il n'y a pas lieu non plus d'approfondir le point de savoir si et dans quelle mesure une occlusion si exacte de la cavité buccale est nécessaire pour tous les sons nasalés. Il suffira d'avoir acquis la connaissance de ce principe : que l'isolement absolu de la cavité buccale par rapport au courant d'air expiré peut être réalisé par une activité spécialement dirigée vers ce but et qu'on l'observe comme partie du mécanisme de la parole.

Les fosses nasales

Il résulte de ce qui a été dit précédemment qu'il dépend de nous de laisser échapper à volonté soit par les fosses nasales, soit par la bouche, l'air qui est passé du larynx dans le pharynx. L'on a prouvé en même temps que l'un et l'autre cas se réalisent dans l'émission des divers sons articulés. Il nous reste à étudier les deux cavités dont il s'agit au point de vue du rôle qu'elles jouent dans la formation de la parole.

De ces deux cavités, ce sont les fosses nasales qui offrent les dispositions les plus simples, en ce sens qu'elles sont formées de parois rigides, invariables et ne peuvent exercer par conséquent qu'une seule espèce d'influence sur la formation des sons de la parole.

La production isolée de bruits ou de sons du nez, au moins de bruits ou sons pouvant servir à la parole articulée est forcément restreinte, à raison même de la structure connue de la cavité nasale. Les seuls sons qui puissent prendre naissance dans cette cavité à l'état sain constituent :

Un bruit de souffle, lorsque le courant d'air est poussé avec une certaine force par la cavité nasale ouverte, ce que l'on a coutume d'exprimer par le nom de respiration *haletante.*

Un son tremblotant associé à un son sifflant plus ou moins prédominant. Celui-ci se produit dans les narines, mais il faut, pour le faire naitre, comprimer les narines de façon à réduire leur ouverture à une fente étroite, ainsi qu'il arrive quand on se mouche.

Le dernier de ces sons ne pouvant être obtenu qu'en s'aidant des doigts, l'autre ne pouvant recevoir d'emploi pour le langage articulé, il n'y a pas lieu de nous arrêter sur ce sujet dans le cours de nos recherches.

En ce qui concerne la cavité nasale, il n'y a ici que la voie aérienne proprement dite qui doive nous occuper d'abord, car c'est exclusivement par cette voie que s'écoule le courant d'air direct. Nous savons que cet espace ressemble dans sa forme générale à un entonnoir dont l'on peut dire que la paroi inférieure (la voûte du palais) est horizontale dans la position habituelle de la tête. La paroi supérieure a sa partie la plus basse à son origine postérieure qui se trouve aux ouvertures des fosses nasales dans le pharynx. Elle suit la cavité du cornet moyen, monte progressivement et tout droit. Son extrémité antérieure a, par rapport au plancher des fosses nasales, une hauteur qui est environ une fois et demie plus grande qu'elle ne l'est près des ouvertures postérieures dans le pharynx. La partie antérieure de l'espace déterminé par le cornet moyen est peu éloignée du côté creux du dos du nez, en sorte que le courant d'air doit s'y heurter et se détourner vers l'ouverture étroite de la narine placée latéralement par rapport à sa direction afin de s'échapper par ce passage. La figure schématique la plus propre à donner l'idée de cette conformation serait un cornet de papier roulé dont l'extrémité la plus élargie serait complètement fermée, une petite ouverture latérale d'écoulement étant ménagée dans le voisinage immédiat de cette extrémité. La paroi interne de chaque voie aérienne nasale est droite comme la cloison du nez qui la forme. Au contraire, la paroi extérieure se montre très fortement renflée au dehors, en sorte que, vues en coupe horizontale, les parties les plus étroites se trouvent en arrière et en avant, la plus grande largeur étant au milieu (Comp. fig. 31). C'est dans cette partie élargie que le passage se divise incomplètement, dans le sens de la longueur, en deux régions séparées par ce qu'on appelle le cornet inférieur.

Il faut encore observer que ces parois de la voie aérienne ne sont pas complètement fermées, mais percées de crevasses et d'ouvertures qui conduisent dans d'autres espaces voisins. Une fente étroite, placée en long sur le côté interne de la voûte entre la cloison du nez et le bord libre du cornet moyen, conduit dans l'espace en forme de fente tapissée par la muqueuse olfactive et qui se trouve en même temps en communication libre avec le côté creux du dos du nez. Près des ouvertures des fosses nasales dans le pharynx, le *recessus sphéno-ethmoïdal* conduit au *sinus sphénoïdal* et la *gouttière ethmoïdale supérieure,* réunie à l'origine avec lui, conduit aux cellules ethmoïdales postérieures. A peu près au milieu de la paroi latérale extérieure la *gouttière éthmoïdale inférieure* conduit aux cellules ethmoïdales antérieures et aux sinus frontaux. Partant de cette gouttière et quelquefois aussi séparée d'elle, une ouverture conduit dans le sinus maxillaire, et derrière l'extrémité postérieure du cornet inférieur se trouve l'embouchure assez grande de la trompe d'Eustache, qui conduit dans la caisse du tympan et dans les cavités annexes de celle-ci.

Le conduit de l'air, pris isolément, a donc pour forme générale celle d'un résonnateur avec ses deux ouvertures étroites et sa partie élargie au milieu. Aussi ne saurait-on douter qu'il ne joue un rôle analogue à celui de cet appareil en renforçant les sons dont le courant d'air qui le traverse est chargé. Plus les fosses nasales sont spacieuses, plus la résonnance doit être marquée, et plus considérable doit être le renforcement que subit le son.

Si c'est à ce point que s'arrête l'influence des fosses nasales sur la formation des sons articulés, il faut conclure que toutes les nasales, c'est-à-dire tous les sons traversant les fosses nasales doivent être des sons proprement dits, se formant dans le larynx et renforcés par résonnance dans les fosses nasales. La nature des parois de cette cavité fait que les sons émis avec résonnance nasale, spécialement les voyelles nasales, ont un son plus plein et plus rond que les sons analogues formés avec résonnance dans la bouche. Aussi la langue française, si riche en nasales, se distingue-t-elle par l'impression générale de sonorité qu'elle détermine.

La question s'élève maintenant de savoir si et dans quelle mesure les arrière-cavités du nez, au nombre desquelles nous pouvons mettre la fente olfactive, contribuent à opérer cette résonnance.

On doit, avant tout, leur reconnaître une certaine participation indirecte. Il résulte de leur arrangement que, dans le haut et sur le côté extérieur de la voix aérienne, les parois osseuses qui se trouvent y confiner de plus près sont extraordinairement minces et, en outre, sont placées librement entre l'espace que l'air occupe dans les voies aériennes d'une part, dans les arrière-cavités d'autre part, spécialement dans les cellules ethmoïdales et dans le sinus maxillaire.

La cloison du nez qui forme la paroi interne de la voie aérienne étant aussi fort mince, la plus grande partie des parois se trouve parfaitement appropriée à participer aux vibrations de résonnance et, par là même, à renforcer cette résonnance. Le plancher des fosses nasales, c'est-à-dire la voûte palatine, y prend part aussi, mais à un bien moindre degré que les autres parois, les places où cette voûte se trouve amincie ayant peu d'étendue en surface.

On ne peut toutefois admettre ce mode de participation à la résonnance pour les autres arrière-cavités (sinus frontaux et sinus sphénoïdal), celles-ci étant placées trop de de côté, mais comme leur étendue est assez considérable et comme l'on peut conjecturer que toutes les arrière-cavités du nez concourent de la même manière à constituer l'importance des fosses nasales, il convient de rechercher encore s'il existe quelque relation commune entre les arrière-cavités des fosses nasales et les fosses nasales elles-mêmes. Or il y a, sous ce rapport, à remarquer comme un fait surprenant que l'accès de toutes les arrière-cavités du nez est librement ouvert au courant d'air sortant, mais non pas au courant d'air entrant. On a déjà dans l'exposé anatomique appelé l'attention sur cette circonstance remarquable et on en a cherché l'explication dans la part que prendraient les arrière-cavités des fosses nasales à l'échauffement de l'air inspiré. Sans préjudice pour cette idée, on peut encore trouver l'indication d'une part plus directe prise à la résonnance des fosses nasales par l'air contenu dans les arrière-cavités du nez. Cette indication résulte de ce que l'accès facile qu'elles ouvrent au courant d'air expiré doit permettre aux vibrations sonores de ce courant de se communiquer à l'air contenu dans ces cavités et à leurs parois. Nous pouvons bien d'ailleurs admettre aussi que la résonnance des fosses nasales se propage dans tous les os du crâne et, de cette manière encore, influence l'air des arrière-cavités.

L'air de la fente olfactive peut participer directement à la vibration de l'air contenu dans la voie aérienne, à raison de la communication qui s'établit par un passage en forme de crevasse entre ces deux espaces; mais, au contraire des autres cavités, la fente olfactive n'est pas immédiatement accessible au courant sortant.

Si nous attribuons aux arrière-cavités le rôle dont nous venons de parler, nous considérerons la cavité nasale comme un résonnateur de dimensions étendues dont l'action sur la formation des sons articulés ne peut manquer d'être très puissante.

La résonnance nasale est un élément essentiel et caractéristique de certains sons articulés, en particulier (pour ne parler que des langues les plus voisines), les voyelles nasales de la langue française et aussi ce qu'on appelle les *résonnantes*, à savoir les sons représentés par les lettres *m*, *n*, [*ng* allem. et angl.].

La participation des arrière-cavités à la formation des sons s'arrête-t-elle à ce point? La question est d'autant plus difficile qu'elle ne peut être résolue par voie d'expérience. Toutefois on peut arriver plus près de la réponse en posant la question autrement. Dans la formation de tous les autres sons de la parole, la résonnance dans la bouche joue un rôle très important pendant que l'accès direct de l'air dans les fosses nasales est absolument empêché. Si la résonnance dans les fosses nasales doit prendre part aussi à la formation de ces sons, cela ne peut se faire que par la propagation dans les fosses nasales de la résonnance qui se produit dans la bouche. La possibilité qu'il en soit ainsi n'est pas une hypothèse que l'on doive tout à fait rejeter, car, d'une part, les vibrations peuvent se propager par le voile du palais jusque dans les fosses nasales et, d'autre part, les vibrations de la voûte palatine, ébranlée par la résonnance dans la bouche, peuvent aussi se communiquer à l'aide des fosses nasales. Si les choses se passent réellement ainsi, cette résonnance propagée de la bouche aux fosses nasales doit se comporter autrement que celle qui se manifeste quand le courant d'air tout entier est dirigé par le nez. Dans le premier cas, l'air qui se trouve dans les fosses nasales constitue une couche gazeuse en repos, tandis que dans le second c'est une couche en mouvement; si donc les fosses nasales prennent effectivement part à la résonnance formée dans la bouche, la relation doit être quelque chose d'analogue à celle qui s'établit entre les fosses nasales et leurs arrière-cavités, car celles-ci renferment de même une couche d'air en repos qui, séparée de la voie aérienne par une mince paroi, est mise en vibration par la résonance qui se produit.

Nous pouvons donc, sans aller plus loin, admettre comme vraisemblable que *la résonnance dans les fosses nasales concourt aussi à la formation des sons non nasalés, mais qu'elle n'intervient alors que comme un renforcement de la résonnance buccale et ne présente point le caractère spécifique qui distingue les sons nasalés.*

La résonnance nasale déterminée directement peut aussi intervenir occasionnellement dans la formation de la série tout entière des sons articulés. Elle donne alors à la voix le caractère qu'on a l'habitude de désigner par l'expression de *voix nasillarde.*

L'idée de ce vice de la parole n'emporte pas une vue étiologique nettement déterminée. Ce que l'on entend vulgairement par voix nasillarde est, en général, toute manière de prononcer dans laquelle l'élément nasal se produit indûment. Or ceci peut arriver de deux manières, soit parce que les fosses nasales n'offrent point à l'air de passage praticable, soit parce que l'ouverture de la voie aérienne nasale n'est pas maintenue convenablement ouverte.

L'occlusion de cette voie peut se réaliser de diverses manières :

Sans parler de la compression volontaire exercée sur les narines avec les doigts, le mode le plus fréquent est l'obstruction du nez par un corps étranger (mucosités accumulées, polypes, etc.). Cette sorte de fermeture exerce une double influence : La première conséquence qu'elle amène est purement mécanique ; pendant l'émission de certaines séries de sons pour lesquelles le courant d'air qui arrive ne peut pas s'échapper assez rapidement à l'ouverture de la bouche, cet air s'accumule dans la partie la plus reculée de la cavité buccale. Cette circonstance ne se fait point remarquer lorsque la voie aérienne est dans son état normal, le voile du palais pouvant, en se soulevant fréquemment pendant que l'on parle, laisser échapper aisément par les fosses nasales la masse d'air accumulée ; mais quand l'écoulement subit aussi un arrêt de ce côté, l'accumulation se manifeste par une gêne et appelle une égalisation par la bouche. Il en résulte un arrêt passager dans le cours de la parole. Czermak [1] a pu observer ce phénomène dans des circonstances curieuses chez une jeune fille dont le voile du palais allait rejoindre la paroi postérieure du pharynx, de façon à obstruer complètement l'accès des fosses nasales. La seconde manière en laquelle l'obstruction des fosses nasales influe sur la prononciation résulte d'une *modification de résonnance*, l'air se trouvant enfermé dans un espace clos lors de la formation des sons articulés et étant forcé de s'échapper finalement par la bouche. Les sons nasalés ne se produisent, par suite, que d'une manière incomplète et dépourvue de sonorité. Enfin l'on ne saurait méconnaître que, même au point de vue de la participation de la résonnance nasale à la résonnance dans la bouche, les changements de proportions dans l'espace que présente la cavité nasale doivent exercer une influence modificatrice bien marquée. Déjà l'on voit la gêne en question apparaître dans une plus faible mesure à la suite de l'occlusion incomplète que détermine dans le rhume de cerveau le gonflement de la muqueuse et à la suite de l'augmentation de sécrétion qui en résulte.

La sortie anormale de l'air par les fosses nasales se manifeste de la façon la plus frappante dans les défauts de conformation dérivant d'une fente au palais, spécialement quand la fente se prolonge avec une certaine étendue dans la voûte palatine. Naturellement, ce défaut rend impossible l'occlusion complète des fosses nasales, et quel que soit le son articulé que l'on émette, il faut qu'une partie de l'air s'échappe par le nez, que par suite un timbre nasal se mêle à toute la prononciation. L'air s'échappera avec une énergie particulière dans les sons dont la formation dépend d'une compression de l'air

1. *Remarques sur la formation de quelques sons articulés*, publiées dans les *Recherches sur l'histoire naturelle*, etc., de Moleschott (en allemand).

lui-même dans la bouche. Si l'on essaye d'articuler des sons de cette espèce, par exemple le *b* ou le *p*, l'air peut sortir par le nez avec un bruit de souffle distinct. Il va de soi qu'il en résulte bien des gênes sérieuses pour une bonne prononciation. Toutefois il ne saurait entrer dans notre tâche de faire de ces situations exceptionnelles une analyse précise.

En dehors d'aussi graves défauts de conformation, on rencontre très fréquemment un parler nasal provenant toujours de ce que le voile du palais n'arrive pas à rejoindre suffisamment la paroi postérieure du pharynx, et de ce qu'il y a toujours par conséquent une partie du courant d'air qui s'écoule par les fosses nasales. Ce qu'il y a d'incomplet dans la jonction peut dériver de diverses circonstances secondaires, par exemple de la tension trop raide du voile du palais qui compromet la mobilité de cet organe, ou le gonflement des amygdales qui met obstacle à l'élévation du voile du palais. Ce peut être aussi l'effet d'une mauvaise habitude consistant à ne pas élever suffisamment le voile du palais. Cette habitude peut être individuelle ou se présenter avec un caractère d'extension plus ou moins grande à titre de particularité propre à quelque dialecte.

On a déjà fait remarquer qu'il y a des personnes chez lesquelles le voile du palais ne rejoint pas toujours la paroi du pharynx d'une manière absolument exacte, sans que pourtant la formation des sons de la parole se trouve compromise. On a établi que l'insuffisance de la jonction portée à un haut degré donne naissance au nasillement. Il importe donc de savoir jusqu'à quel point peut aller cette insuffisance sans qu'on ait à remarquer de gêne de la prononciation. Les recherches de Passavant [1] nous donnent à cet égard des renseignements précieux. Passavant a constaté d'abord ce fait que le voile du palais peut s'éloigner dans une certaine mesure de la paroi postérieure du pharynx sans qu'il en résulte de gêne de la prononciation, mais que, passé ce degré, la voix nasillarde se produit tout aussitôt comme conséquence. Il est arrivé à cette constatation de la manière simple qui suit : A l'aide d'un petit tube, on passait un fil derrière le voile du palais de manière à faire sortir l'un des bouts de ce fil par la narine, l'autre bout par la bouche. Dans l'émission de la voyelle pure, on voyait que le fil était maintenu par le voile du palais. On tirait alors les deux bouts du fil, ce qui détachait le voile du palais de la paroi du pharynx. Aux divers degrés de disjonction, on prononçait de nouveau la voyelle. Il ne se manifestait aucun trouble pour les degrés les plus faibles, mais, à partir d'un certain point, le son nasal survenait tout à coup.

Pour arriver à une notion un peu plus précise de ce « certain

1. *De l'occlusion du pharynx pendant l'émission de la parole*, p. 15-16.

degré », Passavant fit encore l'expérience suivante : On disposa derrière le voile du palais un morceau de sonde en caoutchouc de 5 centimètres de long, en telle sorte que l'élévation du voile du palais devait presser ce fragment contre la paroi postérieure du pharynx. Pour le mieux fixer, on attachait à chaque extrémité du petit tube un fil dont on faisait sortir respectivement le bout par le nez et par la bouche. L'expérience se fit avec trois petits tubes ayant respectivement une section de 3,14 millimètres carrés, 12,56 et 28,27 millimètres carrés. Les deux premiers tubes ne déterminèrent point de trouble. Après l'introduction du troisième, le son nasillard se manifesta pour une série de consonnes, mais pas encore pour les voyelles. Le nasillement ne se fit sentir pour celles-ci que lorsqu'on eut porté l'ouverture à 30 millimètres carrés en nombres ronds.

Un cas observé par Brücke [1] montre que le manque absolu du voile du palais n'empêche pas de parler avec une pureté passable et d'éviter le plus possible l'immixtion des sons nasalés; toutefois cette observation, si intéressante qu'elle soit d'ailleurs, ne peut pas recevoir d'application utile pour la question qui nous occupe, attendu qu'il fallait recourir à l'emploi de moyens spéciaux pour obvier en partie aux conséquences de cette perte d'organe.

La cavité buccale.

La cavité buccale se distingue des fosses nasales par ce caractère essentiel qu'elle n'a pas de parois aussi rigides et, par suite, une forme si peu susceptible de modifications. Abstraction faite de la voûte palatine et des bords des deux maxillaires sur lesquels s'implantent les dents, elle n'a que des parois molles et, comme ces parois sont très mobiles sous l'influence de muscles nombreux qui s'y trouvent placés ou qui agissent sur elle, cette cavité peut prendre des formes très diverses. Cependant elle a toujours avec la cavité nasale ce caractère commun qu'elle constitue un espace ayant en arrière, entre le voile du palais et la racine de la langue, une entrée dont la hauteur est déprimée et qui est encore rétrécie par les piliers du voile du palais implantés latéralement; qu'en outre la cavité buccale présente aussi, par devant, entre les lèvres, une ouverture de sortie relativement étroite, sa partie moyenne offrant dans tous les sens une largeur plus grande. La cavité buccale a donc, comme la cavité nasale, la forme d'un résonnateur et l'air qu'elle contient peut renforcer efficacement par résonnance le

1. Supplément au mémoire de Kudelka. *Comptes rendus des séances de l'Académie de Vienne* (*Classe des Sciences mathématiques et naturelles*, tome XXVIII, page 71) (en allemand).

son produit. Cette résonnance ne saurait toutefois atteindre à la puissance de la résonnance nasale, les parois molles ne pouvant participer aussi vivement que les minces parois osseuses des fosses nasales à la résonnance qui se développe dans la cavité. On a indiqué ci-dessus dans quelle mesure le voisinage immédiat des fosses nasales peut exercer une influence de renforcement sur la résonnance dans la bouche.

Dans l'état de repos correspondant à la fermeture des mâchoires la forme de la cavité buccale est, dans son ensemble, une forme ovoïde se rapprochant de celle d'une sphère et dans laquelle on peut distinguer quatre parois, à savoir : 1° le plancher; 2° le toit formé par la voûte palatine et par le voile du palais; 3° et 4° les parois latérales formées par les joues.

Mais cette forme subit plusieurs modifications importantes.

En premier lieu, les apophyses dentaires des maxillaires s'enfoncent très loin avec les dents à l'intérieur de la cavité, sur la limite qui sépare des parois latérales le toit d'une part, le plancher de l'autre. Elles forment à la mâchoire supérieure comme à la mâchoire inférieure un arc parabolique dont la direction est à peu près parallèle à la périphérie latérale et antérieure de la cavité buccale, mais qui laisse libre la partie postérieure de celle-ci. La région de la bouche la plus reculée en arrière forme donc un ensemble simple, tandis que, dans la partie moyenne et dans la partie antérieure, la pénétration profonde des apophyses dentaires et des dents détermine un partage en deux régions dont l'une, le creux des joues, se trouve limitée d'un côté par les joues, de l'autre côté par les dents et les apophyses dentaires des maxillaires recouvertes de muqueuse (gencives). La seconde région, la *bouche proprement dite*, se trouve au contraire circonscrite par les deux rangées de dents et par les apophyses dentaires qui supportent celles-ci. Quand les rangées de dents sont appliquées l'une sur l'autre, les deux régions n'ont ensemble aucune communication si ce n'est par l'intervalle de quelques dents. Mais comme toutes les deux sont en continuité immédiate avec la partie postérieure, non divisée, de la cavité buccale, celle-ci établit entre elles un passage libre faisant le tour par derrière les dents les plus reculées. Le creux des joues peut, à son tour, être divisé, à juste titre, en deux parties, savoir : d'un côté, l'espace qui se trouve entre les dents molaires et les joues et, de l'autre, l'espace qui se trouve entre les dents incisives et les lèvres. On peut désigner le premier de ces deux espaces sous le nom de *creux des joues* et le second sous celui de *creux des lèvres*.

La partie postérieure de la cavité buccale est limitée latéralement par la branche ascendante du maxillaire inférieur et par le muscle *ptérygoïdien interne* ou *grand ptérygoïdien*, placé à la face interne de cette branche osseuse. La partie dont il s'agit n'est donc pas plus large que le creux de la bouche et le passage de sa paroi latérale à la face interne de la joue se fait par un tournant brusque en dehors, entre le bord antérieur de la branche ascendante du maxillaire inférieur et les dents molaires postérieures. Le creux de la bouche se présente par conséquent comme le prolongement immédiat de la cavité postérieure de la bouche. Le creux des joues a plutôt le caractère d'une anfractuosité latérale s'étendant vers l'extérieur à partir des dents molaires. En avant, le creux des lèvres vient se placer à la suite du creux de la bouche dont il est séparé par les dents incisives. Il faut remarquer ici que lorsque, les rangées de dents sont appliquées l'une sur l'autre, ces deux creux ne sont pas séparés aussi complètement que le sont les creux des joues. En effet, les molaires du maxillaire supérieur viennent se placer sur celles du maxillaire inférieur et, par suite, les creux des joues sont rigoureusement isolés l'un de l'autre. Au contraire, les dents incisives du maxillaire supérieur débordent en avant par-dessus celles du maxillaire inférieur quand les rangées de dents sont rapprochées, et, il reste, par suite, entre ces deux rangées une petite fente à peu près verticale par laquelle le creux de la bouche est mis en communication avec le creux des lèvres.

De cette disposition des régions de la cavité buccale il résulte que la voie aérienne traversant cette cavité passe sous le voile du palais dans le creux de la bouche et de là s'échappe au dehors par le creux des lèvres. Ce fait se révèle d'une façon plus nette encore si l'on considère que, lorsque la cavité buccale doit être utilisée à titre de voie aérienne, l'arrêt que produisent dans ce trajet les dents incisives est compensé habituellement par l'écartement réciproque des mâchoires et qu'alors la joue se trouve plus tendue contre les dents molaires, ce qui efface en tout ou en partie le creux des joues.

Avant d'entrer dans l'examen approfondi de la modification que reçoit de la langue. la forme de la cavité buccale, recherchons d'abord en quelles manières différentes cette cavité peut être utilisée comme voie aérienne, en dehors du trajet que nous avons établi ci-dessus comme typique. Voyons quels phénomènes se lient à ces diverses manières au point de vue des bruits qui en sont le résultat.

La condition fondamentale pour l'emploi de la cavité buccale à titre de voie aérienne est que les lèvres se trouvent à ce moment éloignées l'une de l'autre, ou au moins qu'elles soient placées si mollement l'une sur l'autre que le courant d'air puisse aisément triompher de cette fermeture. Nous aurons ultérieurement à déterminer en détail quels sont les bruits que peut produire le frottement de l'air entre les lèvres.

Les mâchoires étant fermées, il est possible de faire passer le courant d'air à travers la cavité buccale en empruntant exclusivement le chemin indiqué plus haut, lorsque l'action du muscle buccinateur applique étroitement les joues contre les dents molaires. L'air traverse alors à frottement la fente qui sépare les deux rangées d'incisives avec un son sifflant.

Si, les mâchoires étant fermées, on relâche les joues en tirant en arrière les coins de la bouche, le courant d'air peut être dirigé aussi par les creux des joues. Il est mis en état de prendre ce chemin de préférence quand une expiration énergique entraîne une plus grande masse d'air qui, ne pouvant pas s'échapper par la fente étroite que laissent entre elles les incisives, s'accumule dans le creux de la bouche jusqu'à ce qu'il ait trouvé un écoulement latéral par le creux des joues. Le courant d'air suivant ce trajet produit contre les joues un bruit qui, d'après le degré de force de ce courant, est tantôt à peine sensible et tantôt se manifeste très hautement. Dans ce dernier cas, il donne le dernier trait à la mimique de la colère intense (halètement de la fureur).

Si les mâchoires s'écartent l'une de l'autre, le courant d'air s'échappe à l'extérieur sans être resserré. Le creux des joues peut alors, ou bien être effacé par la pression des joues contre les dents molaires, ou bien être tenu ouvert, les coins de la bouche étant tirés en arrière. Dans les deux cas, l'air s'échappe avec un bruit de souffle peu perceptible, ou, quand le courant est fort, avec un bruit de souffle plus hautement accentué.

Les mâchoires étant soit fermées, soit écartées l'une de l'autre, les lèvres peuvent maintenir une occlusion suffisante pour que l'air expiré dilate le creux des joues. La masse d'air qui s'accumule en cet endroit peut alors être expulsée à travers la fente de la bouche par l'activité imprimée au muscle buccinateur. Il ne se forme pas en cette circonstance d'autres bruits que ceux qui résultent de la position dans laquelle sont maintenues les lèvres.

Mais la modification de forme la plus considérable et la plus importante résulte, pour la cavité buccale, de l'élévation de la langue au-dessus du plancher de cette cavité.

On a déjà exposé dans la partie anatomique que la base de la conformation de la langue est un entre-croisement de fibres musculaires qui fait saillir à l'intérieur de la cavité buccale, en forme de bourrelet allongé, la muqueuse constituant le plancher de cette cavité à partir de l'os hyoïde jusqu'au maxillaire inférieur. Une partie des fibres musculaires qu'elle renferme sont placées librement dans l'épaisseur de sa substance et exercent sur elle leur traction, les unes en direction longitudinale, les autres en direction transversale. Ces muscles peuvent en se contractant modifier de la manière la plus diverse la forme de la langue. Celle-ci peut, sous leur action, se raccourcir en s'épaississant, ou s'allonger en s'amincissant et recevoir latéralement des courbures non moins sensibles. Une autre partie des muscles de la langue est formée par les terminaisons des muscles partant de trois points d'origine fixes, le *génio-glosse*, l'*hyo-glosse* et le *stylo-glosse*, dont les fibres s'irradient dans la substance de la langue et s'entre-mêlent avec les fibres propres à cet organe. L'action de ces muscles modifie principalement la position de la langue dans son ensemble, en la portant en arrière, en avant, en haut, en bas et de côté. De plus, ils exercent, comme action secondaire, une influence sur la forme extérieure et viennent ainsi au soutien de l'action des fibres musculaires propres à la langue. En outre et indépendamment des influences qu'on vient de mentionner, la langue peut, dans son ensemble, être notablement élevée ou abaissée par les muscles diaphragmatiques de la cavité buccale : le génio-hyoïdien, le stylo-hyoïdien, le mylo-hyoïdien, dont l'action combinée pousse la langue en haut; — les muscles abaisseurs de l'os hyoïde : le sterno-hyoïdien, le sterno-thyro-hyoïdien et l'omo-hyoïdien, dont l'action combinée abaisse l'os hyoïde et avec lui le plancher de la cavité buccale ainsi que la langue.

Le corps de la langue repose comme une masse épaisse, en forme de bourrelet, sur toute l'étendue du plancher de la cavité buccale postérieure et du creux de la bouche. Dans la partie postérieure de la cavité buccale se trouve la partie postérieure (racine) de la langue plus développée à plat. Dans le creux de la bouche, la langue s'élève un peu au-dessus du plancher et paraît y tenir par un court et large pédoncule en forme de champignon. La partie antérieure (la pointe) est, au contraire, absolument libre et mobile en tous sens. La partie la plus reculée de la face inférieure de la pointe libre est attachée par un petit repli longitudinal de muqueuse (frein de la langue) au côté postérieur du maxillaire inférieur. Un petit ligament semblable part de la racine de la langue pour se rendre à la face supérieure de l'épiglotte. C'est le *frein de l'épiglotte* ou *repli glosso-épiglottique*.

Dans l'état de repos, la langue remplit à peu près toute la partie postérieure de la cavité buccale et le creux de la bouche en s'appliquant librement par côté contre les dents. En haut, elle se trouve en contact très léger avec le voile du palais de façon à ne laisser entre elle et la voûte palatine qu'une fente très étroite. Dans cette situation d'emprisonnement, elle peut déjà mettre en œuvre son extrême mobilité, la pointe ayant la liberté de se mettre en contact avec presque tous les points de la voûte, de la partie latérale du creux de la bouche et aussi de la partie antérieure du plancher.

Lorsque les mâchoires sont écartées l'une de l'autre et que la bouche est ouverte, la langue déploie à un plus haut degré sa grande mobilité, sa pointe pouvant alors atteindre toute l'étendue du creux des joues et du creux des lèvres. Elle peut même, en passant par-dessus les bords des lèvres, se mettre en contact avec la peau extérieure des deux lèvres, ainsi qu'avec la peau des joues avoisinant immédiatement les coins de la bouche.

Nous n'avons point à entrer ici dans l'exposition détaillée de l'influence qu'exerce la langue avec ses divers changements de forme et de position sur le courant d'air expiré sortant par la bouche, non plus que sur les bruits qui se produisent dans ces circonstances. Nous nous réservons d'en parler avec développements dans une partie ultérieure de cet ouvrage relative à la formation des sons articulés.

On traitera à la même occasion, d'une manière plus précise et en tant qu'on ne l'a point examiné déjà, de la fermeture qui s'établit, en arrière, par le moyen du voile du palais et de la langue, en avant, par les lèvres, et des diverses formes sous lesquelles se réalisent ces deux fermetures.

La cavité supérieure du larynx et le pharynx.

Nous avons étudié, dans les deux divisions qui précèdent, les fosses nasales et la cavité buccale au point de vue de leurs relations avec le courant d'air sortant. Il nous reste à jeter, du même point de vue, un coup d'œil sur le trajet que doit parcourir le courant d'air pour arriver de la glotte à l'une des deux cavités, dont l'emploi pour la formation des sons articulés a une si grande importance.

On sait que, dans ce trajet, le courant d'air traverse d'abord la cavité supérieure du larynx, qu'à partir de ce point, il parcourt le pharynx jusqu'à l'entrée de la cavité buccale ou des fosses nasales.

La cavité supérieure du larynx présente, elle aussi, la forme fondamentale que nous avons eu à reconnaître dans la cavité nasale et dans la bouche. C'est une cavité renflée avec une entrée fort étroite : la glotte, et avec une sortie également très étroite par laquelle le larynx débouche dans le pharynx; c'est précisément la structure des résonnateurs. Nous pouvons donc admettre qu'un son formé dans la glotte subit déjà dans la cavité supérieure du larynx un renforcement par résonnance. Toutefois cette cavité présente une certaine complication due à ce qu'on appelle les *ventricules de Morgagni*. Ceux-ci ont déjà été décrits dans la partie anatomique comme espaces se développant en forme de niches dans la paroi latérale de la cavité supérieure du larynx, immédiatement au-dessus de chaque corde vocale. S'ils ne sont adaptés qu'à l'extension de la corde vocale proprement dite, on pourrait leur assigner cette utilité que leur existence donne à la corde vocale le caractère d'une arête vive, sans lequel cet appareil ne pourrait servir à la production du son; mais nous avons présentement à reconnaître de plus dans ces ventricules un espace ouvert à l'air immédiatement au-dessus des cordes vocales et nous devons d'autant plus insister sur cette idée que ces espaces en forme de poches ont plus d'étendue que n'en réclame leur rôle borné à tenir libres les cordes vocales. En effet, les ventricules de Morgagni prennent naissance à la face interne de la cavité supérieure du larynx par une petite fente haute d'environ 3 millimètres, dont les bords sont réunis en avant et en arrière par des commissures arrondies. A partir de cette fente, la cavité s'élève au côté extérieur de la muqueuse qui tapisse la cavité supérieure du larynx en telle sorte que, par devant et tout près du cartilage thyroïde, son bord supérieur se trouve à 10 ou 12 millimètres au-dessus de la corde vocale; de ce point le bord descend en arrière de façon à ce que son extrémité postérieure se place au niveau des cordes vocales. L'espace renfermé dans le ventricule est donc assez considérable et, quand il est gonflé, il repousse vers l'intérieur de la cavité supérieure du larynx la muqueuse au côté extérieur de laquelle il se trouve placé. La cavité supérieure se trouve, par suite, un peu rétrécie sur ce point, et ce n'est qu'immédiatement au-dessus de la position occupée par les ventricules de Morgagni qu'elle atteint son plein renflement. On peut donc bien admettre qu'une portion de l'air sortant de la glotte et mis en vibration sonore vient se loger dans ces ventricules et détermine une résonnance de renforcement. Toutefois il y a, dans cette relation, un second point à observer. Les ventricules reposant immédiatement sur la muqueuse, il y a entre eux et l'espace appartenant à la partie supérieure du larynx une lame mince, formée d'un repli de muqueuse et dont le bord inférieur constitue la limite supérieure de l'ouverture du ventricule. On a coutume de désigner ces bords sous le nom impropre de *corde vocale supérieure*. Quand le ventricule est gonflé par l'air expiré, cette petite lame doit se tendre et, en cet état, elle doit être spécialement appropriée à prendre part aux vibrations de résonnance.

Nous sommes donc bien autorisés à voir encore dans les ventricules de Morgagni *un appareil spécial renforçant la résonnance de la cavité supérieure du larynx*, sans faire tort à la notion de leur utilité pour tenir libres les cordes vocales. On n'arrive pas bien à établir, par voie d'expérience, le point de vue qui vient d'être développé. Diverses recherches sur les cordes vocales supérieures n'ont pas donné non plus de résultats satisfaisants. Il faut donc nous contenter pour le moment des aperçus théoriques qui ont été donnés.

L'ouverture de la cavité supérieure du larynx dans le pharynx a une position très voisine de la position verticale. Aussi le courant d'air qui en sort ne se dirige-t-il pas tout droit en haut, mais rencontrant d'abord la paroi postérieure de la partie la plus basse du pharynx adjacente à la colonne vertébrale, il doit dès lors suivre en montant cette paroi. Toutefois ce mouvement d'ascension est encore secondé par la forme de l'ouverture du larynx dans le pharynx. Cette ouverture atteint sa plus grande largeur dans sa partie supérieure, un peu éloignée de la colonne vertébrale qui s'écarte en ce point de l'épiglotte. La plus grande portion du courant d'air doit donc s'échapper par cette partie supérieure et prendre, par suite, une direction très décidément ascendante. Le mouvement est encore soutenu par cette circonstance que l'épiglotte est creusée sur sa face inférieure en forme de gouttière, et que son bord libre supérieur est recourbé en avant. Cette disposition fait prendre à l'air, qui sort de l'ouverture de la cavité supérieure du larynx pour entrer dans le pharynx, un cours tendant plus directement en haut qu'on ne pourrait s'y attendre d'après la position du plan de cette ouverture.

Si le voile du palais est abaissé, le courant d'air monte jusqu'à la base du crâne dans la voûte du pharynx et est acheminé dans les fosses nasales.

Si, au contraire, le voile du palais est soulevé, il intercepte l'accès de la partie du pharynx dépendant des fosses nasales; le courant d'air vient frapper la face inférieure du voile du palais et se trouve conduit dans la cavité buccale.

LIVRE TROISIÈME

FORMATION DES SONS DU LANGAGE

Les sons du langage.

Le but que nous nous proposons étant d'expliquer la formation des sons articulés en prenant pour base la connaissance de la structure des organes de la voix et l'étude des conditions physiques qui s'y appliquent, on nous demandera sans doute en premier lieu de donner cette explication pour les sons que nous employons habituellement et l'on désignera comme tels ceux auxquels est réduit notre alphabet. Toutefois l'on a déjà fait remarquer, dans le paragraphe intitulé *voix et parole*, que le problème à résoudre ne doit pas être envisagé à ce point de vue étroit. L'on a indiqué en même temps dans quelle ligne il faut se tenir pour arriver à la connaissance méthodique des sons articulés par la voix humaine.

Nous devons dans cet ordre d'idées regarder comme peu méthodique une recherche qui partirait de sons articulés donnés, et nous avons pour nous rattacher d'une manière absolue au principe posé d'autant plus de raisons que l'alphabet dont nous nous servons ne correspond point au nombre des sons articulés. Sans s'arrêter aux diversités dialectales et en se bornant à ce qu'on appelle la prononciation correcte ou pure, on voit que notre alphabet écrit offre dans bien des cas plusieurs signes pour le même son, tandis que divers éléments phonétiques n'ont pas de signes correspondants et que des combinaisons de sons se trouvent représentées par des signes simples [1].

1. Exemples à citer pour la langue française :
Plusieurs signes pour le même son : ô = au = eau; in = ain = ein; f = ph, etc. *Éléments phonétiques n'ayant pas de signes correspondants :* aucune différence orthographique ne distingue le son de *eu* dans *eux* de celui de *eu* dans *heure*. *Combinaisons de sons représentés par des signes simples :* x = cs = gs.

En dépit de ces inconséquences faciles à reconnaître, faciles d'ailleurs à expliquer historiquement pour la plupart, on voit encore très fréquemment considérer l'alphabet écrit comme représentant la série des sons de la langue, et c'est un procédé communément usité dans les grammaires que de donner l'alphabet au lieu de l'énumération des sons.

De cette idée erronée dérive aussi un vice plus grand encore. Il est naturel que l'on cherche à répartir tous les sons de la langue entre un certain nombre de divisions secondaires pour en mieux donner une idée d'ensemble. Mais, en s'efforçant de réaliser cette idée, on s'en tient purement et simplement à l'impression générale que produisent sur l'oreille les sons correspondants aux lettres. C'est ainsi qu'on a essayé la classification en *voyelles* et *consonnes*, les consonnes étant elles-mêmes divisées en *semi-voyelles* (liquides, ou soufflantes) et en *muettes* (*tenues*, *mediæ*, *aspiratæ*).

Comme indication unique sur l'origine physiologique des sons, on trouve encore établie, à côté de cette division, la classification en *labiales*, *dentales* et *gutturales*.

L'analyse critique de ces deux classifications habituellement admises dans les grammaires nous conduirait trop loin sans profit pour le but que nous nous proposons. Il n'y a donc pas lieu de s'y arrêter.

Une classification physiologique des sons est la seule qui soit propre à en donner une vue d'ensemble et l'intelligence exacte. On peut pour y arriver procéder de deux manières :

Ou bien l'on s'en tient à un certain nombre de sons, à ceux d'une langue donnée pour exemple. On recherche les conditions dans lesquelles se produit chaque son et que détermine la position de la bouche, de la langue, etc. Puis l'on rapproche les uns des autres, par catégories, les sons qui se produisent dans des conditions semblables ou analogues. Un travail plus approfondi dans cette direction peut viser de plus les diversités dialectales. On doit convenir que cette manière de traiter la question ne s'adapte qu'à l'explication d'un nombre limité de faits, dont chacun donne lieu à une recherche isolée, sans qu'on ait à y gagner de vues générales satisfaisantes. Lorsqu'on veut étendre ensuite les recherches aux dialectes ou aux langues étrangères, on voit naître constamment de nouveaux problèmes et l'on ne saurait jamais arriver décidément à la fin.

L'autre classification des sons articulés, reposant sur les caractères physiologiques, prend pour point de départ les moyens que les organes de la voix offrent pour produire les sons employés à titre d'éléments de la parole. On se propose ici de rassembler avec la plus grande généralité possible, dans un cadre établi *à priori*, toutes les espèces de sons que peuvent émettre les organes de la voix.

En cela, comme dans tout travail *à priori*, on ne pourra se passer de la connaissance des faits existants, c'est-à-dire, dans l'espèce, de la connaissance des sons effectivement employés, mais cette connaissance ne sert de guide qu'à titre exceptionnel. L'édifice étant terminé, tous les sons usités dans les diverses langues doivent y avoir place, ou, du moins, s'y ajuster aisément à la place qui leur convient.

C'est cet édifice dont nous allons essayer de tracer le plan, au moins dans ses principaux contours et autant que le permettent les connaissance acquises jusqu'à ce jour.

Les éléments de la parole.

Les sons isolés de la parole ne sont pas quelque chose de simple. Ils sont formés de divers éléments qui, étant combinés entre eux, se fondent dans un tout représentant une unité apparente, le son articulé.

Les éléments simples sont de trois espèces, savoir :

Le son;

Le bruit;

La résonnance.

Les divers sons articulés se distinguent entre eux, en partie par les proportions différentes dans lesquelles ces trois éléments concourent à la formation d'ensemble du son, en partie par l'espèce ou propriété différente de chacun des éléments constituants.

Si nous concevons l'idée de résonnance avec un peu plus d'extension que n'en comporte la notion commune s'attachant à ce mot, nous pouvons poser en principe, tout en admettant des exceptions à indiquer plus tard, que *la résonnance prend part à la formation de tous les sons articulés*. Mais il faut tout d'abord expliquer et justifier une conception ainsi étendue.

On sait qu'on entend par résonnance le phénomène de la vibration communiquée par un corps vibrant à un autre corps placé à une distance plus ou moins grande du premier. La conséquence de cette vibration communiquée est que le corps ébranlé secondairement produit isolément une seconde impression auditive spéciale. Suivant la nature du corps mis secondairement en vibration, l'impression auditive à laquelle il donne naissance peut être la même que celle qui provient du corps mis le premier en vibration. Dans ce cas, les deux impressions se confondent en une seule qui n'apparait que comme un renforcement de l'impression originaire. Mais il peut se faire aussi que le corps mis secondairement en vibration ne soit pas en état de reproduire complètement les vibrations du corps ébranlé en premier lieu, et alors ses vibrations donnent une autre impression auditive. On peut toutefois se dispenser d'examiner les diverses conséquences de cette relation, d'autant qu'elles n'ont point d'importance immédiate pour la question qui nous occupe. L'impression auditive produite par les vibrations a le caractère du son (dans le sens musical), lorsque ces vibrations offrent un caractère de régularité au point de vue de l'égalité de leurs intervalles et lorsque le nombre des vibrations répétées dans un espace de temps déterminé ne reste pas au-dessous d'un certain minimum. Si ces conditions ne sont pas remplies, les vibrations ne donnent à l'oreille que l'impression du *bruit*.

Le mot de résonnance ne fait penser d'abord qu'à la résonnance des sons en prenant cette dernière expression dans le sens musical, parce que les lois qui la régissent peuvent être plus clairement développées à propos des sons de cette sorte et ont aussi, en ce qui les concerne, une plus grande utilité pratique. Cependant il ne faut pas méconnaître que les vibrations qui ne produisent que des bruits peuvent elles-mêmes donner naissance à des vibrations secondaires, et c'est ce qu'établit l'expérience, quoique, à vrai dire, les lois de cette espèce de résonnance n'aient pas encore été suffisamment étudiées. Nous pouvons donc étendre l'idée de résonnance un peu plus qu'elle ne l'est dans l'usage courant et distinguer une *résonnance de son*, une *résonnance de bruit*.

Suivant la manière dont se combinent les éléments indiqués pour la formation des sons articulés, nous pouvons classer ces derniers sous trois catégories différentes :

Les sons,

Les bruits,

Les sons mélangés de son proprement dit et de bruit.

La formation du son, comme celle d'un bruit déterminé, correspond constamment à une certaine région de la voie aérienne et la résonnance qui s'y joint se produit aussi bien dans la partie de la voie aérienne qui amène l'air à la glotte (le porte-vent) que dans celle qui lui donne issue à partir de ce point (tuyau d'embouchure ou de renforcement).

On a déjà fait voir dans quelle région de la voie aérienne il est possible de produire des sons proprement dits et on a montré en même temps qu'entre les divers sons qu'on devait reconnaître comme possibles à produire, ceux-là seulement, qui prennent naissance dans le larynx, peuvent être employés à la formation des sons du langage.

Abstraction faite de la distinction entre les sons de poitrine et les sons de tête, dont l'importance est tout à fait secondaire pour la formation de la parole, le son de larynx est toujours de même espèce. Quel que soit le degré de hauteur ou de gravité ou de force, le caractère du son en lui-même ne change pas;

mais, quand le son de larynx transmis par le courant d'air est soumis à l'influence des divers genres de résonnance, il en résulte des modifications tellement variées qu'elles donnent naissance à toute une série de sons articulés. Or la production de cette résonnance modificatrice s'opère, comme on l'a montré plus haut, aussi bien par la cavité buccale que par les fosses nasales et, d'après cela, les sons se subdivisent comme suit :

1° Sons avec résonnance dans la cavité buccale : *Voyelles pures*, *a*, *e*, *i*, *o*, *u*, *ou*. 2° Sons avec résonnance dans les fosses nasales : la bouche étant ouverte en avant : *Voyelles nasales*; la bouche étant fermée par devant : *Résonnantes*, *m*, *n* [*ng* allem. et angl.]. La subdivison accessoire formulée en dernier lieu se fonde sur la part que prend la cavité buccale à la résonnance nasale, la bouche se trouvant tantôt ouverte comme pour les voyelles pures, ou bien présentant une fermeture sur des points différents, — les lèvres, les dents, le palais, — de telle façon que la partie située en arrière de la fermeture est la seule à prendre part immédiatement à la résonnance.

En ce qui touche les bruits formés dans la voie aérienne, nous avons déjà mis à part ceux qui ne se produisent que d'une manière accidentelle et extraordinaire, ou qui ne sont pas de nature à être employés pour la formation des sons du langage. Il reste seulement à parler ici de ceux qu'on peut toujours obtenir facilement et à volonté et qui offrent par là même la possibilité d'emploi comme éléments de la parole.

Toute formation de bruit déterminée par un courant d'air devant être rapportée à un arrêt dans l'écoulement de ce fluide, il va de soi que les parois de la cavité nasale, constamment maintenues en état de rigidité, ne sauraient fournir l'occasion de produire à volonté les divers bruits. Nous avons reconnu que le seul bruit qui puisse se produire dans les fosses nasales saines est celui de la *respiration haletante*, bruit engendré par le frottement d'une forte masse d'air, animée d'un mouvement rapide, contre les parois de la cavité nasale.

Nous sommes donc limités, pour expliquer la formation des bruits dans la voie aérienne, au larynx, à la cavité buccale, un peu aussi à la partie du pharynx dépendant de la cavité buccale et du larynx, la grande mobilité de ces parties offrant d'ailleurs bien des circonstances dans lesquelles se produisent de la façon la plus diverse les arrêts du courant d'air.

Si nous recherchons d'abord dans quelles conditions le courant d'air peut produire un bruit dans un espace étendu en longueur et de forme variable, nous constatons ce qui suit :

1° Si la cavité, bien qu'un peu étroite peut-être sur certains points, est cependant assez largement ouverte en général pour que le courant d'air n'ait pas à subir d'arrêt appréciable, un courant d'air léger, tranquille traversera cet espace sans bruit. Au contraire, un courant énergique, dans lequel une grande quantité d'air se trouve pressée avec une accélération de vitesse, produit contre les parois un *bruit de frottement* dont l'énergie est proportionnée à la force du courant.

2° Si la cavité est tellement rétrécie sur un certain point que le courant d'air s'y trouve fortement comprimé au passage, le frottement détermine à cet endroit de la paroi un bruit qui a principalement le caractère de *bruissement* quand l'appel de vent est faible et le caractère de *sifflement* quand l'appel de vent est fort.

3° S'il existe en face l'une de l'autre deux parties de parois assez rapprochées pour se toucher et que la surface de contact soit étendue, le courant d'air aura à se frayer un passage. La continuité de son écoulement maintient alors ce passage constamment ouvert en forme de fente que l'air traverse avec un bruit sifflant. Il est évident qu'il n'y a là qu'une simple modification du cas précédent. Il peut arriver, au contraire, que l'une des deux surfaces placées en contact ou toutes les deux n'offrent que peu d'étendue et que la partie de parois qui les porte prenne, en s'avançant à l'intérieur, la figure d'une lèvre à l'endroit même qui correspond à l'étroite surface de contact. En pareil cas, l'air pressé contre la fermeture s'arrête derrière cet obstacle jusqu'à ce qu'il soit en état d'exercer sur l'obstacle en forme de lèvre ou de clapet une pression qui triomphe de la fermeture. L'air s'échappe alors par la fente. Aussitôt après, le clapet revient rapidement à sa place primitive en vertu de sa propre élasticité et garde cette position jusqu'à ce que la tension de l'air arrêté devienne de nouveau assez forte pour surmonter l'obstacle : ces effets alternatifs continuent à se reproduire à courts intervalles de temps. Toutes les fois que l'obstacle est écarté, l'air se dilate brusquement par suite de la cessation de la résistance et s'échappe avec un bruit de *claquement* (*Knall*, allem.), faible quand l'obstacle n'offre que peu de résistance, plus fort quand la résistance est plus considérable. Les bruits de claquement, lorsqu'ils se succèdent rapidement, donnent l'impression d'ensemble d'un *cliquetis* (*Rasseln*, allem.) ou d'un *bruit de crécelle* (*Knarren*, allem.). Si ces bruits d'arrêt se répètent à intervalles très courts, de façon à ce que les vibrations de la lame formant arrêt s'exécutent en très grand nombre dans l'unité de temps, les conditious nécessaires pour la production du *son proprement dit* se trouvent remplies comme il arrive, par exemple, pour les cordes vocales; mais, comme il ne s'agit ici que d'étudier les conditions de la formation des *bruits*, nous avons d'autant moins à insister sur cette particularité que nous avons déjà traité avec développement de la formation du son.

4° Si les deux portions de paroi placées en face l'une de l'autre se pressent réciproquement avec plus de force, de façon à arrêter complètement le courant d'air, cette disposition ne donne point, par elle-même, naissance à un son ; mais il s'en produit un quand l'occlusion cesse brusquement. Si l'arrêt se trouve levé par l'éloignement rapide des surfaces en contact sans que ce soit le résultat de la pression d'un courant d'air, on observe un bruit de *clappement* (*Schnalzen*, allem.) dont on a déjà indiqué la formation à propos du *gémissement*, dans la section consacrée aux bruits de la respiration. Si, au contraire, l'énergie d'un courant d'air pressant contre la fermeture s'accroît au point de *forcer le passage*, l'expansion de l'air sortant brusquement détermine un bruit de *claquement*. Si la fermeture cède devant un courant d'air qui exerce une pression contre elle, il se produira un bruit *à caractère mixte*, formé de clappement et de claquement. La prédominance appartient à ce dernier élément (l'élément explosif), ou au premier, suivant que la pression du courant d'air est forte ou faible.

5° On observe encore un bruit analogue de *claquement* lorsqu'un courant d'air traversant à frottement une cavité se trouve brusquement arrêté par un obstacle ferme. Ce bruit se produit toutefois d'une autre manière. Il est, en effet, la conséquence du choc des molécules d'air postérieures contre celles qui les précèdent et dont la sortie est arrêtée tout à coup par la fermeture. Celle-ci, conservant une position fixe, doit aussi ressentir le choc de l'air prenant place derrière elle. Plus le courant ainsi arrêté avait d'énergie, plus le choc des molécules d'air les unes contre les autres est violent et plus fort aussi est le bruit de claquement ou de *clapotement* (*Patschen*, allem.). La rencontre des portions de paroi qui forment l'arrêt pourrait, dans certains cas, contribuer, pour sa propre part, à la formation du bruit. En étudiant l'articulation du *t* et du *p* formée de cette manière, on reconnaît d'ailleurs que le bruit ne commence à prendre la pleine résonnance utilisable pour la formation de la parole que lorsqu'il s'y joint un léger bruit explosif résultant de la cessation de l'action musculaire qui détermine la fermeture.

Les divers bruits que nous groupons ici comme possibles sont tous employés pour la formation des sons du langage et constituent la base de ce qu'on appelle les consonnes, exception faite de l'*m*, l'*n*, et du [*ng* allem., angl.], réunis ordinairement aux consonnes dans la grammaire.

Nous ne sommes pas encore en état de jeter un coup d'œil d'ensemble sur la série complète des consonnes qu'on peut obtenir ou qu'on emploie. Toutefois, pour donner plus de clarté aux développements à fournir à propos des bruits dans l'exposé qui va suivre, nous emprunterons des exemples à la série des consonnes les plus usitées. Les bruits se divisent d'abord, d'après leur durée, en *bruits continus* et *bruits instantanés*, qui se produisent en un seul acte. Les bruits de chacune de ces deux espèces se répartissent à leur tour en sous-divisions d'après leur mode de formation. Nous avons, dans cet ordre d'idées, à classer comme suit les bruits qui peuvent être utilisés pour la parole :

I. Bruits continus.

1. *Bruit continu de souffle.* Exemple : *h* aspirée. Le courant d'air passe par la bouche largement ouverte.

2. *Bruit continu de frottement.* Exemple : [*ch.* dur allemand]. Le courant d'air traverse par force une fente étroite entre le palais et la face dorsale de la langue.

3. *Bruit continu vibrant.* Exemple : *R lingual.* Passage à frottement du courant d'air entre les incisives supérieures et la pointe de la langue placée contre les dents.

II. Bruits instantanés :

1. *Bruit instantané avulsif.* Exemple : son de clappement des Hottentots formé en détachant la partie antérieure de la langue de la voûte palatine. Nous le produisons aussi accidentellement quand, en parlant à voix basse, nous écartons brusquement les lèvres l'une de l'autre pour prononcer le *p*.

2. *Bruit instantané explosif.* Exemple : *t*. Le courant d'air rompt la fermeture opérée en plaçant la langue contre les incisives supérieures. — De même pour le *p* produit par la rupture de l'occlusion des lèvres comme dans *pa*.

3. *Bruit instantané occlusif.* Exemple : la prononciation du *p* au moyen de la fermeture subite des lèvres pendant le passage du courant d'air comme dans *ap*.

Les exemples donnés dans ce résumé montrent qu'en réalité tous les bruits que nous avons indiqués comme possibles trouvent leur emploi pour la formation de la parole. Si nous embrassons leur série d'un regard, nous reconnaissons dans les mouvements nécessaires pour les produire ce caractère commun : qu'ils ont pour base soit le rapprochement, soit, au contraire, l'éloignement de parties de la voie aérienne situées en face l'une de l'autre. Lors donc que, dans ce qui va suivre, nous rechercherons les divers modes d'après lesquels ces bruits peuvent se former, le problème consistera à rechercher les points de la voie aérienne dans lesquels on peut obtenir de tels rapprochements ou éloignements.

Il n'y a pas lieu de s'occuper en ceci de la région qui se trouve *au-dessous de la langue*, attendu que le courant d'air en pénétrant dans la cavité buccale chemine en avant, entre les deux piliers du voile du palais, en dessus de la face supérieure de la racine de la langue et trouve, par suite, passage à l'extérieur au-dessus du dos de la langue. Il ne faut pas négliger toutefois d'observer que, dans le cas où la langue se soulève, barrant ainsi le chemin naturel, le courant d'air peut trouver une route pour le dehors en longeant les bords latéraux de la langue et en traversant l'espace compris entre la face inférieure de la langue et les dents de la mâchoire inférieure, d'où un bruit de sifflement et de frottement. Ce chemin n'est pas aussi direct, pourtant, que celui qui passe au-dessus de la langue et ne se prête pas au passage d'un courant d'air aussi fort, courant qui d'ailleurs est arrêté par les incisives de la mâchoire inférieure. Aussi un courant d'air traversant accidentellement l'espace placé sous la langue dans la formation de quelques sons ne peut-il guère avoir d'utilité directe pour la parole ; mais, au contraire, l'arrêt qui est opposé à un courant d'air passant sous la langue pourrait bien être fort utile pour la netteté et pour la clarté de la prononciation. En effet, dans la formation de plusieurs des sons du langage, de ceux notamment pour lesquels la partie antérieure de la langue se soulève, cet arrêt fait obstacle à un certain brisement du courant d'air. Les incisives de la mâchoire inférieure paraissent spécialement jouer à cet égard un rôle important, comme on peut le conclure d'après la grande gêne que crée pour une prononciation distincte et intelligible le manque de ces dents.

Nous n'avons donc à reconnaître comme pouvant être utilisé pour la formation de la parole que le courant d'air passant *au-dessus de la langue,* et nous y sommes d'autant plus engagés que, d'après son plan tout entier, la langue appartient au plancher de la bouche. Néanmoins nous ne devons pas perdre de vue que la possibilité de laisser échapper le courant d'air sous la langue est un élément qui, dans certaines occasions, concourt à la formation des sons du langage.

Suivons maintenant la voie aérienne pour étudier, au point de vue de la question posée plus haut, les places de rétrécissement et d'élargissement possible et les conséquences de ces dispositions pour la formation de la parole. Nous avons à distinguer trois régions différentes présentant sous ce rapport un intérêt spécial. Ce sont :

Le larynx,

Le creux de la bouche,

Le creux des lèvres.

Dans le *larynx,* nous observons un rétrécissement de la voie aérienne par les deux bourrelets latéraux dont les bords libres sont les cordes vocales. Nous savons que l'espace compris entre les cordes vocales peut, d'une part, être élargi par le moyen d'activités musculaires au point que, dans la respiration calme, un courant d'air léger peut y passer sans produire absolument aucun son ; que, d'autre part, les mêmes moyens permettent d'arriver à une occlusion assez complète pour arrêter tout écoulement de l'air, comme dans le cas où l'on « *retient sa respiration* ». Nous avons par là même indiqué la possibilité de production de divers bruits. *Un bruit continu de souffle* doit se produire : 1° quand la glotte ouverte sur la plus grande largeur possible est traversée à frottement par un courant d'air énergique; 2° quand les cordes vocales se rapprochent assez pour qu'il s'établisse un arrêt du courant d'air, sans qu'on trouve remplies pourtant les conditions de production d'un son proprement dit. La possibilité d'un *bruit continu de frottement* n'est pas bien démontrée; les surfaces de contact des cordes vocales sont trop étroites pour cela et il se forme plutôt un son qu'un bruit. — Au contraire, il est possible d'obtenir un *bruit continu vibrant* quand, la glotte étant mise en place, l'appel du vent n'est pas tel qu'il le faudrait pour faire naitre un son proprement dit. Quant au *bruit instantané*, on a parlé, à propos du gémissement, du bruit explosif et de la part que prend au résultat le bruit avulsif. Il convient seulement d'ajouter ici que le bruit avulsif du larynx parait ne pouvoir se faire entendre à part. Lorsqu'on retient sa respiration, au moins pendant un certain temps et qu'ensuite on se borne à faire cesser l'arrêt sans expiration, on entend un bruit de craquement et de clappement (*Knistern-Schnalzen*, allem.), qui s'explique fort aisément par son caractère évident de *bruit avulsif*. Il semble de même qu'un bruit *occlusif* puisse prendre naissance dans le larynx, car, si l'on s'arrange du mieux possible pour faire passer par le larynx un courant d'air non sonore et qu'on l'arrête instantanément comme pour retenir sa respiration, on observe un faible bruit de claquement (*Klatschen*, allem.), qui peut s'expliquer en cette manière.

Le *creux de la bouche* présente, à sa voûte comme à son plancher, une longue surface. Ces deux surfaces peuvent dans leur ensemble être éloignées l'une de l'autre quand la mâchoire inférieure s'écarte de la mâchoire supérieure. Elles peuvent ensuite se rapprocher jusqu'à ce que les mâchoires soient fermées. Leur éloignement plus ou moins grand est le seul fait qui ait de l'importance pour la formation d'un *bruit continu de souffle*. On parlera plus amplement dans la section consacrée à la cavité buccale des modifications possibles du courant d'air quand les mâchoires sont fermées. Bien que le creux de la bouche, considéré dans son ensemble, n'exerce que peu d'influence sur la formation des bruits servant à la parole, il a pourtant sous ce rapport, une utilité bien marquée, en ce sens qu'on peut y distinguer plusieurs parties dont chacune prise à part a une grande importance au point de vue dont il s'agit.

La voûte du creux de la bouche se divise en trois parties : le voile du palais, la voûte palatine et l'arcade dentaire avec les dents. Il ne faut comprendre dans cette troisième division que les incisives avec la partie correspondante de l'arcade dentaire, car elles sont seules en droite ligne avec le courant d'air. Les molaires, avec la partie de l'arcade dentaire qui leur correspond, doivent être considérées comme parties latérales de la voûte palatine. Vis-à-vis de ces trois divisions, on ne trouve dans le plancher de la bouche que la langue toute seule ; mais celle-ci, à raison de son extrême aptitude à changer de forme et de position, peut bien aussi être considérée comme offrant trois parties qui correspondent aux trois parties de la voûte : la partie postérieure (la racine) de la langue en face du voile du palais; la partie moyenne en face de la voûte palatine et la partie antérieure (la pointe), en face de l'arcade dentaire et des dents. Il va sans dire que cette division de la langue en trois parties n'est indiquée par aucune limite nettement tracée, pas plus que la division donnée pour la voûte du creux de la bouche.

Si nous considérons en premier lieu et de plus près les *élargissements* du creux de la bouche, abstraction faite de l'élargissement général déjà mentionné qui s'opère par l'abaissement de la mâchoire inférieure, nous remarquerons d'abord que, dans la partie postérieure, l'élévation du voile du palais peut produire d'un des côtés de la voûte un élargissement local. On a dit toutefois déjà que l'important en ceci était moins l'élargissement que la fermeture des fosses nasales. Quelle que puisse être d'ailleurs l'influence de l'élargissement, elle ne peut servir pour la formation de la parole, et nous ne devons pas y arrêter notre examen. Il faut conclure de même en ce qui touche les élargissements locaux, qui peuvent se réaliser par l'abaissement de la langue toute entière ou d'une de ses parties. Nous pouvons donc passer immédiatement à l'étude des *rétrécissements*.

A ce point de vue, nous reconnaissons tout d'abord et aisément que le rétrécissement en chacune des trois places où peut se produire le bruit continu de souffle ne saurait avoir d'autre conséquence que de modifier un peu le bruit continu soufflant, déjà mentionné, du creux de la bouche tout entier. Il faut donc en arriver tout de suite à étudier les modes de fermeture plus étroite.

La langue peut, dans toute sa longueur, s'approcher de la voûte de façon à déterminer la production d'un *bruit continu de frottement*. Il faut, en pareil cas, que la mâchoire inférieure s'abaisse en s'écartant notablement de la mâchoire supérieure et que la langue s'élève fortement, à peu près comme dans l'acte de la déglutition. Le bruit que fait le courant d'air dans ces conditions est un sifflement rauque, faible, du reste, à cause du peu d'ouverture laissé à l'air. Il est difficile d'arriver à placer les organes dans les rapports requis; la position avec la tête baissée est la moins défavorable. On réussit plus aisément, au contraire, à réaliser isolément la fermeture sur l'un des trois points désignés plus haut. Chacun de ces trois modes d'occlusion détermine la production d'un son qui lui est spécial et ces trois bruits constituent si essentiellement des éléments de parole que le moyen le plus simple de les caractériser est de nommer tout de suite les sons articulés correspondants sans s'attarder à une description. Le bruit continu de frottement entre la racine de la langue et le voile du palais se manifeste sous la forme du [*ch* dur allemand dans *ach*]. Celui qui se produit entre la partie moyenne de la langue et la voûte palatine apparaît sous la forme du [*ch* doux allemand dans *Ich*]. Celui qui se fait entre la pointe de la langue et la partie des dents que nous considérons comme dépendant du palais donne l'S.

Un bruit *continu vibrant* ne peut prendre naissance qu'aux places de fermeture postérieure et antérieure. Il est produit, dans le premier cas, par le bord du voile du palais avec la luette; dans le second cas, par la pointe mobile de la langue, les deux bruits se manifestant par l'articulation de l'R. Il est du reste à remarquer que l'ensemble du voile du palais, à cause de sa constitution membraneuse, arrive aussi à se mettre en vibration légère dans la production de l'articulation [*ch* dur allem.] ci-dessus mentionnée et que, par suite, il se mêle parfois à cette articulation une indication de R.

En ce qui concerne les formes diverses de *bruit instantané*, nous trouvons que les trois places d'occlusion permettent de produire le *bruit instantané avulsif*, et qu'il se manifeste alors des bruits de clappement. C'est entre la pointe de la langue et la partie de l'arcade dentaire appartenant au palais que ce bruit se produit le plus aisément. On l'obtient plus difficilement entre la partie moyenne de la langue et la voûte palatine. On observe comme formes modifiées celles dans lesquelles la fermeture à relâcher se réalise soit entre la pointe de la langue et les incisives, soit entre la pointe de la langue et une partie de la voûte palatine plus reculée en arrière, soit entre la face *inférieure* de la partie antérieure de la langue et un point quelconque de la voûte palatine. Cette dernière modification se caractérise par un timbre plus sourd. Le bruit *instantané avulsif*, se produisant dans celle de ces trois places qui est le plus en arrière, se distingue, au point de vue de sa génération, de celui qui prend naissance aux deux places antérieures en ce que le voile du palais semble être, en ceci, la partie mise en mouvement ou en liberté. On peut déduire cette appréciation soit de la sensation éprouvée quand on produit ce bruit, soit de ce fait que la racine de la langue est, mise en regard du voile du palais, la partie la plus massive et la moins mobile. Il n'est pas facile de produire ce bruit, cependant on y arrive sûrement avec quelque habitude. C'est un bruit de clappement faible, ayant quelque chose de sonore.

Si les bruits de clappement les plus faciles à produire ne trouvent qu'une application très limitée pour la formation de la parole (et ceci chez les Hottentots), bien qu'ils soient fréquemment employés comme une sorte d'interjection, de doute ou de désapprobation, le bruit *instantané explosif* est, au contraire, extrêmement usité dans la production des sons articulés. Il se manifeste en arrière, entre la racine de la langue et le voile du palais, comme un *k* sourd; à la place médiane, comme un *k* clair et, à la partie antérieure, entre la pointe de la langue et l'arcade dentaire, comme un *t*.

Quant au bruit *instantané occlusif*, l'action musculaire prompte et énergique nécessaire pour le produire ne peut, à ce qu'il semble, s'exercer qu'à la place antérieure. Le bruit qui s'y manifeste est celui du *t*.

De même que la place d'occlusion du creux de la bouche se divise secondairement en trois places distinctes, de même aussi divers modes d'occlusion se réalisent pour la fermeture par les *lèvres*.

Ces modes sont au nombre de quatre, savoir :

1° Contact des deux lèvres ;

2° Contact de la lèvre inférieure avec les incisives de la mâchoire supérieure ;

3° Contact de la lèvre supérieure avec les incisives de la mâchoire inférieure ;

4° Contact de la langue avec la lèvre supérieure.

Une cinquième forme, constituée par le contact de la lèvre inférieure avec la langue, ne peut avoir aucune utilité pour la question qui nous occupe, car elle n'offre pas de passage pour le courant d'air.

L'écartement plus grand des lèvres qui correspondrait à la production d'un bruit *continu de souffle* ne doit pas donner lieu ici à des explications développées. Cet écartement se montre à titre de fait accessoire quand la mâchoire inférieure s'abaisse pour former dans le creux de la bouche le genre de bruit dont il est question. L'ouverture de la fente des lèvres n'en est pas moins de la plus haute importance pour la formation de la parole, mais il ne faut pas chercher cette utilité au point de vue de la production des bruits. C'est dans l'émission des voyelles qu'elle se manifeste et nous en réserverons l'étude pour le moment où nous étudierons les voyelles elles-mêmes d'une manière plus précise.

Le bruit *continu de frottement* peut se former de deux manières à la fente des lèvres : l'on peut utiliser cette fente tout entière, d'une commissure à l'autre, pour donner passage à l'air ou bien l'on peut n'employer que la partie médiane des deux lèvres. Dans le premier cas, le bruit est plus faible et plus mou que dans le second. Le bruit *continu vibrant* qu'il est possible d'obtenir entre les deux lèvres est plus difficile à produire et aussi moins net et moins clair que le bruit vibrant du creux de la bouche, à cause de la grandeur et de l'épaisseur des lèvres et parce que celles-ci vibrent toutes les deux à la fois. Aussi n'y a-t-il aucune application à faire de ce bruit pour la parole.

Toutes les formes de *bruit instantané* peuvent se produire par les lèvres. On les a déjà mentionnées à titre d'exemples. Il n'est donc pas nécessaire que nous nous en occupions davantage.

Il n'y a pas lieu non plus d'insister sur les trois autres formes d'occlusion des lèvres, dans lesquelles la fermeture ne se réalise que par l'une des lèvres mise en contact avec la rangée d'incisives opposée ou par la lèvre inférieure mise en contact avec la pointe de la langue. Cette occlusion ne produit pas, au point de vue de la formation du bruit, d'autre effet essentiel que l'effet déterminé par les deux lèvres, seulement les bruits sont moins pleins et moins bien caractérisés.

Les bruits qui se produisent dans la voie aérienne peuvent être classés comme suit d'après la place à laquelle ils se forment.

I. Bruit laryngé, se forme dans la glotte.

II. Bruit de bouche, se forme dans le creux de la bouche.

1. *Bruit de bouche proprement dit*, toute la bouche participe à sa formation.

2. *Bruit guttural*, se forme entre la racine de la langue et le voile du palais.

3. *Bruit de palais*, entre la partie moyenne de la langue et la voûte palatine.

4. *Bruit dental*, entre la pointe de la langue et la partie des arcades dentaires ou des dents que l'on considère comme dépendance du palais.

III. Bruit labial.

1. *Bruit labial proprement dit*, entre les deux lèvres.

2 et 3. Deux formes de bruit *dento-labial* entre une des lèvres et les incisives opposées.

4. *Bruit linguo-labial*, entre la pointe de la langue et la lèvre supérieure. Il peut remplacer en partie le bruit dental en cas de manque des incisives supérieures.

On a établi ci-dessus la distinction par espèce et par degré d'intensité entre les bruits qui peuvent se produire à chaque place. Le nombre des bruits que l'action volontaire des muscles peut déterminer est, comme on l'a vu, très considérable et offre, même après élimination de ceux qui sont le moins appropriés à la parole, une très grande diversité.

Nous nous trouvons maintenant en état d'assigner à chaque son du langage un caractère plus précis par rapport aux éléments dont il se compose.

Nous avons étudié d'abord comme classe de sons très nettement distingués des autres ce que nous avons à nommer proprement les *sons*, parce qu'ils ne présentent qu'un seul son de larynx modifié par diverses formes de résonnance.

Nous avons eu à comprendre dans une seconde classe de sons articulés ceux qui ont pour base les divers bruits produits volontairement dans la voie aérienne, ceux, en d'autres termes, que l'on a coutume de désigner dans les grammaires sous le nom de consonnes, exception faite pour l'*m*, l'*n*, le [*ng* allem. et anglais]. Un certain nombre d'entre eux ne s'obtiennent, en tout état de cause, qu'au moyen d'un seul bruit correspondant, par exemple l'R au moyen du *bruit vibrant*. Il en est d'autres qui peuvent se produire de deux manières différentes, soit comme bruits simples, soit comme mélange de ces bruits avec un son proprement dit. En d'autres termes, le courant d'air qui forme ces bruits peut, en se rendant du larynx aux autres points de la voie aérienne, être sonore ou muet. Les consonnes ainsi formées à l'aide d'un son mixte sont appelées *molles* ou *moyennes*, et, par opposition, les consonnes correspondantes, c'est-à-dire ayant le même élément de bruit mais non sonores, sont dites *dures* ou *tenues* (*fines*). Cette différence se manifeste de la façon la plus évidente pour les consonnes formées avec le bruit explosif. Elle se traduit même par l'écriture : c'est ainsi que nous trouvons pour les explosives non sonores les caractères d'écriture *p*, *t*, *k* et pour les consonnes correspondantes sonores *b*, *d*, *g*. On croyait autrefois pouvoir déterminer les différences entre les consonnes dures et les consonnes molles en faisant dériver les premières des secondes par l'addition d'une aspiration. Si l'on traduit la même idée au moyen de l'écriture, on dira que $p = b + h$, ou *bh*. Cette opinion se fondait sur le même motif qui a fait adopter les désignations de consonnes molles et de consonnes dures, à savoir le fait que l'on prononce d'ordinaire les explosives non sonores avec une plus forte pression d'air.

Jusqu'à présent, nous n'avons arrêté notre examen que sur les conditions constitutives de la parole ordinaire *à voix haute;* mais, à côté de celle-ci, il y a encore une seconde manière de parler qu'on a coutume d'appeler le *chuchotement* ou la parole *à voix basse.*

L'idée qu'on se forme vulgairement du chuchotement est simplement celle d'une manière de parler qu'on emploie pour ne pas être entendu de loin et qui se trouve ainsi en opposition avec la parole à voix haute faite pour être entendue de loin. En établissant cette opposition, on se figure volontiers que la *voix basse* constitue la caractéristique du chuchotement et qu'ainsi la différence avec la parole à haute voix résulte seulement des degrés dissemblables de la force avec laquelle on émet le son. Si cette opinion était exacte, les deux manières de parler ne se différencieraient pas plus entre elles que le *piano* et le *forte* dans l'émission d'un même son.

Il n'échappera pas toutefois à l'observateur attentif que, si l'on cherche à approfondir la nature propre du chuchotement, on ne doit considérer la circonstance de la *voix basse* que comme quelque chose de secondaire et que le chuchotement, mis en parallèle avec la parole ordinaire, présente encore, en dehors du son bas de la voix, quelque chose de spécial qui lui donne un caractère propre.

Un examen soigneux fait bien reconnaître dans le chuchotement un caractère spécial consistant dans l'*absence complète de sonorité*, c'est-à-dire que le chuchotement élimine, dans la formation de la parole, tous les éléments sonores. Le fait suffit-il pour justifier l'opinion communément répandue d'après laquelle le chuchotement ne présenterait pas d'autre particularité que l'exclusion du son proprement dit, ses éléments n'étant ainsi que les bruits qui concourent à la formation de la parole à haute voix?

Une telle conception a de quoi surprendre puisqu'on sait qu'une partie des éléments de la parole, les voyelles et les résonnantes, n'ont pas d'autre principe qu'une émission de son. Elles devraient donc manquer toutes dans le chuchotement. En outre, les consonnes molles seraient impossibles à prononcer et devraient être remplacées par les consonnes dures correspondantes.

Or, il est possible, quand on chuchotte, non seulement d'émettre sans aucune sonorité toutes les voyelles et les résonnantes, mais encore de maintenir la distinction entre les consonnes dures et les consonnes molles. Il faut donc qu'en ceci rien ne paralyse l'effet des dispositions dont l'influence modificatrice imprime des caractères divers au son de larynx. Mais, par là même nous sommes amenés à ne pouvoir admettre que l'absence du son soit la caractéristique demandée. Nous sommes conduits à rechercher s'il n'y a pas quelque chose qui, ayant pris la place du son, subisse les mêmes influences modificatrices et nous rende l'équivalent des éléments de parole dépendant sans cela de la présence du son.

Ce remplaçant du son doit prendre naissance dans le larynx; autrement le sort qui l'attend dans les voies aériennes ne pourrait avoir une si complète analogie qu'il en a avec le son du larynx. Brücke [1] a précisément soutenu d'une manière très entrainante cette idée que, dans le chuchotement, les éléments sonores de la parole à haute voix sont remplacés par un bruit formé dans la glotte, et le bruit auquel il a recours pour son explication n'est autre que celui désigné dans l'exposé ci-dessus par le nom de *bruit continu de souffle* du larynx.

1. *Eléments de physiologie et Système des sons du langage* (Vienne, 1856) (en allem.).

A ce point de vue, qui est celui qu'on a le plus de motifs d'adopter dans l'état actuel de nos connaissances, le *caractère du chuchotement* consisterait donc en ce que *l'élément sonore de la parole à haute voix est remplacé par le bruit dont il s'agit, rien n'étant changé d'ailleurs dans le mécanisme des organes.*

Les voyelles.

On doit entendre par *voyelles* les sons du larynx dont le principe est uniquement un son formé dans le larynx, le courant d'air qui leur donne naissance passant par la cavité buccale pour s'échapper au dehors, soit qu'il prenne sa direction par la bouche seulement, soit qu'il traverse en même temps les fosses nasales. Les voyelles confinent aux consonnes en plus d'une manière. Elles ont une très proche parenté avec les trois sons *m*, *n*, [*ng* allem. et angl.], la formation de ceux-ci ne reposant, comme la formation des voyelles elles-mêmes, que sur un son prenant naissance dans le larynx, et toute la différence consistant en ce que le courant d'air qui les produit s'échappe exclusivement par les fosses nasales. Cette proche parenté reconnue avec les voyelles a fait distinguer les trois sons dont il s'agit d'avec les consonnes et leur a fait assigner une place spéciale sous le nom de *résonnantes*. Si légitime et si convenable que soit la distinction, le nom de résonnantes n'est pas heureusement choisi; il porterait à croire, en effet, que la formation de ces sons est spécialement caractérisée à un certain degré par la part qu'y prend la résonnance, alors que les voyelles se trouvent dans le même cas et que leur formation spéciale se réduit justement à l'intervention de la résonnance.

Le mode d'intervention de la résonnance détermine même une répartition des voyelles en deux classes, savoir : les *voyelles pures* et les *voyelles nasales*, les premières caractérisées, en ce qui touche la résonnance de l'air, par le fait que la cavité buccale contribue seule à leur formation, tandis que la production des voyelles nasales réclame le concours simultané de la résonnance dans les fosses nasales et de la résonnance dans la cavité buccale complètement ouverte au passage de l'air.

La part que prennent les fosses nasales dans la combinaison de résonnances nécessaire pour les voyelles nasales doit rester toujours la même, puisque la forme des fosses nasales est invariable. Ce n'est donc pas de ce côté qu'il faut chercher la cause à laquelle les diverses voyelles nasales doivent leur caractère individuel. Il faut bien plutôt chercher cette cause dans la part que prend à la résonnance la cavité buccale. Comme c'est là aussi ce qui individualise les voyelles pures, nous devons regarder ces dernières comme les voyelles types dont les voyelles nasales sont une modification. On se trouve encore plus autorisé à concevoir cette opinion lorsqu'on a constaté que l'emploi des voyelles nasales est relativement limité.

Les voyelles pures. — Dans la formation des *voyelles pures,* l'élévation du voile du palais isole complètement les fosses nasales de la cavité buccale. Comme on l'a fait voir précédemment, l'occlusion la plus marquée se manifeste dans la prononciation de l'*i*, la plus faible dans celle de l'*a* et les degrés successifs entre lesquels elle varie, d'un de ces points extrêmes à l'autre, correspondent à la série *a*, *é*, *o*, *ou*, *i*. Malgré les divers degrés d'énergie et bien que le voile du palais presse avec plus ou moins de force la paroi postérieure du pharynx, la fermeture ne laisse pas que d'être toujours complète et de déterminer dans tous les cas le passage du courant d'air tout entier par la cavité buccale seule.

Le tuyau de renforcement, que doit traverser le courant d'air sonore sortant par la glotte, est disposé de telle sorte que ce courant d'air passe d'abord par la cavité supérieure du larynx, puis par la partie du pharynx dépendant du larynx et de la bouche, pénètre dans la cavité buccale et s'échappe enfin de celle-ci par les lèvres. La route à suivre n'est pas du tout en ligne droite : elle offre, au contraire, une courbure prononcée juste au-dessus du larynx. En partant de son point le plus bas, le courant monte verticalement à travers la glotte, mais il rencontre la face inférieure de l'épiglotte qui lui impose une direction en arrière, de façon qu'à la sortie du débouché de la cavité supérieure du larynx dans le pharynx, il se heurte à la paroi postérieure du pharynx et se trouve forcé de remonter le long de celle-ci. Par suite, quand le voile du palais est abaissé, l'air trouve tout à fait en ligne droite et de la manière la plus naturelle le chemin des fosses nasales; mais, si la partie du pharynx dépendant du nez se trouve fermée par suite de l'élévation du voile du palais, le courant d'air est dirigé dans la bouche en suivant la face inférieure du voile. Celui-ci n'isole donc pas seulement le courant d'air d'avec les fosses nasales, mais il le conduit directement dans la bouche. Il résulte encore de cette disposition que le courant d'air ainsi détourné doit suivre de préférence la voûte de la cavité buccale jusqu'à ce que, descendant le long des incisives supérieures, il trouve à leur bord inférieur la route directe pour s'échapper au dehors entre les lèvres. Son trajet décrit ainsi un grand arc à partir de la glotte jusqu'au bord des incisives supérieures et jusqu'à l'ouverture de la bouche, le long des parois qui viennent d'être énumérées. En face de toutes ces parois se trouve le dos recourbé de la langue et l'on pourrait presque dire que le courant d'air, en les suivant, contourne le dos de la langue depuis la racine jusqu'à la pointe.

Ce tuyau de renforcement recourbé peut subir des modifications très variées, de manière à exercer une notable influence sur la résonnance du son qui le traverse. Ces modifications affectent aussi bien la longueur du tuyau que sa largeur et sa forme intérieure. C'est uniquement sur cette disposition que repose la possibilité de produire les diverses voyelles. L'élément sonore contenu dans les sons de cette espèce est le même pour tous et ne peut changer que sous le rapport de la hauteur des sons ou de leur force, deux conditions indifférentes au point de vue de la formation du son propre de la voyelle.

Deux séries d'expériences dues à Willis ont démontré que le tuyau de renforcement placé dans certaines conditions peut, en effet, imprimer au son qui le traverse, par l'intervention de la résonnance, le caractère d'une voyelle déterminée; qu'il peut, en d'autres conditions, lui donner le caractère d'une autre voyelle. Willis ajusta un tuyau de renforcement à un appareil à anche battante et, en faisant varier la longueur de ce tuyau après avoir mis l'anche en vibration sonore, il réussit à faire apparaître d'une manière reconnaissable le son des cinq voyelles prises d'ordinaire pour type. La plus grande longueur de tuyau donnait le son *ou*, la plus petite le son *i*. Les autres voyelles correspondaient à des longueurs intermédiaires. Le même savant ajusta comme tuyau de renforcement au même appareil à anche un entonnoir en bois de 15 millimètres de profondeur et de 75 millimètres de diamètre, et réussit encore à produire d'une manière distincte le son des cinq voyelles en rétrécissant l'ouverture de l'entonnoir à l'aide d'une planchette poussée plus ou moins sur l'orifice. L'ouverture la plus étroite correspondait au son *ou*. Brücke [1] qui reprit ces expériences trouva que les sons voyelles étaient produits d'une manière plus distincte par le second procédé que par le premier. Bien que, dans l'un et l'autre cas, les sons obtenus ne puissent soutenir aucune comparaison avec les sons émis par la voix humaine, l'expérience suffisait toutefois pour faire voir que la longueur du tuyau de renforcement, d'une part, la largeur de son orifice libre, d'autre part, peuvent modifier le caractère général de voyelle associé à un son qui passe par ce tuyau, et qu'ainsi l'on peut reproduire *approximativement* les diverses voyelles de la parole. On ne peut s'attendre, évidemment, à obtenir une similitude complète, à raison de la différence que présentent, par rapport aux organes de la voix humaine, les matériaux servant à la structure de l'appareil artificiel en question.

Le tuyau du renforcement de la glotte peut s'allonger sur deux points, à savoir sur chacune de ses extrémités postérieure et antérieure. La longueur de la cavité buccale prise de la paroi postérieure

1. *Eléments de physiologie et Système des sons du langage*, déjà cité.

du pharynx aux dents incisives ne peut changer. Quant à l'allongement de la partie postérieure du tuyau, il peut résulter de l'abaissement du larynx. Cet abaissement ne saurait être que peu marqué quand l'os hyoïde reste en place. Comme le larynx ne peut guère s'en éloigner beaucoup dans son ensemble puisque sa position est liée à celle de cet os, il faut que, dans les cas extrêmes, l'os hyoïde et aussi la racine de la langue s'abaissent en même temps que le larynx. La partie antérieure de la cavité buccale, le creux des lèvres, peut s'allonger par la projection en avant des deux lèvres qui forment alors une espèce de tuyau. Lorsqu'on emploie les deux moyens à la fois, l'allongement du tuyau de renforcement tout entier peut être porté à 2 ou 3 centimètres. Réciproquement on peut obtenir le raccourcissement de ce tuyau en élevant le larynx et en pressant les lèvres contre les incisives. Ce raccourcissement peut être en tout de 2 à 3 centimètres. La différence entre les longueurs, qui correspondent aux *maxima* d'allongement et de raccourcissement, s'élève par conséquent à 5 centimètres environ. Une différence de cet ordre peut n'être pas sans influence sur la hauteur du son, puisqu'une plus grande longueur du tuyau de renforcement détermine toujours une baisse de son. C'est pour cela qu'à *égalité de hauteur du son de la glotte*, le son de l'*ou*, correspondant à la plus grande longueur du tuyau, est toujours plus grave que le son de l'*i*, correspondant au minimum de longueur. C'est pour cela aussi que les notes les plus graves ne peuvent s'émettre que sur le son *ou*, tandis que les plus aiguës ne peuvent s'émettre que sur la voyelle *i*.

Cependant, et quoiqu'on ne puisse méconnaitre que les divers degrés de longueur du tuyau de renforcement exercent une influence sur le caractère des diverses voyelles, l'on doit dire que cette influence se marque surtout au point de vue de la facilité et de la pureté de la prononciation. On arrive en effet, avec quelques efforts, à émettre la voyelle *ou* avec le larynx élevé et la voyelle *i* avec le larynx abaissé; mais aussi ces voyelles sont d'autant moins pures et d'autant moins claires que l'émission en est plus pénible.

Les changements de forme de l'intérieur de la cavité buccale exercent au contraire l'influence la plus décisive pour différencier les voyelles entre elles.

Si la cavité buccale est modérément ouverte par suite de l'abaissement de la mâchoire supérieure et si, en même temps, la langue reste en repos sur le plancher de la bouche, on entendra la voyelle *a* quand il sortira un son de la glotte. La forme de la cavité buccale présentant dans ce cas les dispositions les plus simples, on considère cet *a* comme voyelle fondamentale.

Les changements qu'il faut apporter à cette disposition la plus simple de la bouche ouverte pour produire les autres sons voyelles s'opèrent soit au moyen de la langue qui s'élève au-dessus du plancher de la bouche en se rapprochant du palais, soit au moyen de la mâchoire inférieure qui, s'élevant vers la mâchoire supérieure, amène à l'encontre du palais l'ensemble du plancher de la cavité buccale.

Si nous examinons d'abord les positions extrêmes à utiliser pour la formation des voyelles, nous constatons avant tout que, dans cet ordre d'idées, l'on doit considérer comme rapprochement maximum de la langue par rapport au palais celui qui s'effectue quand les deux mâchoires ne restent écartées l'une de l'autre qu'autant qu'il le faut pour que l'air conserve un libre passage entre les incisives. Le rapprochement *général* de l'ensemble du dos de la langue par rapport au palais ne peut se réaliser d'une manière bien complète, attendu que, même avec les mâchoires fermées, la langue ne se trouve pas en contact intime avec la voûte du palais. Ce rapprochement général du dos de la langue ne détermine même pas essentiellement une nouvelle forme de la cavité buccale, et maintient seulement la bouche en état d'ouverture incomplète. Nous n'obtenons de nouvelles formes caractéristiques dans la cavité buccale que lorsque nous rapprochons du palais *une partie de la langue seulement* de façon à ne laisser à l'air qu'un étroit passage en un point, tandis que le reste de la langue demeure éloigné de la partie correspondante du palais et forme avec celle-ci un espace élargi dont la résonnance détermine en grande partie le caractère du son voyelle.

La disposition la plus simple nous est offerte en ceci par le rapprochement de la *partie antérieure de la langue* contre l'arcade dentaire et contre la partie antérieure de la voûte palatine, la bouche pouvant conserver alors le degré moyen d'ouverture existant dans l'émission de l'*a*.

Dans ce cas, les bords latéraux de la langue s'appliquent contre les dents molaires de la mâchoire supérieure. Il ne reste plus qu'un passage étroit pour l'extérieur en dessus du dos de la langue, pas assez étroit cependant pour donner naissance à un bruit de frottement. Dans cette position de la langue, il reste une cavité spacieuse séparant la partie postérieure de cet organe d'avec le voile du palais soulevé et d'avec la paroi postérieure du pharynx. Si, pendant que cette forme est donnée à la cavité buccale, la glotte rend un son, ce son prend le caractère de la voyelle *i* et cet *i* est particulièrement clair et distinct, lorsque, pendant l'émission du son, le larynx est élevé et que les lèvres sont pressées contre les dents incisives au moyen du retrait en arrière des commissures.

Supposons au contraire la partie *postérieure de la langue* se rapprochant du voile du palais et de la partie postérieure du pharynx, de manière à ne livrer passage au courant d'air que par une fente étroite, pas assez étroite cependant pour donner naissance à un bruit de frottement. L'air sortant par cette fente arrive dans une cavité plus spacieuse, qui s'ouvre entre la partie antérieure de la langue et la partie du palais placée en vis-à-vis. Si, les choses étant en cet état, un son se produit dans la glotte, il prend le caractère de la voyelle *ou*. Toutefois l'*ou* ne sortira bien pur qu'à la condition que le larynx se trouve en même temps abaissé et que l'ouverture de la bouche se trouve doublement modifiée, à savoir : rétrécie par l'élévation de la mâchoire inférieure, allongée par la projection des lèvres en avant en forme de tuyau.

On voit clairement maintenant pourquoi le voile du palais se trouve soulevé au maximum dans la prononciation de l'*i* et de l'*ou*. En effet, lorsque, pour émettre le son *ou*, on force l'air à passer par l'espace étroit qui sépare la langue du voile du palais, ce courant d'air doit, par la pression qu'il subit d'un côté, pousser en haut le voile du palais plus mobile. C'est encore et à plus forte raison le cas lorsque, pour émettre le son *i*, on fait obstacle à l'écoulement de l'air par l'étroit passage existant au-dessus de la partie antérieure de la langue. Aussi doit-il se produire un arrêt du courant d'air dans la cavité, qui est formée au-dessus et en arrière de la racine de la langue. C'est pourquoi le voile du palais prend, dans la prononciation de l'*i*, sa position la plus élevée et se trouve le plus fortement poussé contre la paroi postérieure du pharynx.

En comparant la bouche dans les diverses formes indiquées, avec un résonnateur, nous pouvons caractériser ces formes comme suit :

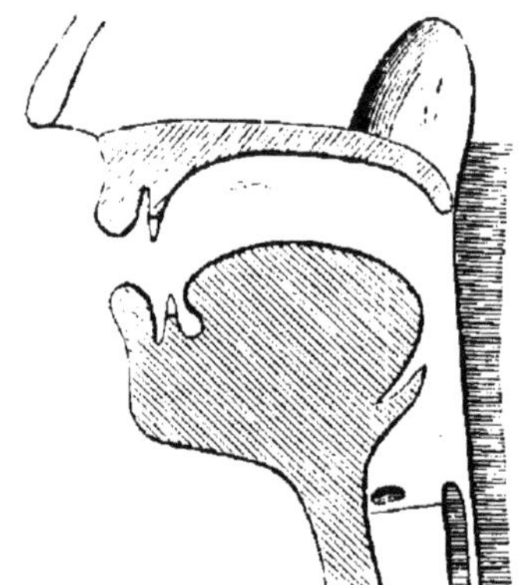

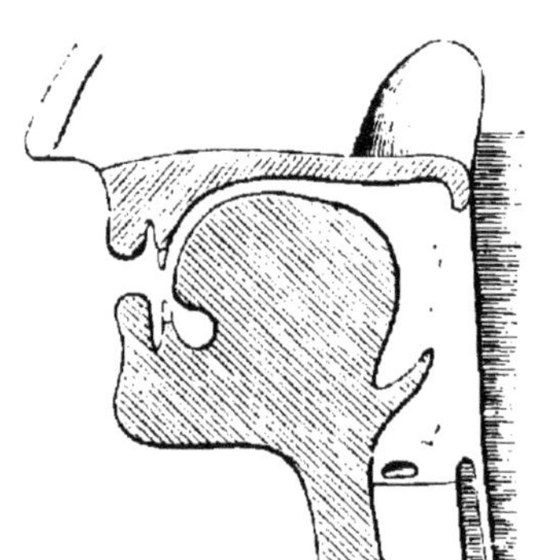

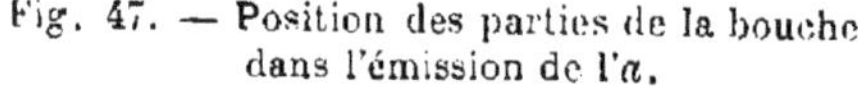

Fig. 47. — Position des parties de la bouche dans l'émission de l'*a*.

Fig. 48. — Position des parties de la bouche dans l'émission de l'*i*.

Dans l'émission de l'*a*, l'ensemble de la cavité buccale constitue un résonnateur étendu dont l'orifice d'entrée est modérément large, tandis que l'orifice de sortie est très grand, tout en restant plus étroit que la cavité buccale elle-même.

Dans l'émission de l'*i*, la partie postérieure de la cavité buccale forme un petit résonnateur dont l'orifice d'entrée est l'ouverture du larynx dans le pharynx et dont l'orifice de sortie est une fente étendue en longueur.

Dans l'émission de l'*ou*, la partie antérieure de la cavité buccale forme un petit résonnateur dont l'orifice d'entrée est une fente étendue en longueur et dont l'orifice de sortie est plus ou moins rétréci.

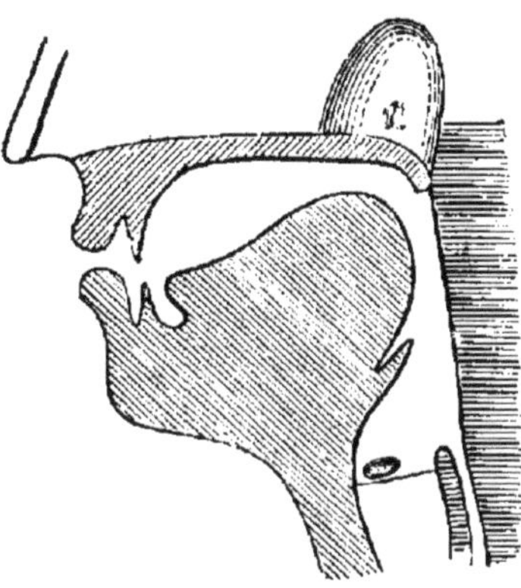

Fig. 49. — Position des parties de la bouche dans l'émission de l'*ou*.

L'émission des trois sons dont il s'agit ne dépend que de ces trois conditions. Si elles se trouvent remplies, les sons se produisent; mais l'accomplissement de ces conditions fondamentales ne détermine pas encore d'une manière précise la forme de la voie aérienne tout entière, et la situation, restant la même dans ses traits principaux, admet de nombreuses modifications qui reposent :

1° Sur la perfection de forme plus ou moins grande des cavités qui servent de résonnateur;

2° Sur les divers degrés d'élévation ou d'abaissement du larynx;

Et 3° sur les formes diverses de l'ouverture de la bouche.

Suivant la forme que prend la voie aérienne sous l'influence de l'un ou de l'autre de ces éléments, ou de plusieurs d'entre eux à la fois, il se produit telle ou telle modification de son, et, comme la variété de formes que peut prendre ainsi la voix aérienne est infinie, les trois sons doivent subir tout autant de modifications.

Celles-ci sont ou bien individuelles ou bien caractéristiques de certaines langues et de certains dialectes. On indiquera ultérieurement les plus importantes d'entre elles et l'on a, d'ailleurs, montré ci-dessus dans quelles conditions se produisent les modifications propres à rendre le son le plus pur et le plus plein possible avec le moins d'effort possible. Rappelons sommairement que, pour le son *a*, la bouche est largement ouverte; que pour le son *i* les lèvres pressent contre les incisives et que le larynx prend une position élevée; que, dans le son *ou*, les lèvres s'allongent en avant en forme de tuyau et que le larynx s'abaisse.

En dehors de ces trois formes de la cavité buccale à considérer comme types extrêmes, on doit remarquer une quatrième forme, qui se produit avec deux modifications et qui donne naissance à des sons voyelles nettement caractérisés. Si nous prenons pour point de départ la position de bouche requise pour l'émission de l'*a*, nous pouvons décrire cette quatrième forme comme un rétrécissement général de la cavité buccale produit par le rapprochement des deux mâchoires et par la partie moyenne du dos de la langue se soulevant vers le palais. Le dos de la langue tout entier forme alors une voûte à peu près parallèle à celle du palais. Ce qui sert de résonnateur dans cette position est une cavité qui, dans toute sa longueur, reste à peu près également haute, mais qui, dans son ensemble, est basse. Si un son se produit dans la glotte, cette forme de résonnateur lui donnera le caractère de l'*é fermé* français.

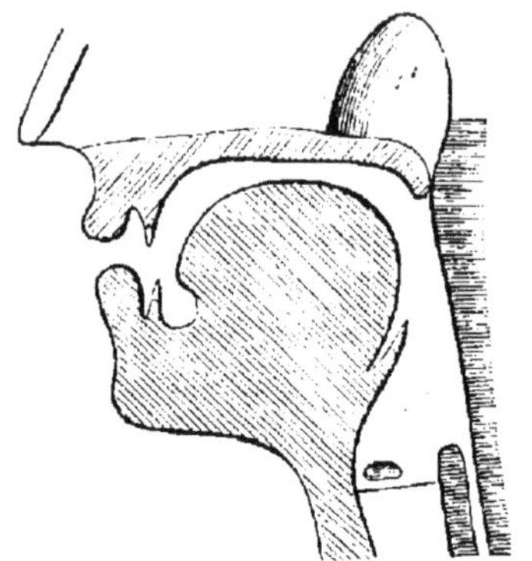

Fig. 50. — Position des parties de la bouche pour l'*é fermé*.

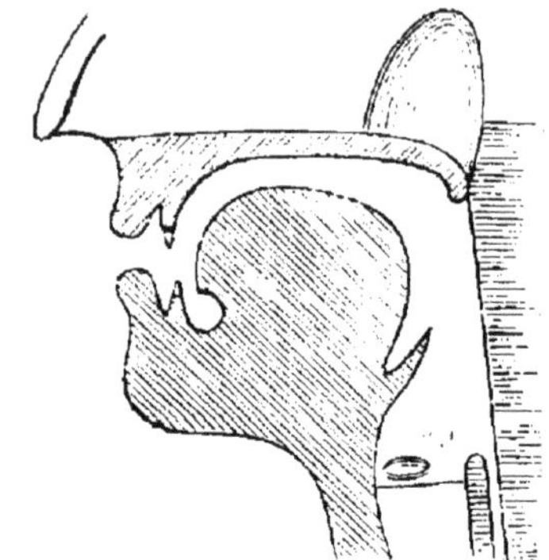

Fig. 51. — Position des parties de la bouche pour l'*è*.

Les deux modifications de cette forme de la cavité buccale indiquées comme produisant un caractère de voyelle déterminé sont analogues avec deux formes décrites ci-dessus pour l'*i* et pour l'*ou*. Elles sont en quelque sorte une ébauche de celles-ci.

Dans l'une de ces modifications, la langue est placée un peu plus loin en avant, de telle sorte que la moitié antérieure de la cavité comprise entre la langue et le palais est un peu plus étroite que la moitié postérieure. Cette disposition est analogue à celle qui sert pour émettre le son *i* et elle produit un *è* à timbre clair. Pour que le son de cet *è* soit bien pur, il faut que le larynx s'élève un peu, que le creux des lèvres se rétrécisse un peu aussi, les lèvres n'étant pas retirées aussi fortement en arrière qu'elles le sont pour la prononciation de l'*i*.

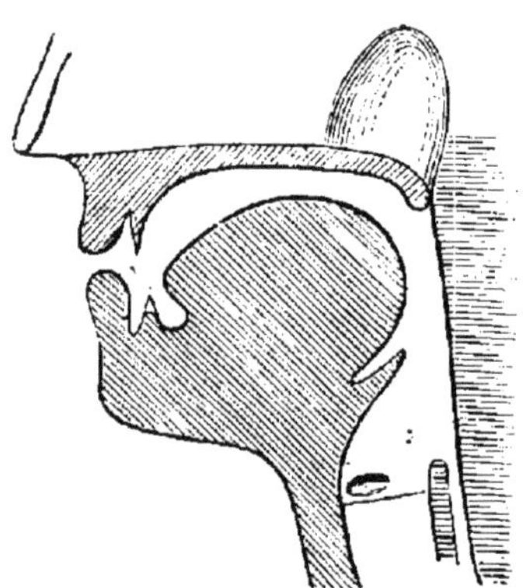

Fig. 52. — Position des parties de la bouche pour l'*o*.

Dans la seconde modification, la langue se retire un peu plus en arrière et, par suite, la pointe de la langue se trouve de même un peu éloignée des incisives inférieures; cette position est analogue à celle que l'on prend pour émettre l'*ou*, la moitié postérieure de la cavité buccale étant un peu plus étroite, et la moitié antérieure un peu plus large. Le caractère de son produit ainsi est celui de l'*o*. Le son de l'*o* sera toutefois plus pur et plus plein lorsqu'en même temps le larynx prendra une position plus basse et lorsque la projection des lèvres en avant donnera au creux des lèvres un certain allongement, moins prononcé pourtant que celui qui se présente dans la prononciation de l'*ou*.

Nous avons pu jusqu'ici déterminer six sons voyelles différents dont chacun est caractérisé par une forme distincte de la cavité buccale, c'est-à-dire de l'espace compris entre la paroi postérieure du pharynx et les dents incisives. On aura une vue d'ensemble à ce sujet en jetant les yeux sur le tableau suivant.

I. LA CAVITÉ BUCCALE TOUT ENTIÈRE SERVANT DE RÉSONNATEUR,

1° La bouche largement ouverte : A.

2° La bouche à demi ouverte : E *fermé*.

II. LA MOITIÉ SEULEMENT DE LA CAVITÉ BUCCALE SERVANT DE RÉSONNATEUR,

1° La moitié antérieure étant :

α. Largement ouverte avec accès étroit donné à l'air : OU.

β. A moitié ouverte avec un accès un peu plus étroit donné à l'air, O.

2° La moitié postérieure étant :

α Largement ouverte avec sortie étroite pour l'air, I.

β A moitié ouverte avec sortie un peu plus étroite pour l'air, È.

Nous avons vu que ces dispositions de résonnateurs déterminent toujours le caractère de son-voyelle, mais nous avons constaté qu'il y a des conditions accessoires à remplir pour arriver à émettre ces sons purs et pleins ; que ces conditions consistent dans les degrés différents de longueur du tuyau de renforcement, c'est-à-dire dans la longueur du chemin que le courant d'air doit parcourir depuis la glotte jusqu'au bord des lèvres. L'allongement, comme le raccourcissement du tuyau de renforcement se réalise, soit dans la partie postérieure de la voie aérienne comprise entre les cordes vocales et le palais, soit dans la partie antérieure comprise entre les dents et le creux des lèvres, soit dans ces deux parties à la fois et c'est dans ce dernier cas que le son est le meilleur.

L'allongement ou le raccourcissement *postérieur* se réalise par l'abaissement ou par l'élévation du larynx. L'observation nous apprend que, pour former un son plein et pur, la série des positions du larynx commençant par la plus basse et s'élevant graduellement vers la plus haute correspond à la série des sons

OU, O, A, E fermé (É), ouvert (È), I.

L'allongement ou le raccourcissement *antérieur* se réalise par la projection des lèvres en avant ou par leur retrait en arrière. La série décroissante des longueurs du creux des lèvres, toujours dans la supposition du son le plus plein et le plus pur à émettre, correspond également à la série des sons

OU, O, A, E fermé (É), ouvert (È), I.

Les deux séries ainsi établies sont complètement concordantes entre elles et l'on doit conclure de ce fait que la formation complète et l'émission bien franche des voyelles faisant partie de la série sont liées à des longueurs différentes du tuyau de renforcement.

Nous n'avons toutefois établi ces lois que pour certaines formes typiques, qui se manifestent comme étant les plus nettement marquées dans le nombre indéfini des sons voyelles possibles. Ces formes peuvent ensuite être soumises à des modifications de diverses sortes, et on peut les considérer par suite comme servant de base à la formation de tous les autres sons voyelles.

Il serait absolument impossible de présenter le tableau de toutes les variétés de voyelles qui peuvent prendre naissance en cette manière. Aussi pourrait-on se contenter de rechercher les lois d'après lesquelles ces variétés se produisent. Ces lois étant bien déterminées, il n'y aura aucune difficulté pour expliquer la formation d'un nouveau son voyelle quelconque que l'on rencontrerait comme usité dans n'importe quelle langue étrangère, et pour assigner à cette voyelle sa vraie place dans la série des sons analogues.

Les variétés peuvent se produire ou en restant dans les limites du son typique lui-même, ou en dépassant les limites qui séparent les divers types et en les mélangeant.

On ne donnera, pour la première classe de variétés, qu'un seul exemple, qui est propre en même temps à faire voir combien il est nécessaire de s'attacher à la distinction ci-dessus établie entre les conditions fondamentales et les conditions accessoires de la production des sons voyelles.

Si nous n'employons que la résonnance de la cavité buccale pour émettre le son *ou* sans abaisser le larynx et sans allonger les lèvres en avant, nous obtenons un *ou* bien distinct, mais sourd. Allongeons les lèvres sans abaisser le larynx, le son devient plus clair. Abaissons alors le larynx, l'*ou* apparait complètement pur et tel que nous avons coutume de le considérer comme servant de type pour cette voyelle. Elevons maintenant le larynx au-dessus de sa position moyenne tout en maintenant les lèvres allongées, nous obtenons un *ou* très clair qui réveille l'idée du bruit d'un vent violent. Si nous tenons au contraire les lèvres en repos, nous obtenons l'*ou* anglais dans « *could* », lequel sera émis d'une manière encore plus parfaite si, en même temps, nous abaissons encore davantage le plancher de la partie antérieure de la bouche, augmentant ainsi l'espace compris dans la cavité du résonnateur. Tout en maintenant cette augmentation d'abaissement du plancher de la cavité buccale, nous pouvons élever le larynx au-dessus de sa position moyenne et nous obtenons un *ou* plus clair que l'on observe assez fréquemment comme variété de prononciation chez les Anglais.

Il suffit donc de changer le mode de combinaison des conditions qui concourent à l'émission de l'*ou* pour que nous puissions présenter jusqu'à six variétés de cette voyelle qui, pour la plupart, sont usitées.

La seconde classe de variétés se compose des sons qui n'ont pas le caractère des types ci-dessus établis, mais qui présentent un mélange du caractère de deux sons entre lesquels ils prennent place.

Ce mélange peut se faire de deux manières :

Ou bien la cavité buccale prend une forme qui ne correspond à aucun des types ci-dessus établis et qui trouve place entre les formes propres à deux types ;

Ou bien la bouche prend une des formes typiques, mais les conditions accessoires relatives à la forme à donner aux lèvres, à la position du larynx, au lieu de se rapporter à ce type, correspondent à la formation d'un type différent.

On constate le plus aisément du monde l'existence de la première de ces deux catégories en prenant d'abord pour point de départ la forme de la cavité buccale qui sert à l'émission de l'*é fermé*. Dans cette position, la plus grande courbure de la langue se trouve placée de manière à ce que l'espace compris entre le dos de la langue et le palais ait la même hauteur en avant et en arrière de ce point. Si l'on porte cette courbure plus en arrière de façon à s'approcher de la position requise pour l'o, on obtient un *eu* sourd, qui participe d'autant plus de l'*o* que la courbure de la langue est portée plus en arrière, ou qui, inversement, participe d'autant plus de l'*é* qu'on est resté plus près de la position moyenne. On rencontre ces deux sons dans la langue anglaise : le son approchant de l'*o* dans « *but* », le son approchant de l'*é* dans « *whet* ». Si, au contraire, la courbure de la langue est portée plus en avant de façon à s'approcher de la position requise pour l'*é* pur, le son prend un timbre plus clair sans atteindre pourtant à l'*é* pur. On trouve encore ce son en anglais dans « *yet* ».

Nous pouvons de même prendre pour point de départ la position de la cavité buccale correspondant à la voyelle *a*. Nous constaterons qu'en portant la langue plus en arrière, il se mêle au son de l'*a* un son d'*o* bien marqué qui se manifeste d'autant plus nettement que la langue est plus repoussée en arrière. Ce son est très usité. Il s'entend comme un *a* ayant de l'affinité avec l'*o* dans les dialectes de l'Allemagne du Nord, en suédois (on l'écrit alors *å*), en anglais dans « *all* ».

Il est plus voisin de l'*a* dans l'anglais «*what* » et s'entend comme un *o* ayant de l'affinité avec l'*a* dans le français *cor*, *encore*. Si, au contraire, la langue est portée plus en avant, il se forme un *é* prononcé largement que l'on trouve par exemple dans le dialecte alemanique. C'est aussi l'interjection allemande de moquerie « *äh!* ».

Si, dans la position de la cavité buccale requise pour l'*a*, la langue s'élève à la position de l'*é*, il se forme un *é* sourd qu'on rencontre fréquemment en anglais, par exemple dans « *at* ».

De même encore, il se forme des sons intermédiaires entre *é* et *i*, entre *o* et *ou*. Toutefois les sons de ces deux espèces n'ont pas un caractère aussi prononcé que les sons indiqués ci-dessus et ils apparaissent plutôt comme particularités dialectales de la prononciation. On peut cependant citer comme exemple du premier son intermédiaire la terminaison alemanique des diminutifs qu'on a coutume de traduire dans l'écriture par l'*i* et pour le second son intermédiaire la prononciation hessoise de « *Durch* », qui sonne à peu près comme « *Dorch* ».

En ce qui touche la seconde catégorie, il faut remarquer d'abord que l'élévation du larynx imprime à la voyelle un timbre plus clair et son abaissement un timbre plus lourd. On peut donc en abaissant le larynx, comme pour *ou*, donner à l'*i* un timbre sourd et réciproquement donner à l'*ou* un timbre plus clair en élevant le larynx comme pour émettre l'*i*.

Mais une modification plus importante des voyelles consiste à donner au creux des lèvres la forme qui conviendrait à un autre son voyelle. Le nombre des sons intermédiaires qui peuvent être produits ainsi n'est pas très considérable, mais il offre de l'intérêt à bien des points de vue.

Si, quand on prononce l'*é* pur, l'ouverture de la bouche est comme pour l'*a*, on entend l'*é* à timbre clair qui est en allemand la prononciation ordinaire de l'*é*, dans « *wählen* » par exemple; si, au contraire, l'ouverture de la bouche est disposée comme pour l'*o*, c'est l'*eu* clair qui se fait entendre, tel qu'on le prononce ordinairement dans le mot allemand « *Köhler* », tel qu'on le prononce en français dans le mot *vœux*.

Si, quand on prononce l'*é*, l'ouverture de la bouche est disposée comme pour l'*ou*, on produit le son *u*. Toutefois cette voyelle est plus nette et plus claire lorsqu'on associe l'ouverture de bouche de l'*ou* avec la prononciation de l'*i*.

L'ouverture de bouche requise pour l'*ou* étant associée à la prononciation de l'*o*, donne à cette dernière voyelle une affinité marquée avec l'*ou*. Si l'on cherche à l'associer avec la prononciation de l'*a*, on obtient un son faux voisin de l'*o*, et il n'est pas surprenant qu'on n'arrive point en pareil cas à émettre un son meilleur, le rétrécissement de l'ouverture de la bouche étant contradictoire avec le caractère de l'*a*, qui est déterminé par une large ouverture de la bouche.

Les Diphthongues[1]. On désigne sous le nom de *diphthongue* une combinaison de deux sons voyelles assujettis à la condition de ne produire qu'une impression unique ou, en d'autres termes, de pouvoir être employée comme syllabe simple. On est volontiers porté à chercher le caractère de la diphthongue dans le fait que les deux voyelles qui se rencontrent sont prononcées très vite l'une après l'autre. Cette idée ne peut être exacte; autrement l'on pourrait à volonté grouper deux à deux toutes les voyelles ou diphthongues en les prononçant successivement avec rapidité. Or si rapidement qu'on prononce en français par exemple le nom de « *Pharaon* », on entendra toujours un mot se décomposant en trois syllabes. On doit donc rapporter à d'autres circonstances le caractère de la diphthongue, et l'on peut reconnaître quelles doivent être ces circonstances en recherchant ce qui distingue véritablement de toutes autres combinaisons de voyelles, celles auxquelles convient la dénomination de diphthongues.

Il faut remarquer avant tout que les deux voyelles d'une vraie diphthongne n'ont jamais une puissance égale. L'une d'entre elles se distingue toujours de l'autre en ce qu'elle est un peu plus fortement accentuée ou possède un timbre plus sonore. Ce fait prend le caractère d'évidence le plus marqué lorsqu'on prononce la même syllabe de deux manières différentes en donnant tour à tour la prédominance à l'un ou à l'autre des deux sons.

Le dialecte souabe nous présente à cet égard un exemple très instructif de deux modes de prononciation à distinguer l'un de l'autre pour « *au* » et pour « *ei* » : dans « *Frau* », par exemple, c'est l'« *a* » qui prédomine; dans « *Maus* », c'est l' « *u* ». De même dans « *theilen* la prédominance appartient à l'« *e* » que d'ailleurs on prononce plutôt comme *a* « *thailen* »; dans « *treiben* », elle appartient plutôt à l'*i*. Il y a au fond de ceci une différence réelle; ce qui le prouve, c'est le sort différent que trouvent dans leurs modifications dialectales les deux espèces de diphthongues qui se distinguent en la façon ci-dessus indiquée. On voit, en allant vers le nord, l'*au* de « *Frau* » passer à l'« *aa* » dans le dialecte hessois (*Fraa*), tandis qu'en allant vers le sud, on le voit persister dans le dialecte alemanique. Au contraire, l'*a* de « *Maus* » passe à l' « *u* » dans le dialecte alemanique (« *Muus* ») et

1. Le mot *diphthongue* est exclusivement employé par l'auteur comme correspondant à l'idée qu'éveillerait dans l'esprit d'un Français la prononciation du son *oi* dans « *voir* », mais non pas comme correspondant à l'idée de la représentation d'un son voyelle *simple* figuré au moyen de la juxtaposition de *caractères écrits* qui, employés isolément, représentent d'autres sons simples : par exemple, *è* figuré par *ai*, *o* figuré par *au*, *eau*. (*Note du traducteur.*)

persiste dans le dialecte hessois. De même, dans le dialecte hessois, « *theilen* » devient « *thälen* » et « *treiben* ne subit pas de modifications, tandis qu'en alemanique « *theilen* » n'est pas altéré et que « *treiben* » devient « *trüben* ».

Par une comparaison qui n'est pas, sans doute, absolument exacte, mais qui se comprend aisément, on peut désigner sous le nom de *trochaïques* les diphthongues dans lesquelles la première voyelle a la prédominance, et sous le nom d'*iambiques* celles dans lesquelles la prédominance appartient à la seconde voyelle.

L'espèce la plus simple et dont nous ferons la *première classe principale* de diphthongues est celle des trochaïques dont la seconde voyelle est *i*. Il est surtout très digne de remarque en ceci que l'*i*, mis à la seconde place, peut former une vraie diphthongue avec toutes les voyelles. L'on a en allemand « *ai* » écrit *ai* ou *ei* : [*Main* et *Rhein*], « *oi* » écrit *eu* : [*Heu*]. Même son en anglais « *oister* ». L'on a en français *oui* qui se retrouve dans l'allemand : « *pfui* ». *Ei* avec *é fermé*, qu'on trouve dans le mot francais « le *pays* » par exemple, se rencontre aussi dans la prononciation dialectale allemande de « *dei* » pour « *die* ». Les dialectes allemands offrent aussi la prononciation *ei* avec *è* ouvert de la syllabe écrite « *ei* ».

Cette circonstance prouve que l'*i* à la seconde place peut s'amalgamer très aisément avec toutes les autres voyelles, de façon à ce que son individualité se perde dans la formation de la diphthongue. Si nous cherchons la raison de ce phénomène, nous pouvons la trouver très aisément dans le fait que la position de la pointe de la langue est la même dans l'état de repos que pour la prononciation de l'*i*. Lors donc que nous émettons une voyelle quelconque et que, sans interrompre le courant d'air, nous remettons la langue à sa place de repos, l'apparition du son *i* doit s'ensuivre. A raison même de son mode de formation, cet *i* doit se fondre intimement avec la première voyelle. La fusion est d'autant plus intime que le son ne cesse pas de se faire entendre pendant que la langue passe d'une position à l'autre. Aucun hiatus ne se produit alors pour marquer une séparation, encore bien qu'au moment très court du passage, l'*i* doive perdre quelque chose de la clarté de son caractère. C'est ainsi encore que, dans certains cas, l'on entend en succession immédiate et sans hiatus la consonne *p* après un *m*, un *t* après *n* ou *r*, comme expression du relâchement qui se fait entre les lèvres ou entre les lèvres et les dents au cours du phénomène. La théorie concorde parfaitement avec le fait que l'*i* employé en diphthongue manque souvent de pureté et présente une certaine affinité avec *é*. La chose s'explique aisément par cela seul que la pointe de la langue a la même position pour *é* que pour *i*, si ce n'est qu'elle se porte un peu plus en arrière pour l'*é*. L'affinité avec l'*é* doit donc se manifester lorsque, dans son mouvement de retour à la position de repos, la langue ne se porte pas assez en avant pour émettre un *i* bien pur.

A cette classe de diphthongues se trouve étroitement apparentée celle qui, de nature trochaïque aussi, est particulière aux dialectes gutturaux (le souabe, l'alemanique). Ce sont les diphthongues dont le deuxième son est *é fermé* et dont la première voyelle est *ou*, *u*, *i*, ou, suivant l'orthographe allemande, « *u*, *ue*, *i* ». Nous avons droit d'admettre que, dans la prononciation de ces dialectes, la position de repos de la langue est reculée en arrière, en correspondance avec la position requise pour l'*é fermé* et dès lors nous pouvons expliquer la formation ultérieure de ce son comme une conséquence du retour de la langue à sa position de repos. Nous trouvons même, suivant la position de la langue, tantôt un *é fermé* pur, tantôt un son ayant de l'affinité avec l'*é*, avec l'*a*, avec l'*o*. Aussi, dans les noms propres et dans la littérature des dialectes, ce deuxième son est-il transcrit par *a*, par *é* ou par *o*. Exemples : [*Bua* (Bub), *Muetter* (Mutter), *Muottathal*, *Flüelen*, *Brienz*, *Liab* (Lieb).] On a souvent aussi l'occasion d'entendre prononcer dans ces dialectes le mot interrogatif « *wie* » en deux syllabes, ainsi que le pronom indicatif « *die* » pour « *diese* », le nom de la ville de « *Wien* » (Vienne), etc.

On doit ranger dans la *seconde classe principale* de diphthongues celles qui sont formées par la combinaison des voyelles *ou*, *a*, *o*, soit qu'elles aient le caractère trochaïque, soit qu'elles aient le caractère iambique. On fera voir plus tard pourquoi cette classe n'admet pas *i* et *é* comme première voyelle.

Les diphthongues dont il s'agit sont *au*[1] trochaïque et iambique, *ou* trochaïque, *uo* trochaïque, *oa* iambique. La combinaison *ao* trochaïque est d'une prononciation difficile parce qu'elle s'altère aisément en *au*, *ao* iambique est plus facile à obtenir. Exemples : *au* trochaïque, *blau*; *au* iambique, *Haus*. *Ou* trochaïque, *dou* (forme dialectale de *du*). Il est très facile de reconnaître par rapport à l'*au* le mode de constitution de ces diphthongues. C'est un *a* qui se forme d'abord et, pendant qu'il résonne, les lèvres s'allongeant en avant déterminent immédiatement le son *u*. La position de la langue n'a pas changé. Si évidente que soit l'influence de la forme des lèvres sur la constitution du son, il n'en faut pas moins reconnaître que le son principal se forme dans la cavité buccale et que la position des lèvres n'intervient que pour compléter le son en le modifiant. Le son formé dans la cavité buccale devant donner *a* si l'on prend la position de l'*a*, *u* si l'on prend la position de l'*u*, la production de la diphthongue ne peut correspondre ni à la position de

1. Tous les sons diphthongues dont il est question dans ce passage sont figurés d'après l'orthographe allemande.

l'*a* ni à celle de l'*u* en ce qui concerne la langue et la cavité buccale. Le son émis est un son intermédiaire qui doit se rattacher avec une égale facilité, soit à l'*a* par la bouche ouverte, soit à l'*u* par la forme de tuyau donnée aux lèvres. En observant le fait avec attention, nous constatons aussi qu'aucun des deux sons n'a ce caractère de pureté que présenteraient l'*a* et l'*u* prononcés séparément. La comparaison avec *ou* démontre bien la réalité du mode de formation indiqué pour *au*, de la constitution d'un son intermédiaire entre *a* et *u* formé dans la bouche, passant successivement de l'*a* à l'*u* au moyen de la forme donnée aux lèvres. On pourrait se borner à citer comme exemple la forme dialectale hessoise *dou* pour *du*. Dans cette forme aussi, l'*o* ne sonne pas clairement, mais confine à l'*a* de sorte qu'en bien des cas, la prononciation passe à l'*au*, suivant les mots ou suivant les personnes. C'est ainsi que sous la forme dialectale, le mot *Bruder* se prononce plutôt *Brauder*. Si l'on est convaincu maintenant que l'*a* dans *au* n'est pas un *a* pur, mais se rapproche de l'*o*, et si l'on observe la transition indiquée entre *au* et *ou*, on reconnaît que les deux diphthongues ont pour point de départ un *a* sourd qui, suivant les cas, tient tantôt plus de l'*a* et tantôt plus de l'*o*. Ceci concorde avec le fait que dans certaines conditions l'orthographe assimile *au* et *ou*. Exemples : *Spandau* et *Spandow*, *Nassau* et *Nassovia* (forme latine), etc.

Il résulte des développements qui précèdent que la diphthongue *oua* (*oi* français) se produit de la même manière, un *ou* mal caractérisé et qui se rapproche de l'*a* étant formé dans la cavité buccale et changé ensuite en *a* par l'ouverture de la bouche ; mais il faut remarquer en même temps qu'on ne peut employer pour ce genre de diphthongues que les sons entre lesquels il existe des formes moyennes auxquelles le changement de configuration des lèvres peut donner l'un et l'autre caractère. C'est pour cela que les voyelles *a*, *o* et *ou* peuvent former entre elles de telles combinaisons, mais non pas avec *i* et *é*. Au contraire, on peut s'attendre à ce que des rapports analogues s'établissent entre *é* et *i* et les faits confirment cette appréciation.

La *troisième classe de diphthongues* est celle des *iambiques* dont le premier élément est un *i* ou un *ou*. Le second élément peut être l'une quelconque des autres voyelles. C'est à peine toutefois si l'on peut rattacher cette dernière classe aux diphthongues, car il se mêle à leur formation un élément consonne qui donne à la combinaison des sons un autre caractère. Commençons par étudier cette situation en éclaircissant la relation qui existe entre l'*i* et l'*y* (consonne), entre l'*ou* et le *v*. Si la langue est placée contre le palais comme pour former l'*i* et qu'on détermine un bruit de frottement, soit en rapprochant encore plus la langue du palais, soit en donnant plus de force au courant d'air, on donne naissance à la consonne *y*. Si, pendant qu'on émet l'*i*, la pointe de la langue se retire brusquement en arrière pour passer à la position de l'*a*, par exemple, ce mouvement faisant obstacle au courant d'air détermine non pas un *y* consonne parfait, mais une articulation voisine de celle-ci, et c'est ainsi qu'intervient le mélange du son consonne. Le même rapport existe entre l'*ou* et le *v*, ce dernier son étant dû à un bruit de frottement contre les lèvres tendues en avant et se trouvant déterminé, quoique d'une manière incomplète, dans les cas analogues aux précédents, par le brusque retrait des lèvres en arrière sur le courant d'air. La transition brusque de l'*i* et de l'*ou* à une autre voyelle mêle ainsi dans la prononciation le bruit de consonne correspondant au premier son de façon à y laisser une trace d'*y* consonne ou de *v*. C'est ce qu'on peut observer dans les mots *pied*, *pieu* (français), « *piede* » (italien), « *scuola* » (italien), « *Quelle* » (allemand). La modification qui affecte l'*i* et l'*ou* ainsi placé permet d'employer ces sons pour des combinaisons plus compliquées de voyelles, comme celles que présentent par exemple les mots italiens : *miei*, *tuoi*, *operajo*, *scrittojo*, etc. Ces combinaisons étant décomposées d'une manière précise sonnent à peu près comme si l'*i* et l'*u* (ou français) étaient remplacés par un *y consonne* et par un *v* imparfaitement formés. C'est à raison de ce mélange de sons consonnes que les diphthongues dont il s'agit sont souvent écrites au commencement des mots avec une consonne, comme on peut le remarquer spécialement en anglais dans les mots *yonder*, *year*, etc., et même, dans chaque cas particulier, il n'y a que la tradition de la prononciation qui puisse nous apprendre si l'on a réellement affaire à une consonne.

Les voyelles nasales. — Les voyelles nasales ne constituent point des sons spéciaux ayant une nature propre, mais simplement une modification des sons voyelles, résultant de ce que, dans la formation de ces mêmes sons, le voile du palais ne ferme pas au courant d'air de l'expiration l'accès des fosses nasales et de ce que l'air contenu dans cette cavité peut prendre une part directe à la résonnance. Ce n'est guère qu'en français et en portugais, parmi les langues européennes, que les voyelles nasales trouvent un emploi reconnu par la grammaire; mais elles sont largement usitées dans les dialectes allemands et par suite s'introduisent fréquemment dans la prononciation de l'allemand même.

Toutes les voyelles que nous avons étudiées comme voyelles pures et comme sons intermédiaires sont susceptibles d'être prononcées comme voyelles nasales.

Le courant d'air pouvant, quand les fosses nasales sont ouvertes en arrière, s'échapper aussi bien par la bouche que par le nez, on doit bien admettre que la résonnance se produit respectivement dans chacune de ces cavités avec un caractère particulier et, qu'à vrai dire, la voyelle nasale n'est pour l'entendant, qui perçoit à la fois les deux résonnances, que la résultante des deux sons fondus ensemble, comme on peut le dire de l'impression produite par les sons de divers instruments de musique jouant ensemble dans l'orchestre.

Etant donnée cette conception des voyelles nasales, nous avons à reconnaître en elles, un mélange de deux éléments distincts, à savoir le mélange de la résonnance buccale déterminant le son voyelle et la résonnance donnant le timbre nasal au son de larynx qui sert de base à la formation de la voyelle.

Les nasales, grammaticalement reconnues en français, se prononcent en abaissant un peu le voile du palais de manière à ce qu'une partie notable de l'air amené par le courant de l'expiration se presse dans les fosses nasales et y détermine une résonnance pleine et sonore. On sait que les Français n'emploient avec la modification nasale que les voyelles *a*, *o*, *eu* (le son nasalé se traduit dans l'écriture par *un*) et *é* (le son nasalé se traduit dans l'écriture par *en*, *in*, *ein*). Ces nasales prennent place soit au commencement, soit au milieu, soit à la fin des mots : *angoisse*, *avancer*, *marchand*, *entendement*; *ondée*, *prononcer*, *dragon*; *un*, *emprunter*, *tribun*; *incliner*, *atteindre*, *examen*, *marin*.

Dans la prononciation dialectale ou par suite de conformations individuelles, toutes les voyelles ou quelques-unes seulement peuvent être émises avec le timbre nasal.

Il faut voir dans ce cas la conséquence d'une certaine paresse ou impuissance à élever le voile du palais pour former des voyelles à son pur. Toute la parole présente alors le timbre *nasillard*. En même temps on ne remarque aucune action se produisant pour conduire plus pleinement le courant d'air dans les fosses nasales et ce n'est que par accident que le courant prend ce chemin. Aussi le son émis est-il moins celui d'une voyelle nasale sonore que celui d'une voyelle dont la pureté est altérée par le mélange plus ou moins accentué d'une résonnance nasale directe.

Quand il n'y a dans la parole que certaines voyelles prononcées avec le timbre nasal, ainsi qu'il arrive très fréquemment dans les dialectes de l'Allemagne, ce sont le plus ordinairement les voyelles finales ou celles des préfixes qui se terminent par *n*. Le son nasal affecte particulièrement les combinaisons « *an*, *en*, *in*, *on*, *un* », et il est facile de reconnaître la cause d'un pareil fait dans ce que, pendant l'émission de la voyelle ou tout à fait au début de l'émission, le voile du palais prend position pour l'*n* sans que cette dernière lettre soit prononcée distinctement. C'est en quelque sorte un son intermédiaire entre la voyelle et l'*n* produit par la prononciation de la voyelle avec la position du voile du palais propre à l'*n*, de même que l'*u* français est un son intermédiaire produit par la prononciation de l'*i* dans la position des lèvres propre à l'*ou*. Ce sont principalement, ainsi qu'en français, l'*a*, l'*o* et l'*é* qui se prononcent comme nasales, mais elles ne prennent pas un timbre aussi sonore. Toutefois l'*i* et l' « *u* » nasalés se rencontrent très fréquemment dans les dialectes souabe et alemanique. Exemples : « *thun*, » « *unverschämt*, » « *bin*, » « *Win* (*Wein*) ».

Les résonnantes.

On entend par *résonnantes*, depuis que *Brücke* a introduit cette dénomination, une classe particulière de sons du langage que les grammaires confondent d'ordinaire avec les consonnes, mais qui, par rapport à leurs éléments, ont une parenté beaucoup plus marquée avec les voyelles. Nous voulons parler des trois sons *m*, *n*, [*ng* allem. et angl.]. Les grammairiens ont bien senti pourtant que les sons en question ont quelque chose de particulier et désignent volontiers l'*m* et l'*n* par le nom de *demi-voyelles* lorsqu'ils entrent avec quelques développements dans l'examen du caractère des sons du langage; mais ce qui prouve que l'on n'a qu'un sentiment vague de ces conditions particulières, c'est qu'on a coutume de ranger dans la même catégorie l'*r*, l'*l* et même les sons *f*, *v*, *h*, *y* consonne et *s*.

Le caractère propre des trois sons dont il est question et qui doit les faire exclure de la série des consonnes consiste en ce que leur émission ne s'accompagne pas de bruit, mais résulte, comme celle des voyelles, de la modification d'un son de larynx au moyen des conditions de résonnance des voies aériennes.

Pour bien se rendre compte de la place qu'il convient d'assigner aux résonnantes par rapport aux voyelles, il faut d'abord remarquer un mode particulier de formation relatif à ces dernières et qui ne trouve ni ne peut trouver son emploi dans la parole. Si l'on essaie de prononcer une voyelle nasale en se bouchant les narines, cette voyelle prend un timbre sourd et qui manque de pureté. Il faut toutefois, pour que cette expérience réussisse convenablement, employer un léger courant d'air qui ne se trouve pas refoulé avec trop de violence dans les fosses nasales, mais qui puisse s'écouler librement par la bouche. De tels sons dénués de pureté peuvent aussi se produire accidentellement lorsque les fosses nasales sont obstruées par un amas de mucosités. On serait en droit d'appeler voyelle de bouche une voyelle émise de cette façon, parce que le son trouve son issue par la bouche seulement; mais la voyelle prend le son nasal sourd à raison de ce qu'une partie du courant d'air employé à son émission se porte dans les fosses nasales et en est expulsée ensuite faute de trouver passage par l'ouverture antérieure du nez. La cavité nasale n'est donc plus alors qu'un cul-de-sac formant une annexe latérale de la voie aérienne et dans lequel une partie du courant d'air passe en tournoyant avant de se réunir de nouveau à la masse d'air expirée. La résonnance qui en résulte, pareille à celle d'une cruche, est ce qui donne le timbre nasal sourd. Quant au caractère individuel de la voyelle, il est donné par la configuration que prend la cavité buccale; aussi le son produit est-il une voyelle avec timbre nasal. Il n'est malheureusement pas possible d'instituer des expériences pour arriver à savoir si et dans quelle mesure ce timbre se modifie suivant que la fermeture de la cavité nasale s'établit plus en avant ou plus en arrière. Des raisons théoriques peuvent faire admettre pourtant que les diversités dans le point d'occlusion déterminent des différences de timbre, puisque la résonnance dans un vase profond n'est pas la même que dans un vase plus bas.

Il est encore digne de remarque que, même dans l'émission d'un *i* pur avec un courant d'air un peu plus énergique, le timbre nasal sourd se produit immédiatement lorsque les narines sont bouchées. On sait pourtant que pour la formation de l'*i* le voile du palais est soulevé au maximum et par conséquent tendu le plus possible. Mais il se peut faire par suite que la vibration se communique par son intermédiaire à l'air des fosses nasales, de façon à ce que la résonnance des fosses nasales se trouve incitée et se mélange au son. Cette expérience ne réussit pas aussi bien avec les autres voyelles; parmi celles-ci c'est encore avec l'*ou*, si rapproché de l'*i* au point de vue de la manière dont se comporte le voile du palais, qu'on obtient le meilleur résultat.

Les mêmes principes président à la formation des trois sons qui constituent sous le nom de *résonnantes* une classe spéciale de sons du langage. En effet, ce qui donne naissance aux résonnantes, c'est qu'un courant d'air sonore sortant du larynx est conduit au dehors par le chemin des fosses nasales, et que la cavité buccale fermée au dehors à la manière d'un cul-de-sac placé latéralement par rapport au courant mêle sa résonnance à celle des fosses nasales. Le caractère individuel de chacun des trois sons dépend alors de la place à laquelle s'établit la fermeture de la cavité buccale, c'est-à-dire de la profondeur du renflement latéral de la voie aérienne formé dans chaque cas par la partie correspondante de la cavité buccale. Dans l'articulation de l'*m*, l'occlusion se réalise par les lèvres; pour l'*n*, elle s'établit entre la pointe de la langue et le palais; pour [*ng*], entre la racine de la langue et le voile du palais.

La place d'occlusion se trouvant d'une manière très précise aux lèvres pour l'*m*, il ne peut y avoir de modifications très essentielles de ce son. Sans doute, on peut, en fermant les lèvres, modifier aussi de divers côtés la forme de la cavité buccale, soit que l'on gonfle ou que l'on serre les joues, soit qu'on porte les lèvres en avant ou qu'on les retire en arrière, soit que l'on serre plus ou moins les dents; mais ces modifications ne paraissent pas avoir d'influence sensible sur le caractère de l'*m*. La seule influence à remarquer est celle qui résulte de la position de la langue, l'abaissement donnant un *m* plus sonore que la position élevée. Toutefois il est difficile de décider si ce résultat est dû uniquement à l'abaissement de la langue ou s'il ne tient pas, pour une certaine part, à l'abaissement du larynx qui accompagne forcément celui de la langue et qui doit donner un caractère plus grave au son fondamental.

Les choses se comportent autrement pour l'*n*, la place d'occlusion de la bouche n'étant pas déterminée d'une manière aussi précise pour la formation de cette résonnante et pouvant, ainsi qu'on l'observe, se trouver tantôt plus en avant, tantôt plus en arrière. L'occlusion sur le point situé le plus en avant peut s'établir à l'aide de la pointe de la langue appuyée contre les incisives de la mâchoire supérieure. L'occlusion sur le point situé le plus en arrière peut s'établir au moyen du dos de la langue s'élevant contre la partie postérieure de la voûte palatine. Plus la fermeture se trouve portée en avant, plus le son est clair; plus elle est en arrière, plus le son est sourd. Cette différence peut provenir de la différence de profondeur que présente dans chacune des places d'occlusion la partie de la cavité buccale restant en communication avec le pharynx. Il semble toutefois que l'on peut encore expliquer le caractère plus clair de l'*n* formé en avant, par cette considération que l'occlusion de la cavité buccale n'est pas aussi complète en avant qu'en arrière; que, par suite, il peut passer un peu d'air à côté de la langue, ce qui communiquerait au son un reste de caractère appartenant aux sons de bouche tout à fait clairs. Cette opinion s'appuie au moins sur le fait que l'*m* qui est formée à l'aide d'une occlusion plus complète sur un point situé plus en avant n'a jamais le timbre clair que présente l'*n* formée à l'aide de la pointe de la langue s'appuyant sur les dents.

La place d'occlusion se trouve pour le « *ng* » entre la racine de la langue et le voile du palais; mais, dans ce cas aussi, la place n'est pas complètement déterminée et peut varier entre le bord libre du voile du palais et l'origine du voile près de la voûte palatine. A la seconde de ces deux places les limites de fermeture applicables à l'*n* et au « *ng* » se trouvent tellement rapprochées que le son produit par l'occlusion sur ce point tient tout autant de l'*n* que du « *ng* ». L'occlusion opérée au moyen de la langue appuyée contre la voûte palatine et contre le voile du palais peut donc former une série correspondante de résonnances partant de l'*n* clair que donne l'occlusion obtenue avec les dents et passant par les degrés intermédiaires dont il vient d'être question, pour arriver à l'articulation pure et profonde du « *ng* » produit par l'occlusion sur le bord libre du voile du palais. On s'explique dès lors qu'on ait presque toujours négligé de s'occuper spécialement de ce son « *ng* », ou qu'on l'ait traité comme un *n* formé très loin en arrière, un *n* guttural. Mais l'existence de formes de transition ne nous autorise pas à réunir en une seule deux formes typiques qui seraient liées entre elles par l'intermédiaire de ces formes de transition et à ne considérer l'une des deux que comme une modification de l'autre. Si l'on voulait réduire à l'unité la conception de ces deux formes typiques, il faudrait faire de la forme intermédiaire de transition le véritable type et ne considérer les deux autres formes que comme des développements particuliers de celle-là. On pourrait tout aussi bien faire du son de l'*è* ouvert un son typique et considérer les sons *a* et *é* comme représentant ses modifications en sens opposés. Qui oserait pourtant présenter l'*é* comme une variété de l'*a*? — Il y a encore une difficulté qui s'élève pour l'explication de la formation du « *ng* ». Cette difficulté tient à ce que, dans la forme où le bord libre du voile du palais s'appuie à la racine de la langue, la cavité buccale est complètement isolée de la voie aérienne et ne peut dès lors constituer, comme dans les autres formes de résonnance, un renflement latéral en cul-de-sac. Il est certain cependant qu'il doit y avoir pour le « *ng* » une résonnance répondant à cette situation. Aussi doit-on admettre que, dans ce cas, les vibrations se communiquent au voile du palais détendu et, par celui-ci, à la couche d'air en repos qui se trouve dans la bouche, ainsi que nous avons dû l'admettre à propos du caractère nasal que donne à l'*i* pur l'occlusion des narines. — Si la place d'occlusion est portée plus en avant, la partie de la cavité buccale laissée en communication avec la voie aérienne ne se trouve pas pour cela agrandie d'une manière notable, et nous devons aussi admettre pour la forme du « *ng* » se produisant dans cette condition l'intermédiaire d'une résonnance buccale communiquée par le voile du palais. Il y aurait peut-être lieu de considérer comme position de passage du « *ng* » à l'*n* celle dans laquelle cet intermédiaire cesse d'agir. La différence entre l'*n* et le « *ng* » paraîtrait alors consister beaucoup moins dans la différence du point d'occlusion que dans le fait de la participation ou de la non-participation du voile du palais à la résonnance buccale.

Les consonnes.

L'élément fondamental et caractéristique de la classe des sons articulés désignés sous le nom de *consonnes* consiste dans les bruits que l'on peut déterminer volontairement dans les voies respiratoires au moyen du courant d'air. Nous avons déjà eu occasion de montrer que la cavité buccale est la seule dans laquelle on puisse produire un grand nombre de bruits de cette espèce et que ces bruits sont les seuls qui puissent être, au moins en partie, employés pour l'articulation des sons. Nous ne considérons donc dans ce qui va suivre que les bruits de bouche.

Le bruit en lui-même n'a aucune sonorité et ne prend d'importance que par sa réunion avec des sons auxquels il se trouve lié par un ordre passager de succession. De là le nom de consonnes pour les éléments de parole articulée formés avec les bruits. La puissance d'une consonne peut toutefois être notablement augmentée par cela seul qu'on applique à sa formation un courant d'air sonore. Il y a d'après cela des consonnes *muettes* et des consonnes *sonores*. Comme, à quelques exceptions près, tout bruit employé comme élément de parole peut être prononcé avec ou sans accompagnement de son et contribuer sous une double forme à la parole, on distingue, pour parler exactement, une *forme* ou *variété* de consonnes qui est la forme *muette* et une *forme* ou *variété sonore*.

Dans le langage courant, on distingue les consonnes de la première espèce sous le nom de *consonnes dures* et les consonnes de la seconde espèce sous le nom de *consonnes molles*. On fondait autrefois la différence entre l'une et l'autre espèce sur ce que les consonnes dures auraient contenu une aspiration manquant aux consonnes molles, en sorte qu'on pût écrire $p = b + h$. Bien que cette manière de voir soit généralement abandonnée et remplacée par le mode de distinction ci-dessus indiqué, elle repose au fond sur une observation absolument exacte, à savoir que les consonnes sonores (molles) sont toujours formées avec un courant d'air plus faible que es consonnes muettes (dures). Ce fait est d'autant plus digne de remarque qu'il n'est point accidentel, mais fondé au contraire sur des rapports nécessaires. Il faut bien considérer, en effet, que le courant d'air muet traverse la glotte largement ouverte, tandis que le courant d'air sonore traverse la glotte fortement rétrécie pour être en état de produire le son. Or, dans un temps donné, il sort beaucoup moins d'air de la glotte rétrécie que de la glotte largement ouverte, d'où il suit que les courants d'air sonores doivent toujours être plus faibles que les courants d'air muets. Il faut donc aussi moins de force pour articuler une consonne sonore que pour articuler une consonne muette. Tandis que la consonne sonore tire sa force de l'intervention du son qu'elle contient, la consonne muette ne résonne par elle-même que d'une manière insignifiante (d'où l'appellation *tenuis, mince*) et il faut compenser par l'énergie de la prononciation ce qui lui manque comme son. Il n'y a donc pas seulement possibilité, mais nécessité à prononcer la consonne muette plus fortement, c'est-à-dire avec un courant d'air plus fort. En résumé si, pour conserver l'exemple donné plus haut, l'on désignait par β le bruit engendré à l'aide d'un courant d'air modéré, on pourrait caractériser la différence entre les deux espèces de consonnes par les deux formules suivantes :

$p = \beta +$ un accroissement de pression de l'air; $b = \beta +$ le son.

On peut considérer comme termes extrêmes de la série des consonnes en sens opposés les consonnes *h* (aspirée) et *r*, muettes toutes les deux, mais par des raisons complètement différentes. L'*h* aspirée, courant d'air sortant par la bouche avec un léger bruit de frottement contre les parois de la cavité buccale, se lie avec une extrême facilité à un son; mais un courant d'air sonore, passant à frottement par la bouche grande ouverte, prend aussitôt le caractère de l'*a* et le son plein de la voyelle absorbe le faible bruit de l'*h*. Si donc on veut entendre ce dernier, il faut le prononcer sans mélange de son. Il en est autrement de l'*r*, bruit vibrant, très plein, car aucun son ne peut se mêler avec lui, aucun courant d'air sonore n'ayant assez de force pour mettre la luette ou la pointe de la langue en vibration.

Pour donner une vue d'ensemble sur les consonnes usitées ou les plus usitées, nous sommes réduits, sans doute, tout d'abord à ce qu'on appelle l'alphabet, bien que cet alphabet, comme on a déjà eu occasion de le dire, renferme beaucoup de lacunes et d'inconséquences; mais nous avons, pour en tirer parti, à prendre une précaution et à mettre de côté les lettres *c*, *q*, *x* qui ne sont que des équivalents de *k* ou de *s*, de *ks* ou de *gs* (articulations doubles). Mettons en outre à part *v*, *b*, *d*, *g*, *z* et *j*, attendu que ces sons représentent seulement les modifications sonores de *f*, *p*, *t*, *k*, *s*, et *ch*.

Nous pouvons classer d'après deux principes différents le reste des consonnes : ou bien d'après le mode de bruit qui les constitue, ou bien d'après le point où se forme le bruit. D'après le premier principe, nous maintenons d'abord la division des bruits en *continus* et *instantanés*. Les consonnes qui figurent dans la catégorie des bruits instantanés sont appelées d'ordinaire *explosives*, parce que les principales d'entre elles correspondent à cette dernière dénomination. Au point de vue du second principe de classement, nous distinguons les articulations en *labiales*, *dentales* ou *gutturales* suivant que les conditions qui leur donnent naissance se produisent sur l'un ou l'autre des trois points indiqués par ces noms. Si nous introduisons cette sous-division dans les bruits de consonnes, nous grouperons comme suit les bruits eux-mêmes et les consonnes auxquelles ils donnent naissance.

BRUIT	LABIAL	DENTAL	GUTTURAL
I. CONTINU.			
de souffle (*spirans*)	H	—	—
de frottement (*stridulus*)	F	S	[*ch* allemand]
vibrant (*vibrans*)	R	R	R
II. INSTANTANÉ.			
avulsif,	—	son de clappement.	—
explosif,	P (*pa*)	T (*ta*)	K (*ka*)
occlusif,	P (*ap*)	T (*at*)	K (*ak*)

Ce tableau est évidemment incomplet : il y manque trois sons nettement caractérisés : *l*, *y consonne*, *ch* français, que l'on classe d'ordinaire parmi les dentales. L'assimilation n'est pas exacte bien que dans la formation de ces trois articulations, comme dans celle des dentales, la pointe de la langue vienne se placer près des dents. Une différence essentielle les sépare et se rapporte à la direction du courant d'air. Pour toutes les consonnes qu'on a groupées ci-dessus, le courant d'air se tient dans la ligne médiane de la cavité buccale, ou, pour mieux dire, il traverse cette cavité sur une largeur plus ou moins grande dans une direction déterminée par la ligne médiane. Il passe à frottement sur toute la longueur du dos de la langue pour s'échapper entre la pointe de la langue et les incisives supérieures. Au contraire, dans l'articulation des trois sons dont il s'agit et auxquels il faut ajouter encore une forme particulière d'*r*, le courant trouve dans la pointe de la langue appuyée contre les dents un obstacle à sa marche rectiligne. Il s'écoule, par suite, des deux côtés par-dessus le bord du dos de la langue et arrive au dehors entre la face inférieure de la langue et les incisives inférieures. Les quatre articulations dont nous parlons forment donc une catégorie particulière qu'on peut désigner sous le nom de *marginales*, le bord de la langue jouant dans leur production un rôle principal.

On a coutume d'appeler régions d'articulation les places où se forment les bruits, parce que c'est sur ces points que s'opère le rapprochement ou la juxtaposition des parties de la bouche opposées l'une à l'autre. Dans le cours d'idées ordinaire, on distingue les régions d'articulation en *labiale*, *dentale* et *gutturale*. D'après ce qui vient d'être dit, il faut ajouter à cette classification une région d'articulation *marginale*.

On doit se demander d'ailleurs si l'on ne serait pas autorisé à compter une cinquième région d'articulation ayant son siège dans le larynx, c'est-à-dire dans la glotte. On a déjà montré dans une section précédente et en parlant du *gémissement* qu'une *explosive* peut se former à cette place. Un *bruit continu de frottement* peut s'y former de même lorsqu'on expire avec force et en manière de secousse. La bouche étant ouverte, ce bruit a le timbre d'un *h* profond, râclant et peut très bien s'employer au commencement d'une syllabe. On le perçoit clairement dans le *halètement*. On pourrait regarder aussi comme provenant d'un *bruit continu vibrant* de la glotte l'*r* profond des Anglais dans « *are, more* », qui tient peu du caractère *ronflant* des autres formes de l'*r* et qui resssemble plutôt à un souffle rauque. Aussi les Anglais ont-ils pu le définir « *quelque chose entre* A *et rien* ».

Dans la monographie des consonnes qui va suivre, il convient de négliger les bruits de clappement qui ne trouvent pas d'emploi dans les langues des nations civilisées.

En ce qui concerne l'*h*, il n'y a aussi rien de plus à remarquer, si ce n'est que, lorsque la langue est abaissée, à peu près dans la position requise pour l'*ou*, le timbre de ce souffle est plus sourd que pour une position plus élevée de la langue.

Les labiales.

P, B — F, V.

L'articulation des labiales se rattache à des dispositions très simples. Pour l'articulation explosive de la consonne *p*, il faut que les lèvres soient bien fermées, afin de pouvoir résister à la poussée du courant d'air sur lequel les forces de l'expiration et un peu aussi l'élévation du plancher de la bouche déterminent une pression. Lorsqu'un mouvement volontaire ouvre subitement la fente des lèvres ou lorsque celle-ci cède à la pression énergique de l'air, le bruit explosif se manifeste. Ce bruit ne peut se faire entendre isolément, car le courant d'air qui se précipite à la suite de l'ouverture des lèvres fait entendre toujours un bruit de souffle consécutif et, lors même qu'il vient une voyelle après le *p*, ce bruit de souffle s'intercale entre les deux comme un hiatus à peine sensible. Le *p* occlusif a un timbre un peu différent, court et dur. Il est évident qu'il exclut le bruit de souffle consécutif, quand l'articulation se forme avec une pureté absolue. Toutefois, ce n'est pas le cas ordinaire. En effet le *p* occlusif arrête brusquement le courant d'air avec une énergie très supérieure à celle qui, dans l'état de repos, maintient les lèvres fermées. La force d'occlusion cessant après l'articulation du son, l'air arrêté par la fermeture subite se fraie un passage là où il ne trouve plus de résistance et l'on entend un faible bruit explosif. Il faut une attention toute spéciale pour empêcher la production de ce phénomène qui d'ailleurs ne préjudicie en rien à la parole. Il présente même le léger avantage de donner un timbre un peu plus sensible au *p* occlusif, tout à fait dépourvu de sonorité par lui-même.

Dans le *b*, nous devons voir l'articulation *p* devenue sonore, aussi bien dans la forme explosive que dans la forme occlusive. *Dans la forme explosive*, il n'est pas suivi du son de souffle, et ceci par plusieurs raisons qui tiennent toutes à la constitution du courant d'air. Celui-ci, en effet, est à la fois *faible* et *sonore*. L'éloignement des lèvres s'effectue donc en général au moyen d'une activité musculaire volontaire et a plutôt le caractère d'une *mise en liberté* du courant momentanément arrêté que le caractère d'une expansion violente de l'air à la suite d'une résistance vaincue. Aussi n'y a-t-il pas une aussi forte masse d'air se précipitant, après l'ouverture des lèvres, et avec une aussi grande force que dans le *p*. De plus, le courant d'air étant sonore, il est possible de joindre immédiatement une voyelle à l'articulation. Pour y arriver, la bouche se place dans la position requise pour l'émission de la voyelle et, au moment où le son est émis, les lèvres s'entr'ouvrent. S'il est émis dès avant l'ouverture, le son du *b* est dominé par celui d'un *m* qui est la résonnante de la fermeture des lèvres. Le *b occlusif* a un son moins court et moins dur que celui du *p occlusif*, mais, pour tout le reste, ce qu'on a dit de l'un doit être dit de l'autre, à savoir que ce *b* est très dépourvu de sonorité et qu'il ne commence à acquérir un son distinct que grâce à l'articulation à peu près inévitable d'un *b* explosif consécutif. Il y aurait même à se demander si le *b* occlusif n'est pas généralement dépourvu de son, de façon à représenter un *p* occlusif faible et si ce n'est pas seulement à partir de la formation du *b* explosif qui s'y ajoute qu'il prend le caractère de *b*.

La consonne *f* se produit comme bruit de frottement d'un courant d'air passant par la fente de la bouche rétrécie. La fente peut se former par des dispositions très différentes des lèvres, soit que celles-ci s'avancent en manière de tuyau, soit qu'elles s'aplatissent en se reculant. De même l'articulation se produit, soit que l'air trouve un passage par un seul coin de la bouche, soit qu'il s'échappe pas les deux coins, le milieu de la bouche étant fortement serré. Mais il n'y a pas utilité à assigner un caractère particulier à chacune de ces légères variantes de l'*f* résultant de ces diverses conditions. On peut toutefois remarquer que l'*f* est plus claire lorsque le plancher de la bouche est soulevé et que la lèvre supérieure déborde par-dessus la lèvre inférieure; qu'elle est au contraire un peu plus sourde quand le plancher de la bouche est abaissé et que la lèvre inférieure déborde par-dessus la lèvre supérieure.

Le *v* se forme comme l'*f* dont il est la modification sonore et offre les deux variétés indiquées pour l'*f* dans les conditions correspondantes.

Les dentales.

T, D — S, [TH anglais], Z.

Pour former le *t explosif*, on intercepte la voie aérienne en portant la pointe de la langue contre la partie antérieure de la voûte palatine. Cette interception peut même n'être qu'approximative; mais, naturellement, plus l'occlusion est exacte, plus le son est distinct. La pointe de la langue ne suffit pas à elle seule pour opérer l'occlusion la plus complète possible. Il faut encore que tout le bord du dos de la langue s'appuie de chaque côté contre la rangée des dents molaires supérieures, en telle sorte que le courant se trouve arrêté dans l'espace qui sépare le palais du dos de la langue. On n'a plus alors qu'à abaisser brusquement la pointe de la langue pour émettre le *t* explosif. La région contre laquelle doit s'appliquer la pointe de la langue n'est pas rigoureusement déterminée; elle a, au contraire, un champ assez étendu dont la limite est, tout à fait en avant, le bord libre des incisives supérieures et se trouve, en arrière, près du bord postérieur de la voûte palatine. Le dos ou le dessous de la langue peuvent s'appliquer avec une égale facilité contre les dents; toutefois la face inférieure peut se porter plus loin en haut et en arrière. Suivant le mode et la place de contact de la pointe de la langue, on peut obtenir une série étendue de variétés du *t*, étant observé que l'articulation est d'autant plus claire que l'occlusion s'est faite plus en avant, d'autant plus sourde qu'elle s'est faite sur un point plus reculé en arrière. Il faut dire, à propos de la formation pure de l'articulation du *t* et par des raisons semblables, ce qu'on a dit du *p*, à savoir que l'articulation explosive doit être suivie d'un bruit de souffle qui, dans le cas où une voyelle survient après le *t*, s'intercale entre les deux comme un hiatus. Le *t* occlusif, qu'on peut former à chacune des places de contact servant pour le son explosif, a, comme le *p* occlusif, un son plus court, plus dur, moins résonnant que l'explosive correspondante. Il s'y joint presque nécessairement (et le son n'en est que plus plein) un *t* explosif court, la pointe de la langue abandonnant tout de suite la position d'occlusion pour revenir à sa position de repos.

Le *d* est la modification sonore de *t* et se comporte dans tous les cas par rapport à cette articulation comme le *b* par rapport au *p*. Il peut se former à titre d'explosif comme à titre d'occlusif aux mêmes places de contact qu'on peut assigner pour le *t* à la pointe de la langue. Comme pour le *b* et par les mêmes raisons, son articulation, quand il est *explosif*, ne s'accompagne pas du son de souffle consécutif, et, quand il est *occlusif*, il n'acquiert toute sa plénitude de son que lorsqu'il s'y joint un son explosif. En ce qui touche l'annexion des voyelles au *d* explosif, les conditions sont un peu différentes de ce qu'elles sont pour le *b*. En effet la position des parois de la cavité buccale requise pour la voyelle à émettre consécutivement ne peut pas être prise *préalablement* à la formation du *d* comme cela est possible pour le *b*. Il faut arriver à réaliser le contact en changeant rapidement la position de la langue. Si le son est émis un peu en avance par rapport au moment où la fermeture se relâche, il se produit un son de *n* qui domine, attendu que toutes les variétés du son *d*, toutes les places d'occlusion qui servent pour le *t* et le *d* peuvent être employées pour la formation de la résonnante *n*.

L'*s* est le bruit de frottement entre la pointe de la langue et les places de contact qui lui sont données pour l'articulation du *t*. Toutefois l'*s* n'est émise purement que lorsqu'on emploie le dos de la langue pour produire l'occlusion. La face dorsale se trouve creusée dans son milieu en forme de gouttière de telle sorte que le courant d'air est conduit en avant par un chemin plus ou moins étroit. Les diverses variétés d'articulation que l'on peut obtenir pour l'*s* se rattachent en partie à la diversité des places de contact, en partie aux différences de largeur du chemin par lequel le courant d'air glisse à la surface de la langue. Un courant d'air large donne un *s* sifflant qui manque de pureté. Le contact formé plus en avant donne un *s* plus clair; formé plus en arrière, il donne un *s* plus sourd. Si l'on cherche à produire l'*s* en employant pour les contacts la face inférieure de la langue, on obtient un son sifflant ou de bruissement qui rappelle celui du *ch*, mais qui en diffère néanmoins tout autant qu'il diffère de l'*s*. Si le contact de la face dorsale de la langue à sa pointe s'effectue en telle sorte qu'elle n'effleure que le bord inférieur des incisives d'en haut, la pointe de la langue pouvant même se projeter en avant du plan des dents, on obtient le *th* anglais dur ou le θ des Grecs modernes.

L'*s*, le *th* anglais et le θ présentent une forme dure, non sonore, qui correspond à l'*f* des labiales et une forme sonore adoucie qui correspond au *v* des labiales (*z* français, *th* doux anglais). Celle-ci s'accompagne d'une vibration qui se fait sentir à la pointe de la langue et qui se communique d'une façon très marquée aux incisives inférieures. Nous aurons à faire la même observation pour le *j* français.

Les gutturales.

K, G — [CH allemand].

Lorsque l'occlusion se forme entre la partie postérieure de la langue et la partie postérieure du palais, on obtient le son *explosif* du *k*. La limite antérieure de la région de fermeture est en même temps la limite postérieure de celle qui s'applique à l'articulation du *t*. On s'explique facilement d'après cette circonstance la maladresse bien connue des enfants qui, n'ayant pas encore surmonté la difficulté de l'occlusion gutturale, prononcent *t* à la place de *k*. Néanmoins Brücke fait remarquer avec raison [1] que, pour savoir s'il doit se former un *t* ou un *k*, la position absolue du point de contact avec le palais n'est pas le seul élément à prendre en considération, mais aussi la manière dont se comporte la langue. Il y a en effet dans le palais, entre la région tout à fait spéciale à l'articulation du *t* et celle qui est tout à fait spéciale à l'articulation du *k*, un certain espace qu'on peut indifféremment employer pour l'un et pour l'autre son. Les limites de cet espace sont très nettement déterminées. Souvenons-nous de ce qui a été dit plus haut sur la possibilité que l'on a d'employer aussi bien la face dorsale que la face inférieure de la langue pour l'articulation du *t*. Si, dans ce contact à former contre le palais, on porte la face dorsale de la langue de plus en plus en arrière, on finit par arriver à la région dans laquelle l'*explosive* formée passe du *t* au *k*. Si l'on fait la même expérience en employant le dessous de la pointe de la langue, on arrive de même à la place où l'explosive se change de *t* en *k*, mais cette place est plus loin en arrière que celle qui a été reconnue dans l'essai fait avec la face dorsale de la langue. L'espace qui sépare les deux places constitue cette région intermédiaire qui commence à la limite postérieure du *t* articulé avec la face dorsale de la langue et qui se termine à la limite postérieure du *t* articulé avec la face inférieure. — Les différences dans la place de contact correspondent pour le *k*, comme pour le *t*, à des variétés d'articulation; mais ici les variétés se partagent très nettement en deux classes, celle du *k* antérieur et celle du *k* postérieur. La raison de cette distinction se trouve évidemment dans la nature différente des régions du palais concourant à l'occlusion : la voûte palatine osseuse dans l'articulation du *k* antérieur, le voile du palais membraneux dans l'articulation de l'autre espèce de *k*. — Aux diverses variétés de *k* explosif correspondent autant de variétés du *k* occlusif. Toutefois il est plus vrai encore de dire pour ce dernier que pour le *p* et le *t* occlusifs qu'il ne commence à se manifester qu'à l'aide d'un son explosif consécutif.

Dans le *g* nous reconnaissons le *k* sonore et il faut dire de cette articulation tout ce que nous venons de dire du *k*, tant au point de vue des limites de la région d'occlusion qu'au point de vue des rapports réciproques entre la forme explosive et la forme occlusive.

Les bruits de frottement correspondants sont ceux que l'orthographe allemande exprime par « *Ch* ». Si la différence entre le *k* anté-

1. *Eléments de physiologie et Système des sons du langage* (Vienne, 1856, page 13).

rieur et le *k* postérieur est très sensible, elle est bien plus marquée encore dans le bruit de frottement. Au *k* antérieur formé contre la voûte palatine correspond le bruit de frottement plus pur, plus clair, que l'on entend après *é* ou *i* [*ch* doux]. Exemples : « *Pech, Licht* ». Au *k* postérieur formé contre le voile du palais correspond au contraire le bruit de frottement plus rauque, plus profond, que l'on observe après *a*, *o*, *ou* [*ch*. dur]. Exemples : « *Dach, Loch, Wucht* ». La forme douce s'associe plus aisément à l'*é* et à l'*i*, la forme dure à l'*a*, à l'*o* et à l'*ou*. La raison en est que, dans l'émission de l'*é* et de l'*i*, la langue se trouve déjà portée en avant et passe, par suite, plus facile ment à la position du « *ch* doux », de même que la position du « *ch* dur » se lie plus facilement à la position que la langue prend plus en arrière pour l'*a*, pour l'*o* et pour l'*ou*. La preuve de l'exactitude de ce principe est que l'on ne peut joindre le « *ch* dur » à un *i* ou à *é* qu'en intercalant un *a*; exemples : « *I (a) ch, re (a) chen* », formes dialectales de « *ich, rechen* ». Ce phénomène s'explique par le fait que la langue passe par la position *a* dans la transition de la position *i* à la position « *ch* dur ».

Les deux espèces de bruit de frottement guttural peuvent aussi recevoir une prononciation sonore. Toutefois les sons correspondants n'ont pas de place dans la grammaire, au moins pour les langues allemande, anglaise et pour les langues romanes. Mais on les trouve dans les dialectes. Le « *ch* doux » sonore se présente dans la prononciation du *g* usitée dans le Nord de l'Allemagne (par exemple *gut*) et sonne à peu près comme *y* consonne (français) sans avoir tout à fait l'articulation de cette consonne, ainsi qu'on le fera voir ci-après. Le « *ch* dur » sonore se trouve de même dans le dialecte du Nord de l'Allemagne à titre de mode spécial de prononciation du *k*, par exemple dans « *König* » et aussi dans le dialecte alemanique pour la prononciation du *k*, par exemple dans « *komm* ».

Les marginales.

L, Y consonne [1], CH français, J français.

On a déjà expliqué en quoi consiste le caractère commun des marginales. Les articulations dont il s'agit appartiennent toutes à la catégorie des bruits de frottement, mais il y a lieu aussi de reconnaître l'existence d'une *marginale explosive* qui n'a pas été comprise dans l'énumération donnée plus haut parce qu'elle n'a guère d'emploi comme son isolé. On s'en occupera plus tard.

1. Cette articulation est celle qui se fait entendre dans les mots : *Himalaya, Biscaye, païen.*

Quant aux quatre consonnes marginales qui figurent en tête de ce paragraphe, la pointe de la langue ou une partie de la langue voisine de la pointe, reste, pendant qu'on les articule, en contact plus ou moins ferme avec la voûte palatine et le courant d'air descend en glissant autour des bords latéraux de la langue.

Dans l'*l*, la pointe de la langue est placée en contact avec les incisives supérieures, mais elle peut aussi s'appliquer plus haut et en arrière. Toute la face dorsale de la langue s'aplatit alors de telle sorte que son bord s'abaisse un peu au-dessous du bord inférieur des dents molaires. — Il peut se former un *l* muet aussi bien qu'un *l* sonore.

Pour la formation du *y* consonne, une portion un peu plus longue de la face dorsale du bout de la langue se met en contact avec l'arcade dentaire de la mâchoire supérieure, et le dos de la langue se soulève tout entier de manière à ce que les bords de la langue se placent facilement contre la rangée des molaires. Cependant l'attouchement de la pointe de la langue peut aussi se réaliser plus en bas contre la face postérieure des dents ou plus en arrière, contre la voûte palatine, pourvu que les bords de la langue conservent la position indiquée contre les dents molaires. La mise en contact de la face inférieure de la langue avec une des places qu'on vient d'indiquer permet aussi d'obtenir l'articulation du *y* consonne, mais le son est sourd et manque de pureté. L'occlusion ferme produite par la pointe de la langue appuyée contre la mâchoire supérieure et le passage de l'air par la fente étroite entre les bords de la langue et les dents molaires étant les conditions nécessaires de l'articulation du *y* consonne, on constate aisément qu'il ne faut pas confondre avec elle le son, assez analogue d'ailleurs, qui a été décrit ci-dessus comme « *ch* doux sonore » des Allemands. En effet, l'on forme ce dernier en conservant absolument la position de langue requise pour le « *ch* doux ». — Le *y* consonne muet figuré par *j* dans l'orthographe de la langue allemande s'emploie de préférence dans cette langue, exemple : « *jetzt* ». Le *y* consonne sonore s'emploie de préférence en anglais; exemple : « *year*, *yonder* ».

Pour le *ch* français, la pointe de la langue se place par sa face dorsale contre l'arcade dentaire de la mâchoire supérieure et le dos de la langue se soulève en telle sorte que ses bords viennent se placer facilement contre la face interne des dents molaires. Lorsqu'on émet ce son, la pointe de la langue a une tendance à s'abaisser un peu en quittant la place de contact, en sorte qu'il se mêle au *ch* une articulation ayant de l'affinité avec l'*s*. Le *ch* prononcé comme marginale pure de ce mélange a un son plutôt sifflant. Le *ch* anglais qu'on écrit *sh* a le caractère marginal plus prononcé que le *ch* (écrit *sch*) tel qu'on le prononce d'ordinaire en Allemagne, mais il n'en renferme pas moins quelque affinité avec l'*s*. — Par suite, l'on pourrait bien ne pas considérer le *ch* ordinaire comme une articulation *exclusivement* marginale, mais bien comme étant *principalement* un bruit de frottement des bords de la langue, ce qui le rattache aux marginales.

Le *ch* peut être formé comme articulation muette et aussi comme articulation sonore (*j* français).

Si l'on place la langue dans la position requise pour le *ch* et si l'on fait alors passer à frottement par la cavité buccale un courant d'air énergique expulsé par manière de secousse, sans retirer la pointe de la langue, on fait apparaître un *tch* dur qui se décompose en une marginale *explosive t* et une marginale pure *ch*.

Les vibrantes.

Les bruits vibrants peuvent se former à toutes les places d'occlusion qui servent à l'articulation des consonnes et ont tous le son de l'*r*. Il y a donc un *r* labial, un *r* de la pointe de la langue pour lequel on réserve ordinairement le nom de *r lingual*, un *r* guttural antérieur, un *r* guttural postérieur, un *r* marginal et peut-être un *r* laryngien. Parmi ces 6 espèces d'*r*, le *r* labial ne trouve pour ainsi dire aucun emploi comme son du langage, bien qu'on le rencontre ainsi utilisé dans une île peu éloignée de la Nouvelle-Guinée. Autrement il n'est usité qu'en manière d'interjection ou comme un signal dont les cochers se servent pour les chevaux. Dans les deux cas, il s'associe à un bruit de vibration formé par la langue projetée en avant.

Pour le *r* de la pointe de la langue, aussi bien lingual que dental, cette partie de la langue est dirigée un peu en arrière des dents et vibre en revenant à sa position redressée sous l'impulsion du courant d'air qui tend à l'abaisser.

Le *r* guttural antérieur se forme entre la face dorsale de la langue soulevée et la voûte palatine. Comme le dos de la langue n'est point capable de donner de grands mouvements de vibration, ce *r* ne possède qu'à un faible degré le caractère ronflant et ne peut être prononcé très haut. C'est pourtant, en allemand, la forme la plus commune.

Le *r* guttural postérieur se forme par la vibration de la luette dans la racine de la langue creusée en forme de gouttière ; c'est le *r* grasseyé des Français.

Le *r* marginal se forme par la vibration des bords de la langue lorsque, la langue étant fortement appliquée contre la partie antérieure du palais, le courant d'air doit passer à frottement entre les dents molaires et les bords de la langue placés contre ces dents.

Nous avons parlé précédemment de l'existence possible ou vraisemblable d'un *r* laryngien.

La diversité de tous ces modes d'articulation de l'*r* a moins d'utilité pour former des sons différents qu'elle n'en a pour donner la facilité de prononcer l'*r* de plusieurs façons. On peut dès lors choisir l'un ou l'autre mode, soit à raison de la nécessité d'associer l'*r* à tel ou tel son, soit à raison des aptitudes individuelles ou des particularités nationales de prononciation.

Les consonnes doubles.

Deux consonnes quelconques peuvent être prononcées rapidement l'une après l'autre avec plus ou moins de facilité ou de peine. Lorsque l'association est difficile, soit à cause du caractère des sons, soit à cause d'un manque individuel d'habileté, il se fait entre les deux consonnes cette petite pause qui tantôt n'est qu'un arrêt dans la parole (*hiatus*), une sorte de temps de repos, et qui tantôt est remplie par un son de transition.

L'hiatus vrai se produit principalement quand il se trouve deux consonnes entre des voyelles ou quand deux consonnes sont liées entre elles et ne s'associent pas d'ailleurs avec facilité; exemples : *axe*, *luxe*, la province hollandaise de *Gueldre* (Ak-se, Luc-se, Guel-dre). Si les deux consonnes appartiennent à deux mots différents formant les éléments d'un mot composé, l'hiatus est de règle en allemand : « *Ab-legen*, *Un-genau*, *All-seitig* ».

L'intervalle résultant de l'hiatus peut être comblé soit par une voyelle soit par une consonne.

La voyelle servant au *remplissage* est un son quelconque de voyelle sourde qui prend naissance accidentellement à raison de ce que les parties de la bouche parcourent, en même temps que le courant d'air se maintient, la position qui détermine cette voyelle, en passant de la position requise pour une consonne à la position nécessitée par l'articulation d'une autre consonne. C'est le plus souvent un *e muet* ayant quelque affinité avec l'*a* ou avec l'*o* (Ex. *clé*, *craque*, *croque*, *glèbe*, *glas*, *glotte*). Un *ou* bien distinct apparaît quand on associe au « *ch* dur » guttural postérieur la consonne *p*, [*ch* (*u*) *p*]. Un son analogue, ayant toutefois plus d'affinité avec l'*o*, prend naissance quand on essaie de prononcer *f k* avec le *k* postérieur : *f* (*o*) *k*. Un défaut individuel d'habileté est bien souvent la cause de semblables intercalations. Il y a des personnes qui ne réussissent qu'avec peine à prononcer deux consonnes l'une à la suite de l'autre.

Le *remplissage* par une consonne est à proprement parler moins un remplissage effectif qu'une facilité donnée à la transition par l'intercalation d'une consonne qui s'unit aisément aux deux autres consonnes, spécialement à la première. Toutefois, en règle générale, il se produit encore un hiatus après cette consonne intercalaire. Mais, comme l'hiatus est, dans le procédé de l'intercalation, beaucoup plus bref qu'il n'aurait été sans cela, la consonne intercalée se trouve remplir, au moins en partie, le vide qui se produit dans la parole.

Plusieurs combinaisons de deux consonnes sont d'une prononciation si aisée que l'écriture même les rend par un signe unique : *x* = *ks*, *gs*, *z* allemand = *ts*, ψ grec = *ps*. Cette circonstance nous autorise à nous demander s'il n'y aurait pas parmi les consonnes des sons doubles ayant quelque chose du caractère que présentent les voyelles réunies en diphtongues. Nous ne saurions entreprendre de répondre à cette question avant d'être arrivés à préciser les conditions auxquelles doit satisfaire la réunion de deux consonnes pour qu'on y puisse voir un son double (diphtongue consonne). Cette détermination précise peut être obtenue sans difficulté si l'on étend aux diphtongues consonnes la conception qu'on s'est faite des diphtongues voyelles en les définissant comme suit : « une unité dans laquelle on peut sans doute reconnaître encore les éléments composants, mais qui, sous les autres rapports, peut ou doit rester une unité. » Le criterium le plus sûr auquel on puisse recourir pour cela paraît être de prononcer entre deux voyelles la combinaison de consonnes proposée. Si un hiatus se produit entre elles, leur indépendance relative est démontrée et la possibilité de considérer leur combinaison comme une diphtongue est à rejeter. Or, si l'on essaie, en écartant les résonnantes de la série des consonnes, toutes les combinaisons possibles de consonnes, on trouve qu'il n'en est aucune qui supporte l'épreuve de la prononciation entre deux voyelles, bien que quelques-unes d'entre ces combinaisons ne laissent observer qu'un hiatus très court. On peut conclure de là qu'il n'y a pas de vraies diphtongues consonnes; mais ce n'est pas une raison pour abandonner la recherche des combinaisons de vraies consonnes (les résonnantes exclues) qui peuvent, en certaines conditions, s'opérer *sans hiatus* et que l'on puisse, par suite, considérer comme offrant dans ces conditions quelque chose d'analogue aux diphtongues voyelles. Ces conditions sont évidemment : 1° que l'ensemble des deux consonnes puisse être prononcé isolément; 2° que ces combinaisons puissent être employées au commencement des mots et 3° à la fin des mots.

Ce qui a été reconnu s'appliquer à la consonne *muette* s'applique aussi à la sonore correspondante. Nous n'aurons donc à faire porter que sur les consonnes *muettes* la recherche à laquelle nous allons nous livrer; mais nous pourrons, à l'occasion, faire intervenir les *sonores* dans les exemples à donner. Dans l'intérêt de la brièveté, il paraît convenable de désigner certaines articulations par une notation spéciale, savoir le *k* et le « *ch* allemand doux », formés à l'extrémité antérieure de la voûte palatine par *k* ou k^1 et [ch^1] le *k* et le « *ch* allemand dur » formés à la partie postérieure de la voûte palatine par k^2 et [ch^2] *. Parmi les quatre *r* moyens, *r* labial sera représenté par r^1, *r* de la pointe de la langue par r^2, *r* palatal par r^3, *r* du voile du palais par r^4.

Etudions d'abord les combinaisons d'une *explosive précédant une continue*. Il est à croire qu'une telle combinaison doit pouvoir se réaliser très facilement. Le courant d'air arrêté avant la formation de l'explosive, se précipitant à l'extérieur après que l'occlusion a cessé, doit pouvoir aisément former la consonne continue. Il en est effectivement ainsi pour la plupart de ces consonnes. Toutefois, dans la série des combinaisons possibles, il en est beaucoup qui ne peuvent pas se réaliser sans hiatus. D'autres peuvent bien être formées à part, mais il y a des difficultés pour les joindre à d'autres sons. Il n'en est qu'un certain nombre qui puissent trouver un emploi facile dans le cours de la parole. Il y a encore une importante distinction à faire entre ces combinaisons, suivant qu'on les emploie au commencement ou à la fin des mots. Au commencement des mots, l'*explosive* qu'on met en jeu est bien réellement une explosive et ce qui a été dit plus haut s'y applique; à la fin des mots, au contraire, la même articulation est par rapport aux sons qui précèdent une *occlusive* et une consonne de cette espèce ne souffre pas à proprement parler l'adjonction d'un autre son sans un hiatus bien marqué. Lorque nous trouverons quelques-unes de ces combinaisons employées à la fin des mots, nous aurons lieu de penser qu'en théorie et dans les expériences il se produit sans doute une *occlusive* pure, mais qu'il n'en est pas de même dans la pratique, une *explosive* s'ajoutant toujours et immédiatement à l'*occlusive* dès que l'occlusion cesse elle-même par le retour des organes à l'état de repos. Si l'on constate la possibilité d'employer à la fin des mots une combinaison de l'espèce en question, cette possibilité est fournie par l'élément explosif; mais comme celui-ci reste toujours faible, la possibilité de l'emploi comme finale reste de même limitée.

Tout d'abord, nous trouvons la combinaison d'*une explosive avec une consonne à bruit de frottement de sa propre région d'articulation*, l'air qui fait explosion à cette place pouvant être employé à produire le bruit de frottement. Ces combinaisons sont les suivantes :

PF, TS, [K^1 CH^1] [K^2 CH^2].

* Les exposants 1, 2... dont sont affectées les diverses lettres dans cette notation sont destinés à être prononcés comme des exposants algébriques. k^1, *Ka un*; k^2, *Ka deux*; r^3, *Erre trois*.

Elles peuvent toutes être formées comme consonnes doubles dans le sens large adopté ci-dessus. Il n'y a toutefois que les deux premières qui puissent être employées tout aussi bien au commencement qu'à la fin des mots. Quant aux deux autres, il est trop difficile de les associer à d'autres sons pour qu'elles puissent trouver un emploi général. Au commencement des mots, on peut employer également bien *pf* et *ts*, « *Pfund, Zoll = tsoll* ». A la fin des mots, au contraire, il est difficile d'empêcher l'hiatus avec *pf*, l'*f* exigeant un courant d'air trop énergique et une certaine modification dans la position des lèvres; exemple : « *Kopf* ». Au contraire, le courant d'air devenant libre après le *t* suffit complètement à la formation de l's, « *Platz* ». La facilité avec laquelle l's se combine avec le *t* pour les deux sortes d'emploi a dû conduire à l'introduction d'un signe écrit unique dans l'alphabet allemand, slavon, etc., pour la réunion de ces deux consonnes.

Nous rencontrons, en second lieu, l'association *dans laquelle une explosive précède une consonne à bruit de frottement formée dans une région d'articulation placée plus en avant;* ainsi :

TF, KF, K^1S.

Les deux premières articulations peuvent être obtenues quand les lèvres sont déjà ouvertes pour l'*f* et dans ces conditions on peut, à l'aide d'un courant d'air très énergique, émettre le *t* ou le *k*. En réalité, ce n'est que pour la combinaison *ks* que la succession des sons s'établit facilement, au commencement comme à la fin des mots. C'est pour cette raison sans doute que, dans ce cas encore, on a inventé le signe simple *x*. Il faut que le *k* soit le *k* antérieur (k^1), car ce n'est qu'avec lui que le courant d'air mis en liberté atteint tout aussitôt les dents. Au commencement des mots il est possible d'employer un k^2s.

Exemples de l'articulation double *x* : axe, sexe, rixe, Xavier Xénophon.

Au troisième rang vient l'association *dans laquelle une explosive précède une consonne à bruit de frottement formée dans une région d'articulation plus reculée.* A cette catégorie appartiennent :

PS, [PCH^1, PCH^2], [TCH^1, TCH^2][1].

Lorsqu'on réalise avant la formation de l'explosive le rétrécissement nécessaire pour la production du bruit de frottement, cette consonne prend naissance immédiatement après l'explosive. De ces

1. On n'oubliera pas que, dans les groupes de consonnes placés entre crochets ou entre guillemets, les articulations *ch* ¹, *ch* ² sont celles que représente par cette transcription l'orthographe allemande dans l'ouvrage original.

diverses combinaisons, il n'y a que *ps* qui soit d'un emploi facile aussi bien au commencement qu'à la fin des mots, et c'est également pour cette raison qu'il existe en grec un signe simple Ψ pour l'ensemble des deux consonnes; exemple : Ψαλμος.

Dans la prononciation dialectale allemande, on entend à la fin des mots « *tch* et *pch* », mais non pas sans un mélange d'hiatus : « *Fitch*[1] pour *Fittich*, *Tepch*[1] pour *Teppich* ».

On doit faire avec les *marginales* une *seconde classe de continues*. Il y aura donc à rechercher les combinaisons possibles d'*une explosive suivie d'une marginale*.

D'abord on trouvera les combinaisons avec *l* :

PL, TL, K^1L, K^2L.

Ces combinaisons se forment toutes aisément au commencement des mots, lorsque la position des parties de la bouche pour l'*l* est prise dès avant la formation de l'explosive, de manière à ce que le courant d'air devenu libre et frottant sur le dos de la langue soit en état de déterminer le son *l*. La combinaison *tl* offre seule quelque difficulté parce que la pointe de la langue abaissée pour l'articulation du *t* doit revenir immédiatement au contact pour l'articulation de l'*l*; aussi est-il difficile d'éviter en pareil cas un léger hiatus. On sait d'ailleurs que cette combinaison de consonnes n'est guère employée que dans les noms qui viennent de l'ancienne langue mexicaine. Si la consonne *l* doit être précédée d'un k^1 ou d'un k^2 la voyelle qui suit l'*l* détermine l'espèce de *k* à prononcer, k^1, pour les voyelles qui appellent un rétrécissement dans la partie antérieure de la cavité buccale (*i*,*é*), k^2 pour les voyelles dans l'émission desquelles la cavité buccale doit être plus rétrécie en arrière qu'en avant. Il est évident que le choix du *k* implique d'ores et déjà une préparation pour la voyelle correspondante. Aussi l'articulation est-elle beaucoup plus difficile avec un autre *k* que celui qui est amené par la voyelle conformément à cette règle. Exemples de prononciation normale : Climat (*k^1 lima*), Clos (*k^2 lô*). A la fin des mots, l'emploi de ces combinaisons détermine toujours un hiatus.

Avec *ch* français les explosives donnent les combinaisons :

PCH, TCH, KCH.

Parmi celles-ci, *Kch* est la moins facile à articuler. Elle ne se trouve guère en allemand que dans les dialectes et c'est toujours alors k^1 dont la région d'articulation est la plus voisine de celle du *ch*. La difficulté de cette combinaison consiste en ce que, pour le k^1, la partie postérieure de la face dorsale de la langue est soulevée et la pointe de la langue abaissée, tandis que pour le *ch* la pointe de la langue est soulevée et la partie postérieure du dos de la langue abaissée. Or le passage de l'une de ces positions à l'autre ne peut pas bien s'effectuer sans hiatus, encore que le changement ne soit pas bien grand. — *Pch* se lie aisément à un autre son quand la position des parties de la bouche se trouve préparée dès avant l'articulation du *p*. Toutefois cette combinaison ne se trouve employée en allemand, en dehors des noms propres, que dans quelques dialectes et conduit volontiers à l'hiatus. C'est surtout à la fin des mots que *tch*, de même que *ts* et par la même raison, est facile à prononcer. On rencontre très fréquemment cette articulation double dans la langue italienne aussi bien sous sa forme muette (*Cima*) que sous sa forme sonore (*Giro*), et de même en anglais où elle s'orthographie de diverses manières (*chain*, *ginger*, *jump*, *patch*, *pledge*).

La 3e classe des continues comprend *les diverses formes de l'r*. Celles-ci s'unissent aux explosives dans les combinaisons :

$$PR^2,\ TR^2\ K^1R^3,\ K^2R^4.$$

A la fin des mots ces combinaisons ne se peuvent prononcer sans hiatus, l'articulation de l'*r* exigeant un trop fort courant d'air. A chaque explosive s'associe l'espèce d'*r* qui en est la plus voisine sous le rapport de la région d'articulation, ainsi qu'on a eu déjà occasion de l'expliquer, k^1r^3 prend place devant *i* et *é* comme k^1l et par la même raison ; k^2r^4 comme k^2l devant *a*, *o*, *ou*. On prononce l'*r* de pr^2 et tr^2 plus en avant quand la voyelle est *i* ou *é*, plus en arrière quand la voyelle est *a*, *o*, *ou*, toujours pour la même raison tirée de la position qui prépare l'émission de la voyelle placée à la suite.

Etudions maintenant la disposition formant la réciproque de celle qui a servi de base à l'énumération des combinaisons ci-dessus examinées. Il s'agit des combinaisons dans lesquelles *la consonne continue se trouve la première et est suivie d'un p, d'un t ou d'un k*. En présence de la consonne continue, ces derniers sons ont le caractère occlusif et le conservent même quand la combinaison sert de finale. Si la consonne continue est placée au commencement d'un mot, le défaut de pureté de l'occlusive se manifeste d'une manière évidente, cette consonne étant réduite à prendre vis-à-vis des sons qui la suivent le caractère d'explosive.

Si nous commençons par les *continues à bruit de frottement*, nous rencontrons comme combinaisons possibles dans l'ordre d'idées donné :

$$FP,\ FT,\ FK — SP,\ ST,\ SK^1,\ SK^2 — [CHP,\ CH^1T,\ CH^2T,\ CH^1K,\ CH^2K].$$

Parmi ces combinaisons, *f p*, [ch^2 k^2] et même (ch^1 k^1) peuvent être articulées à part, mais elles réclament un courant d'air si énergique qu'on ne peut les associer à d'autres sons ; fk^1, fk^2, sk^2,

[ch^1p, ch^2p, ch^1 k^2, ch^2 k^2] ne sauraient être prononcées sans un très fort hiatus. De toute cette longue série de combinaisons qu'on vient d'exposer et qui commence à se simplifier en ce que les deux genres de *k* ne se distinguent que dans le groupe *sk*, il ne reste à comprendre dans la catégorie des consonnes doubles que les six groupes :

FT, SP, ST, SK [CH^1T, CH^2T].

Dans *ft*, le courant de l'*f* est brusquement arrêté par le mouvement que fait la langue en se mettant en contact pour le *t*. On trouve cette combinaison au commencement des mots dans la langue grecque (Φθόγγος), à la fin des mots dans l'allemand « *Schuft* », dans l'anglais « *cleft* ». Dans les trois combinaisons de l's, le courant de l'*s* est de même interrompu par les sons occlusifs. Le k^1 est le seul qu'on puisse employer, car c'est le seul dont la position puisse être prise assez rapidement par la langue changeant la position de l'*s* pour que le son *s* ne s'évanouisse pas avant que celui du *k* ne soit formé. Les trois combinaisons s'emploient aussi bien au commencement des mots qu'à la fin. Exemples : la ville de *Spa*, *Visp* (en Suisse), *style*, *mixte* = *mik-st*, « *sky*, *risk* » (anglais). On trouve cependant en anglais, dans la finale *sk* suivant *a*, un *s* dépourvu de pureté, formé en arrière et déterminant ainsi un k^2.

Nous trouvons le [*cht*] employé comme groupe initial en grec (χθών), comme groupe final en allemand sous la forme [ch^1t] après *i* ou *é* (*Recht*, *Licht* et sous la forme [ch^2t] après les voyelles *a*, *o*, *ou* [*Nacht*, *Docht*, *Wucht*].

L'association des sons *p*, *t*, *k*, aux *marginales* donne la série :

LP, LT, LK^1, LK^2 — CHP, CHT, CHK.

Celles des combinaisons ci-dessus qui renferment la consonne *l* s'obtiennent sans difficulté lorsque le deuxième son intervient comme véritable *consonne occlusive* pendant que l'*l* résonne. On peut même réussir à articuler avec les deux genres de *k*, si, en vue de la liaison avec k^2, l'*l* est formée un peu en arrière. Ces combinaisons ne peuvent être employées sans hiatus qu'à la fin des mots, lk^1 après *i* et *é*, lk^2 après *a*, *o*, *ou*. (Exemples : *Celte*, *culte*, *halte*, *volte* ; *quelque*, *calque*). — *chp*, *cht* peuvent, comme *sp* et *st*, et par les mêmes raisons, être articulés sans difficulté et s'emploient aussi bien au commencement qu'à la fin des mots. Ils constituent dans le premier cas la prononciation courante allemande des groupes écrits *sp*, *st* : « *Spiel*, *Stein*, *Vischp* forme dialectale pour Visp ».

Les *vibrantes* nous donnent la série :

R^2P, R^2T, R^3K^1, R^4K^2.

Les quatre groupes sont d'une articulation facile à la fin des mots lorsque le dernier son est formé comme purement occlusif pendant que l'*r* résonne. r^3 k^1 s'entend après *i* et *é*, r^4 k^2 après *a*, *o*, *ou*. Ex. : *harpe, carte, cirque, arc*. Au commencement des mots, on ne peut articuler ces combinaisons sans hiatus.

On a déjà examiné comment se comporte l'association d'une *explosive* ou d'une *occlusive* avec une *consonne à bruit de frottement qui la précède*. Il ne reste donc, en ce qui les concerne, qu'à rechercher les conditions d'association de *deux consonnes continues venant l'une après l'autre*.

L'association de *deux consonnes à bruit de frottement* donne la série :

FS, [F + CH allem.], SF, [S + CH allem.] [CH allem. + F], [CH allem. + S]

Aucune de ces combinaisons n'est possible sans hiatus. Toutefois, en projetant la langue en avant pendant que le *ch* allemand résonne, on peut obtenir à peu près sans hiatus un [ch^1s] ou un [ch^3s]. Exemple : le génitif de « *Schlich* » et de « *Dach* » qui toutefois se prononcent d'ordinaire « Schlich *e* s, Dach *e* s », pour éviter la difficulté d'articulation.

L'association *d'une marginale et d'une consonne à bruit de frottement* donne :

FL, SL, [CH allem + L] — FCH français, S + CH français,
[CH allem. + SCH allem.]

Parmi ces combinaisons, celles qui renferment *ch* français à la seconde place ne peuvent se prononcer sans un large hiatus. Celles qui renferment *l* à la seconde place sont possibles au commencement des mots lorsque, pendant l'articulation du premier son, l'on prépare l'*l* en tenant la langue de façon à ce qu'il n'y ait qu'à lever contre le palais la pointe de cet organe pour produire l'*l*. Exemples : *flotte, slave*, [*ch^1li*-alemanique pour klein.].

Les *consonnes à bruit de frottement* se combinent comme suit avec les *vibrantes* :

FR^2, SR^2, [CH^1R^3, CH^2R^4].

Toutes ces combinaisons peuvent être obtenues lorsqu'en prononçant la consonne à bruit de frottement on a déjà placé la langue comme elle doit l'être pour l'*r* à articuler dans la région correspondante, c'est-à-dire r^2 après *s*, r^3 après [ch^1], r^4 après [ch^2]. Un faible appel de souffle fait apparaître la consonne à bruit de frottement et un renforcement graduel de souffle en dégage l'*r*. Après *f*, la position de la langue doit être prise en vue de r^2, r^1 ne pouvant être employé pour la parole. Ces combinaisons ne s'emploient jamais d'ailleurs qu'au commencement des mots. Comme finales, elles ne peuvent guère être articulées sans hiatus, car la difficulté qu'elles offrent déjà par elles-mêmes s'augmente encore par suite de l'association étroite avec la voyelle précédente. La forme très difficile *sr* ne saurait guère trouver d'emploi. Quant aux autres, on fait très fréquemment usage de fr^2, r^2 pouvant toutefois être remplacé par r^3 ou r^4, suivant la voyelle qui vient après cette consonne, mais sans que cette substitution soit nécessaire. On peut, par exemple, prononcer le mot *fracas* aussi bien avec r^2 qu'avec r^3. — [*ch r*] se trouve en grec au commencement des mots (χρη, χρωνος), la double consonne devant être d'après la règle dont nous avons déjà donné de si nombreuses applications [ch^1 r^3] pour χρη et [ch^2 r^4] pour χρωνος, à raison de la nature de la voyelle.

Nous avons exposé, en ce qui concerne les *marginales*, leurs rapports avec les *explosives* prenant vis-à-vis de ces marginales le rôle d'*occlusives* et aussi les rapports qui s'établissent lorsque les *marginales* se présentent *comme deuxième son avec une consonne à bruit de frottement qui les précède*. Il ne nous reste donc qu'à examiner le cas spécial où elles se trouvent jointes *comme premier son aux consonnes à bruit de frottement et aux vibrantes*.

Avec les unes, les combinaisons suivantes sont possibles :

LF, LS, [L + CH allem.] — CHF, CHS, [SCH allem. + CH allemand].

Celles d'entre ces combinaisons qui ont *l* pour premier son se trouvent dans des conditions analogues aux conditions étudiées pour *tf*, *ts*, [*tch*] la position de la langue étant la même. On peut obtenir *lf* et [*l ch*] lorsque, pendant que l'*l* résonne, on projette vivement les lèvres en avant et qu'on renforce le courant d'air pour *lf* ou qu'on relève la face dorsale de la langue pour [*l ch*]. Le genre de « *ch* » qui s'adopte à cette combinaison est « ch^1 ». Pour obtenir l's, il suffit, pendant que l'*l* résonne, de dégager la pointe de la langue de la place d'occlusion et d'élever les bords de la langue. Aussi, cette combinaison est-elle d'un usage fréquent. Les trois groupes composés avec *l* ne peuvent s'employer que comme finales. Au commencement des mots, la liaison des deux sons se rompt trop facilement par suite de l'association plus étroite du deuxième son à la voyelle suivante. Parmi les combinaisons du *ch*, *chf* et [*sch* ch^2] s'obtiennent avec effort et moyennant des précautions. On réussit à articuler sans trop de difficulté *ch s* (allemand : *sch s*) à la fin des mots, parce qu'il n'y a qu'à abaisser légèrement la pointe de la langue et à élever les bords de la langue pour transformer le *ch* en *s* : [*Fischs*, génitif de *Fisch*].

Des deux combinaisons possibles *avec les vibrantes :*

LR, CHR,

La première peut être obtenue, non sans peine, comme un *l* qu'interrompt le mouvement vibratoire de la pointe de la langue prise à sa partie la plus antérieure. Cette articulation ne saurait trouver aucune place dans la parole. Au contraire, on associe très aisément un r^3 au *ch* en élevant la face dorsale de la langue, ou même un r^2 dans la prononciation dialectale ou individuelle ; toutefois ces combinaisons, ainsi que toutes celles qui renferment *r* comme seconde consonne, ne peuvent s'employer qu'au commencement des mots. Suivi d'un *i* ou d'un *é*, le r^3 s'articule un peu plus en avant, et un peu plus en arrière quand il est suivi d'un *a*, d'un *o*, ou d'un *ou* [*Schrift*, *Schreck*, *Schramme*, *Schrot*, *Schrunde*].

Il ne nous reste plus qu'à exposer les rapports des *vibrantes associées comme premier son aux consonnes à bruit de frottement et aux marginales*. Il faut remarquer d'abord que ces combinaisons, ainsi qu'on l'a déjà établi pour *rp*, *rt*, *rk*, ne peuvent être employées comme initiales.

Les combinaisons *avec les consonnes à bruit de frottement* sont :

RF, RS, [RCH].

Le genre d'*r* est déterminé par la nature de la voyelle qui précède. De plus, cette consonne s'articule un peu plus en avant dans les groupes *rf*, *rs* que dans le groupe [*r ch*] pour une voyelle donnée. On peut néanmoins prononcer toutes les variétés d'*r* (r^1 excepté naturellement), mais non pas toujours sans effort. Le [*ch*] qui suit l'*r* est toujours [ch^1], le [ch^2] se formant d'une manière trop semblable à l'*r* pour que les deux sons puissent être suffisamment distingués l'un à la suite de l'autre. [*dürfen*, *scharf* allem.] [*iners*, *ars*, latin] [*Werch* = Werg, *Sarch* = Sarg. allem.]

Les combinaisons *avec les marginales* sont :

RL, RCH.

Toutes les deux s'articulent sans difficulté lorsque, pendant la formation d'un r^2 ou r^3, la langue se porte par un mouvement progressif, soit à la position de l'*l*, soit à la position du *ch*. En pareil cas, l'*r* après *i* ou *é* est plutôt un r^3 ou un r^2; après *a*, *o*, *ou*, il est plutôt un r^3 formé plus en arrière. Le groupe *rl* ne trouve pas un emploi étendu dans les formes admises par la grammaire : on peut citer comme exemple les mots : *Charles*, *perle*, *hurle*, *ourle* (français), *Quirl* (allem.), *earl* (anglais). Cette articulation se retrouve au contraire très fréquemment dans la forme bien connue que le dialecte autrichien emploie pour les diminutifs [*Ganserl*]. Pour *rch* on peut donner l'exemple des mots *marche* (français), *Hirsch* (allem.).

Consonnes avec résonnantes.

Nous nous sommes posé précédemment la question de savoir si l'on est en droit d'instituer une catégorie de *consonnes doubles* en donnant à cette expression le même sens que pour les diphtongues voyelles. Nous avons pu répondre qu'il se présente certaines combinaisons de consonnes dans lesquelles on réussit plus ou moins aisément à associer l'une de ces consonnes à l'autre, à les lier entre elles par une gradation insensible, pourvu qu'elles ne se trouvent pas entre deux voyelles, — combinaisons que l'on peut au moins considérer comme ayant un caractère analogue à celui des voyelles doubles. Une autre question se soulève maintenant, celle de savoir si des rapports semblables peuvent s'établir entre les résonnantes et les consonnes.

On sait que l'on emploie pour former les résonnantes les trois régions d'occlusion : la fermeture des lèvres pour l'*m*, la fermeture par la langue et par les dents pour l'*n*, la fermeture par la langue et par le voile du palais pour [*ng*]. Dans ce dernier cas, toute la cavité buccale est ouverte en avant du voile du palais; le creux des lèvres reste ouvert dans l'articulation de l'*n;* la cavité buccale se trouvant complètement fermée par dehors quand il s'agit de l'*m*, la langue peut prendre toute position que l'on voudra à l'intérieur; une position abaissée convient sans doute pour obtenir un *m* qui sonne bien; cependant la langue peut aussi se placer plus haut, la pointe se portant derrière les incisives supérieures. Si tel est le cas et que l'on émette un son grave, l'*m* sortira pur; si le son est aigu, l'on n'obtiendra qu'une résonnante à caractère mixte, qui n'est ni l'*m* ni l'*n*, mais qui tient des deux, la position prise pouvant convenir à l'une ou à l'autre résonnante de même que *è* se trouve entre *a* et *é*. On a déjà exposé en donnant la description des résonnantes que, sur la limite entre la région d'occlusion de l'*n* et celle du [*ng*], il se produit un son qui, lui aussi, est intermédiaire entre *n* et [*ng*]. Des sons intermédiaires analogues aux sons intermédiaires voyelles se rencontrent donc dans la classe des résonnantes.

Mais il est possible aussi de passer par degrés insensibles d'une résonnante à l'autre en déplaçant progressivement le plan d'occlusion d'arrière en avant ou réciproquement. On prononce [*ng*] par exemple et l'on fait avancer progressivement la fermeture tout le long du palais jusqu'à ce qu'on arrive à la limite antérieure de la région de l'*n* contre les dents, on obtient l'*m* en se bornant à fermer les lèvres. Si l'on maintient alors la pointe de la langue contre les dents et qu'on émette d'abord le son *m*, qu'on ouvre ensuite les lèvres de façon à faire apparaître l'*n*, qu'enfin on recule progressivement le plan d'occlusion contre le palais, on arrive à reconstituer en sens inverse la série des résonnantes jointes immédiatement entre elles. C'est pour cela aussi que l'on peut prononcer sans hiatus le groupe *mn* au commencement des mots grecs (μνημα). Ce qui se passe alors rappelle donc plutôt ce qui a été observé pour les voyelles, dans la transition de l'*a* à l'*o* par exemple, que ce qui se passe pour les consonnes.

Parmi les consonnes, il n'y a que les explosives qui se joignent immédiatement aux résonnantes, chacune de celles-ci ne s'associant d'ailleurs qu'avec le son explosif qui correspond à sa région d'articulation. Aussi ne rencontre-t-on que les combinaisons *mp*, *nt* [*ngk*]. La combinaison *nk* n'existe que sur le papier, le *k* devant être précédé d'une occlusion palatale qui détermine forcément un [*ng*] [1]. Exemples : [*Lump*, *Rand*, *trink*, *Schrank*.] Comme l'explosive marque la cessation de l'occlusion, on entend cette consonne d'une manière plus ou moins distincte comme une sorte de retentissement, soit à la fin des mots, soit devant une voyelle. On l'écrivait même autrefois [*Irrthumb*, par exemple au lieu de la forme moderne *Irrthum*]. Elle persiste ou se perd suivant les langues. Exemples : *Zimmer* (allem.) équivalent de *timber* (anglais), *nombre* (français) équivalent de *numerus* (latin). L'explosive s'intercale d'une manière plus évidente encore lorsque la résonnante est suivie d'une consonne. En pareil cas, elle persiste souvent dans l'écriture ; quelquefois elle se supprime. [*Rumpf*, *Triumf*, *gants* = ganz, *beengt*, que l'on prononce beengkt].

Les sons mouillés.

On entend par sons mouillés un certain mode de prononciation de l'*l* et de l'*n* dans lequel un *y* consonne se lie à ces sons. Cette prononciation se rencontre d'ordinaire entre deux voyelles ou à la fin des mots, quelquefois aussi (particularité caractéristique de l'espagnol) au commencement des mots. Exemples : *haillon*, *gagner*, *détail*, *campagne*, *gli* (italien), *llamar*, *llevar*, *llorar*, *lluvia* (espagnol).

Si l'on veut assigner à ce phénomène sa véritable place, il convient de ne pas l'examiner isolément, mais de considérer aussi la parenté qui le rattache à d'autres phénomènes et de mettre spécialement en parallèle avec lui les rapports qui s'établissent entre l'*ou* et les sons joints à cette voyelle.

A l'occasion des diphtongues iambiques ayant pour premier son *i* ou bien *ou*, nous avons déjà établi la proche parenté de l'*i* et de l'*y*

1. Il va sans dire que cette observation ne s'applique pas à la prononciation des mots français qui se terminent par une voyelle suivie de *nque* = *nk*, l'*n* s'adjoignant à la voyelle comme signe orthographique pour déterminer la nasalisation de cette voyelle. Exemples : *banque*, *conque*. (*Note du traducteur*.)

consonne, de l'*ou* et du *v*. Nous avons fait voir que l'on peut faire dériver les deux consonnes dont il s'agit des voyelles correspondantes à la double condition : 1° que pendant que la voyelle résonne, on augmente la force du courant d'air de façon à substituer au son de la voyelle un bruit de frottement, ce bruit s'obtenant avec l'*ou* en projetant les lèvres en avant, avec l'*i* au moyen de la pointe et des bords de la langue par-dessus lesquels peut glisser latéralement le courant d'air forcé ; 2° que, pour le passage d'un son à l'autre, on retire en faisant obstacle au courant d'air la langue ou les lèvres, suivant le cas, pour déterminer le bruit de frottement. Ces deux causes concourent à transformer en *y consonne* l'i prononcé énergiquement et rapidement devant une autre voyelle, comme aussi à transformer en *v* un *ou* commençant [1].

Sans parler d'autres modifications incidentes des diphtongues iambiques, nous voyons fréquemment apparaître un *ou* à la suite du *k* et avant une autre voyelle. En pareille circonstance, l'*ou* ne semble avoir d'autre rôle que de former la transition à une autre voyelle et, ce qui vient à l'appui de cette idée, c'est le fait qu'on trouve l'*ou* dans beaucoup de mots italiens dont les analogues français ne renferment pas cette voyelle : (*guanto — gant*) ou dans lesquels cette voyelle, bien qu'écrite, n'a plus qu'une valeur orthographique (*guerra — guerre*). Il faut remarquer, en outre, que l'*ou* s'intercalant après *k* se présente moins souvent devant l'*o* que devant les autres voyelles, notamment lorsque le *k* a la forme sonore *g*. Cette particularité s'explique par la façon dont l'*ou* intercalé prend naissance.

En effet, pour l'articulation du *k*, la langue se projette fortement en arrière ; sa partie antérieure prend par suite une position rétrécie et abaissée qui est celle de l'*ou*. Il est vrai que les lèvres ne prennent pas tout aussitôt et nécessairement, dans ce cas, la position requise pour un *ou* plein et franc ; mais cette circonstance, comme on l'a fait voir en parlant des voyelles, n'a pas un intérêt capital. Lors donc que le courant d'air s'ouvre passage après la formation de l'explosive *k*, la position de la langue détermine pendant un court moment le son d'un *ou* qui se prolonge en mourant jusqu'à ce que la langue se soit mise en place pour la voyelle suivante. Comme la position requise pour l'*o* est très voisine de celle de l'*ou*, ce dernier son apparaît moins nécessairement devant *o*, soit qu'il s'évanouisse dans le changement de position qui peut être prompt, soit que la position de l'*o* ait été déjà prise avant la formation du *k*.

On pourrait se demander alors pourquoi, ce qui précède étant sup-

1. C'est ce qu'on peut remarquer aussi à l'occasion d'une faute que commettent beaucoup de Français en prononçant *voui*, au lieu de *oui*, l'interjection affirmative. (*Note du traducteur.*)

posé exact, il ne s'intercalé pas toujours un *ou* entre le *k* et la voyelle suivante, pourquoi l'on peut prononcer *car*, *quel*. La réponse est facile : si le *k* est prononcé isolément et si l'on ne prend qu'après cela la position de la langue pour l'autre voyelle, il faut bien que l'*ou* apparaisse, puisque, dans la formation du *k*, la langue est dans la position de l'*ou*. Mais l'on peut éviter et l'on évite cela si, avant de laisser se produire l'explosion du *k*, on a placé la langue complètement ou à peu près dans la position voulue pour la voyelle à venir. On le prouve aisément par expérience : si l'on prononce *c-ar*, *k-el*, on entend distinctement *Cou ar*, *Cou el ;* mais si l'on prononce ensuite *car*, *quel*, on remarque que, dès avant le *k*, la langue est soulevée de manière à préparer l'émission de l'*a* ou de l'*e*. L'*ou* caractérise ainsi une sorte d'hiatus entre un *k* prononcé complètement et la voyelle suivante.

Il est tout naturel d'ailleurs (et ce fait est important à retenir) que le son intercalaire de l'*ou* apparaisse plus plein et plus franc après une consonne sonore qu'après une consonne muette ; dans ce dernier cas, le son a un caractère indécis qui le rapproche plus ou moins du *v* (comparer entre eux les mots italiens : *guanto*, *guerra*, *guida*, *quadro*, *quello*, *cuore*).

L'*ou* s'intercale aussi après d'autres consonnes en italien et en espagnol dans des mots qui, en latin, ont un *o* après la consonne. Cet *o* persiste en italien, mais se change en *e* dans l'espagnol.

Latin.	Italien.	Espagnol.
Bonus	Buono	Bueno
Porta	(Porta)	Puerta
Domus, donum	Duomo	Dueña
Tonus	Tuono	(Tono)
Tortus		Tuerto
Focus	Fuoco	Fuego
Locus	Luogo	Luego
Mors	(Morte)	Muerte
Movere	Muovere	El mueve
Novus	Nuovo	Nuevo
Rota	Ruota	Rueda
Solus	Suolo	Suelo
Volare	(Volo)	Vuelo

Il n'y a pas à rechercher ici les causes pour lesquelles on n'observe pas le changement dont il s'agit dans les mots italiens *porta*, *morte*, *volo* de la liste précédente et dans le mot *tono* de la liste des mots espagnols. Il suffit de remarquer d'après ces exemples que l'intercalation de l'*ou* à la suite de toutes les consonnes se produit, sinon toujours dans les deux langues, au moins dans l'une d'elles. Il faut en conclure qu'il y a lieu de chercher la cause de l'intercalation moins dans la consonne que dans la voyelle qui suit. A l'appui de ce fait, on remarque que l'*ou* apparaît aussi dans des mots qui ne commencent pas par une consonne (*ovum*, *uovo*, *uevo ; homo*, *uomo*, *hombre*). L'*ou* semble donc, en pareil cas, être plutôt une manière d'intonation de l'*o* ou de l'*e*, quelque chose dans le genre de ce qui se passe bien souvent en italien quand on prend un appui sur l'*i* pour prononcer l'*s* suivi d'une consonne (*scopus* (latin), *iscopo*), ou en français et en espagnol quand on prend, dans le même but, un point d'appui sur l'*e : sperare* (latin), *espérer*, *esperanza*, — *spiritus* (latin), *esprit*, *espiritu*. Quelle que puisse être d'ailleurs la cause de cette intercalation, nous n'avons à nous occuper que du fait qu'il y a intercalation et que l'*ou* se prononce si bref qu'il ne forme qu'une seule syllabe avec la voyelle suivante; mais, pour la question qui nous occupe, il importe de faire observer que cet *ou* a tantôt le caractère plus marqué de l'*ou* pur et tantôt un caractère qui le rapproche du *v*. Il est à noter aussi que la même raison qui fait entendre plutôt *ou* après *g* et un son plus rapproché de *v* après *k* amène une différence analogue entre l'*ou* prononcé soit après *d*, soit après *t*.

Avant de passer à l'examen détaillé des rapports tout à fait semblables dans lesquels intervient l'*i*, il convient de reconnaître que l'*y* consonne peut se produire de trois manières différentes :

1° En la manière requise pour former directement et volontairement cette articulation :

2° Par dérivation d'un *i* bref : (*Bavaria*, *fiore*, italien);

3° Par dérivation d'un *g dur* prononcé très en avant avec une occlusion incomplète à la suite de l'*n* latin, *cingere*, *plangere*, — italien, *cignere*, *lagnare*, le groupe des deux lettres *gn* se prononçant dans ces deux derniers mots comme dans les mots français *signe*, *campagnard*.

De même que l'*ou* s'accole au *k*, de même l'*i* s'accorde à l'*l* et à l'*n* toutes deux formées par l'occlusion contre les dents. L'analogie aurait pu conduire à penser que les rapports qui existent entre l'*ou* et le *k* s'établiraient de préférence entre l'*i* et le *t*. Les faits démentent cette supposition et la raison en est que l'articulation du *t* appelle bien plus aisément celle de *s* ou de *ch* qui, toutes deux, le *ch* notamment, sont des bruits de frottement très distincts et auxquels donne naissance le même courant d'air qui sert pour le *t* explosif. Lors donc qu'une prolongation de son s'associe au *t*, cet arrière-son doit être d'abord un *s* ou un *ch*. L'articulation du *k* devrait aussi, à en juger par analogie, appeler, dans les mêmes circonstances, l'articulation du « *ch* allemand »; mais, d'une part, le « *ch* allemand » ne s'associe pas facilement au *k*, et, d'autre part, il n'a pas un son très distinct. Aussi l'*ou* doit-il arriver à prendre place après le *k* sans qu'un « *ch* allem. » s'associe d'une manière appréciable à la consonne. Les exemples suivants montrent qu'effectivement le *t* peut être modifié par une prolongation de son en *ch* ou en *s*.

LATIN.	ITALIEN.	ESPAGNOL.
Turma	Ciurma	Chusma
Obturator	Turaggio	
Attactus (*fr.* attaque)	Acciacco	
Lucta	Lotta	Lucha
Gutta	Goccia	
Diurnus	Giorno	
Sedecula	Seggiola	
Lac, lactis	Latte	Leche
Dictus	Detto	Dicho
Pectus	Petto	Pecho

A ceci se rattache encore la prononciation allemande courante des terminaisons latines *tio*, *tia*, *tius*, en *tsio*, *tsia*, *tsius*, terminaisons dans lesquelles les langues française et espagnole suppriment précisément le son principal : *natio* — *nation*, français ; *nacion*, espagnol. En anglais, le *t* disparait dans la prononciation et est remplacé par *ch* (*nation* prononcé *nécheune*). C'est encore à la même cause que se rapporte le changement de *tio* en *tcho*, *tch*, *ch* (*viator*, *viatio*, *viaggio*, *voyage; ovatio, omaggio, hommage*).

Les deux sons *l* et *n* s'articulent en plaçant la langue très en avant et en l'appuyant très légèrement contre les dents ou contre l'arcade dentaire. Quand la langue se retire en quittant cette position elle prend justement position pour *i*. Si donc *l* ou *n* sont suivis d'une voyelle, la langue, pour prendre la position que réclame l'émission de ces voyelles, doit, après s'être élevée pour l'*l* et pour l'*n*, passer par la position *i* et cette transition peut se marquer d'une manière appréciable par un son d'*i*; celui-ci, à raison de la facilité avec laquelle il se lie à l'*l* et à l'*n* et de la rapidité avec laquelle il passe, tourne alors à l'*y consonne*, comme l'*ou* passe au *v* après le *k*.

Les exemples suivants montrent que l'*l* ou l'*n* mouillés peuvent prendre place devant toutes les voyelles, même devant l'*i*, l'*y consonne*, marquant en pareil cas la transition pour arriver à la position que réclame un *i* clair et distinct et n'étant, en quelque sorte, que le commencement obscur de l'*i*.

ITALIEN : Figlia, moglie, gli, luglio, campagna, ingegnere, ogni, sogno, ignudo.

ESPAGNOL : Llano, lleno, cuchillito, llover, lluvia, dueña, niñera, niñita, sueño, pañuelo,

FRANÇAIS : Billard, vieillesse, bouillir, billot, caillou, armagnac, régner, Ligny, vignoble.

De même que nous avons vu s'intercaler devant *o* et *e*, dans les mots qui ont *o* en latin, un *ou* qui tantôt tient plus de l'*ou* et tantôt plus du *v*, suivant la nature de la consonne qui précède; de même, dans les mots latins qui commencent par une consonne suivie d'*e*, nous voyons s'intercaler après la consonne un *i* que nous pouvons regarder comme l'analogue de l'*ou* dont il est question ici. L'intercalation de l'*i* n'est qu'un moyen de faciliter la transition à l'*e*, en donnant comme une sorte d'élan. Les exemples qui se rapportent à ce cas ne se prêtent pas aussi facilement à un classement comparatif que les mots italiens et espagnols en *uo*, *ue*, dérivés d'un même mot latin, et l'on ne peut donner pour les deux langues une série absolument complète pour toutes les consonnes initiales. Aussi se bornera-t-on à donner, pour chacune des deux langues, une liste spéciale dont l'une complètera l'autre.

Latin.	Italien.	Latin.	Espagnol.
Pes	Piede	Bene	Bien
Cœcus	Cieco	Pellis	Piel
Decem	Dieci	Cœlum	Cielo
Tepidus	Tiepido	Dens, dentis	Diente
Gelare	Gielare	Tempus	Tiempo
Levis	Lieve	Lepus	Liebre
Mel	Miele	Membrum	Miembro
Redire	Riedere	Grœcus	Griego
Seps	Siepe	Semper	Siempre
Vetare	Vietare	Ventus	Viento

Il est aisé de reconnaître dans cette double série des diversités analogues à celles qui ont été constatées pour l'*ou*, à savoir que, suivant la nature des consonnes, c'est tantôt le caractère de l'*i* et tantôt celui de l'*y consonne* qui domine, par exemple l'*i* dans *miele* et l'*y consonne* dans *siepe*. De même, ainsi qu'on l'a remarqué pour l'*ou*, l'*i* prédomine après les consonnes sonores (molles) *bien*, *dieci*, *diente*, — l'*y consonne* après les consonnes muettes (dures), *piede*, *tiepido*, *tiempo*.

Il y a encore une espèce d'*i* qu'il convient d'examiner de plus près : c'est celle qui se présente comme le premier son d'une diphthongue iambique et y joue le même rôle que les *i* intercalés dont il vient d'être question. Ils dérivent évidemment d'un *l* placé après *f*, *p* ou *b*, *k* ou *g*. Tels sont, par exemple, les mots italiens : *fiamma*, *fiore*, *fiume*, *piacere*, *piego*, *pieno*, *piombo*, *più*, *bianco*, *biondo*, *chiamare*, *chiericale*, *chiostro*, *ghiaccio*, *ghiottone*. On pourrait croire que ces *i* qui tiennent tantôt plus de l'*i* (*ghiaccio*) et tantôt plus de l'*y consonne* (*pieno*) ne sont qu'un *l* prononcé faiblement et négligemment, dans lequel la langue n'est pas suffisamment élevée et suffisamment appuyée par la pointe, en sorte que l'*i* et l'*y consonne* représentent une espèce d'*l* avorté. Toutefois, lorsque l'on compare les mots espagnols dans lesquels l'*i* se trouve et où la consonne *l* a pourtant été conservée

(CLAMARE, *chiamare*, *llamar*; CLAVIS, *chiave*, *llave;* PLAGA, *piaga*, *llaga*; PLENUS, *pieno*, *lleno;* FLAMMA, *fliamma*, *llama;* PLUERE, *piovere*, *llover*) on est plutôt porté à penser qu'originairement un *i* de la catégorie précédente s'est intercalé derrière l'*l*, en sorte qu'il y aurait eu des formes *cliamare*, *plieno*, etc., et qu'ensuite l'*l* aurait disparu en italien, le *p*, le *c*, etc., en espagnol. On se range encore plus facilement à cette manière de voir lorsque l'on constate avec quelle naïveté les langues romanes, l'italien en particulier, rejettent tout ce qui peut gêner la prononciation, ce dont on peut juger par quelques exemples : *Pomeridiano* (*postmeridianus*), *strano* (*extraneus*), *spiacere* (*displacere*), *somno* (*somnus*), *sintoma* (*symptoma*), *dittongo* (*diphthongus*), *tisico* (*phthisicus*).

La comparaison des faits que nous venons de grouper doit nous laisser cette conviction que l'*l* mouillé et l'*n* mouillé ne sont pas des phénomènes spéciaux et isolés et ne forment que l'un des termes de la série des intercalations de voyelles; que la perception distincte de l'articulation de l'*y consonne* dans les sons mouillés s'explique par l'étroite association de l'*i* bref à l'*l* et à l'*n*, comme on peut le remarquer même par rapport à d'autres consonnes. Quant à l'*l* mouillé dans les finales (*détail*, *grille*), il faut la considérer comme résultant de l'annexion d'un son analogue au retentissement explosif des consonnes *occlusives*, par suite du retour de la langue à sa position de repos. Ce n'est que par convention qu'on prononce ce son d'une manière un peu consciente et, en cela, il faut se rappeler encore qu'on explique de même l'annexion de l'*e*, de l'*a* ou de l'*o* à l'*ou* dans les formes dialectales « *Liab* pour *Lieb*, *Muetter* pour *Mutter* », ainsi qu'on l'a montré précédemment.

FIN

TABLE DES FIGURES

TABLE DES MATIÈRES

LIVRE II

Les organes de la parole dans leurs rapports avec la formation des sons

LIVRE III

Formation des sons du langage

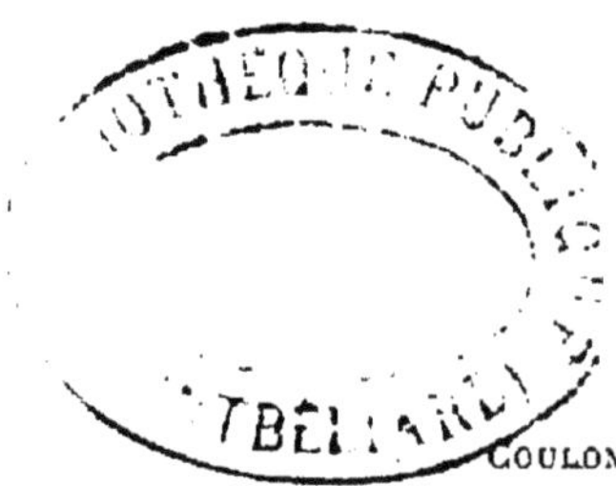

Coulommiers. — Typog. Paul BRODARD et Cie.

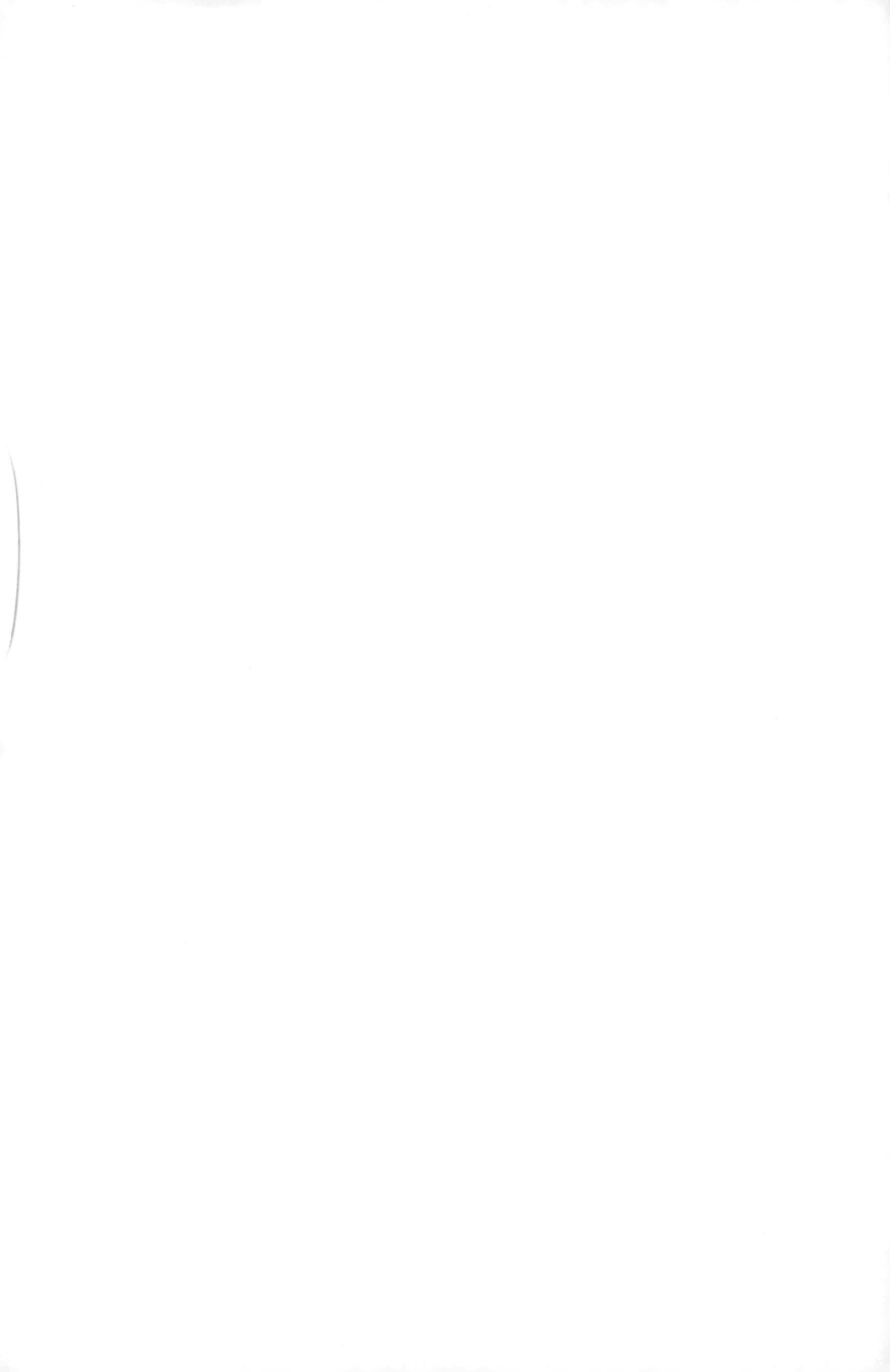